脈拍測定
（p.223〔6〕）

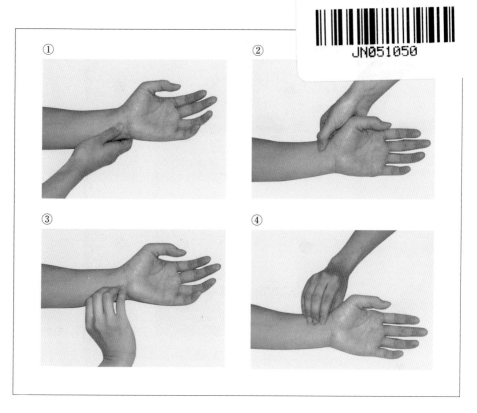

① ② ③ ④

体　位
（p.239〔1〕）

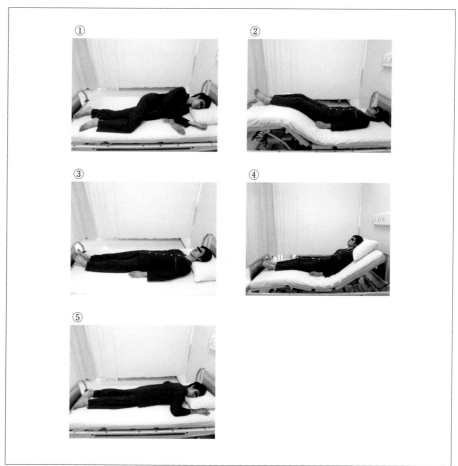

① ② ③ ④ ⑤

ストレッチャ
ーによる移送
（p.241［6］）

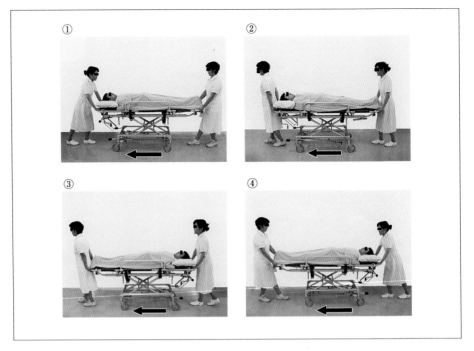

個人防護具の
選択
（p.261［10］）

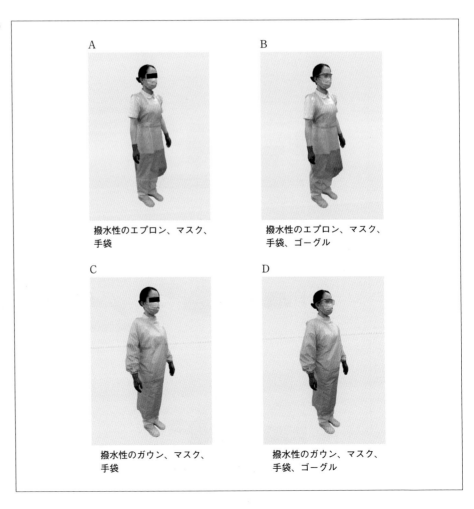

A

撥水性のエプロン、マスク、
手袋

B

撥水性のエプロン、マスク、
手袋、ゴーグル

C

撥水性のガウン、マスク、
手袋

D

撥水性のガウン、マスク、
手袋、ゴーグル

滅菌手袋の装着
（p.263〔11〕）

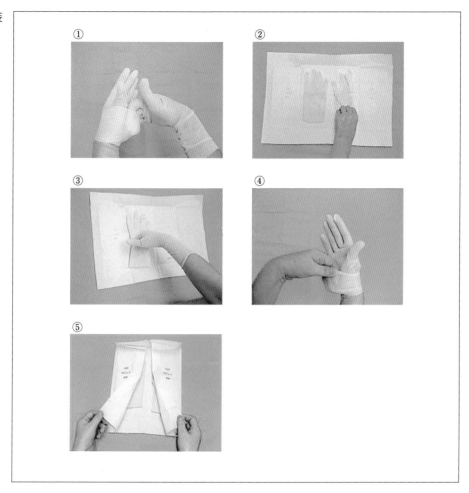

無菌操作
（p.263〔12〕）

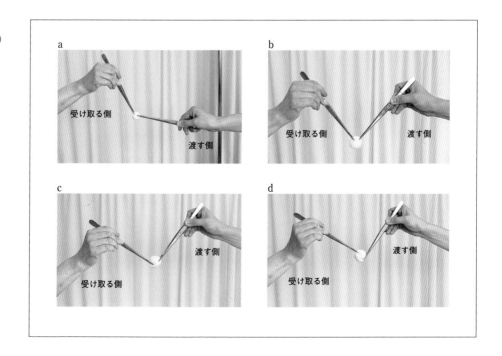

駆血部位
（p.275［3］）

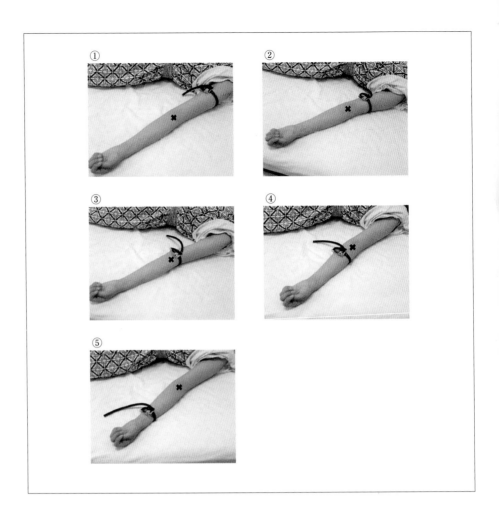

ベンチュリー
マスク
（p.279［9］）

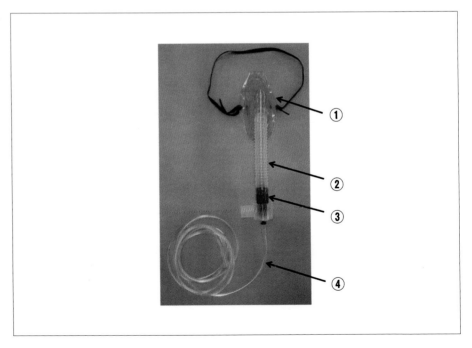

止血点
（p.287［16］）

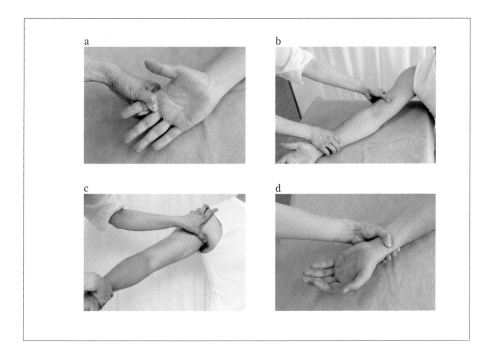

人工肛門
（p.296 Ⅳ-［18］）

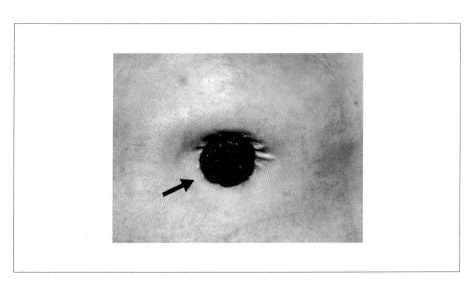

別冊 p.9 [44]

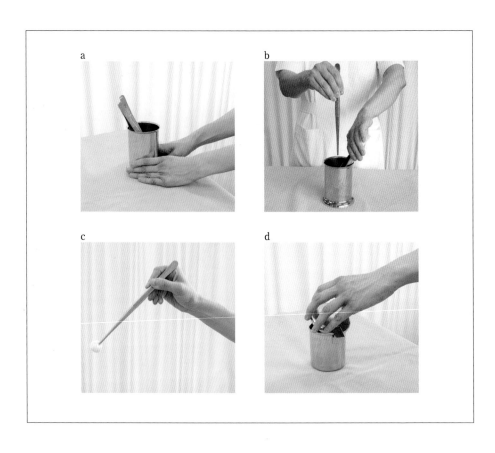

別冊 p.18 [43]

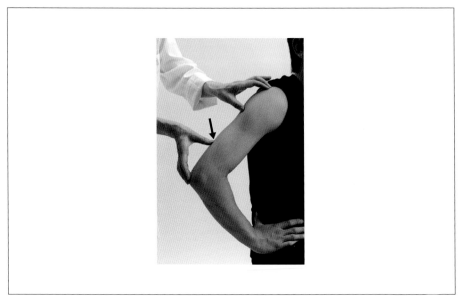

写真提供・写真撮影協力（敬称略）：Ⅲ下、Ⅴ上、Ⅵ上／川崎市立看護大学、Ⅵ下／肥後すみ子（前純真学園大学保健医療学部教授）

看護師国家試験

パーフェクト！

2025

National
Nursing
Examination
2025

必修

問題対策

メヂカルフレンド社

編集	メヂカルフレンド社編集部
編集協力	フラピエかおり　株式会社 Nurse Style Biz 代表取締役

表紙デザイン／岩永香穂（MOAI）　表紙イラスト／Saigetsu
本文デザイン／STUDIO DUNK、タクトシステム　本文イラスト／北原功、イオジン

必修問題対策を始めるみなさんへ

　みなさんご存じのように、看護師国家試験には必修問題が設けられており、過去の実例から、8割以上正解することが合格の必須条件となっています。"8割以上"と聞くと、とても厳しい条件のようにも感じられますが、必修問題では看護師として必要なごく基本的な知識が問われるのです。

　とはいっても、いざ対策に取り組もうとすると、「いったい何から手をつけたらいいのか……」「授業も実習も忙しいし……」と、困ってしまうかもしれません。

　そんなみなさんにお勧めしたいのが、本書『パーフェクト! 必修問題対策2025』です。

　本書は、看護師国家試験出題基準のうち必修問題に該当する252の小項目ごとに【知識の確認ドリル＋過去問題・予想問題】で構成しています。知識の確認をしながらコツコツと対策を進めていきたい方にも、とにかく問題の数をこなしたい方にも、お勧めの必修対策問題集です。

　これまでたくわえてきた知識を、本書でさらに確実なものにして、出題のポイントをつかみ、8割といわず、満点（パーフェクト！）がとれるよう、ぜひトレーニングを重ねてください。

　第114回看護師国家試験の当日まで、みなさんが本書をおおいに活用して有意義な学習ができるよう、心から応援しています。

2024年4月

メヂカルフレンド社編集部

この本の特長と使い方 〜必修問題、満点（パーフェクト！）を目指そう！

なんで、パーフェクト？

→ 第93回〜第113回の過去21年分の必修問題を精選して掲載！

→ 21年分の必修過去問題が載っているから、出題傾向をつかみやすい！

→ 過去問題の徹底分析をもとに、出題基準252の小項目をぜんぶドリル化！

→ 左が「ドリル」で右が「問題」！ 見開き完結で見やすい！ 勉強しやすい！

→ 「ドリル」⇔「問題」を繰り返せば、知識が定着！ 実戦にも強くなる！

→ 統計の問題は、すべて第114回対応にデータを更新！ ムダな問題は一つもない！

ドリルで知識を確認したら → 過去問題＆予想問題で知識が定着しているかチェック！

🐻 ドリルで得た知識が、本番ではどのように問われるか（出題パターン）がわかる！

🐻 過去問題＆予想問題が解けなくても、左のドリルに戻ればすぐに知識の確認ができる！

左ページはドリル　　右ページは過去問題＆予想問題

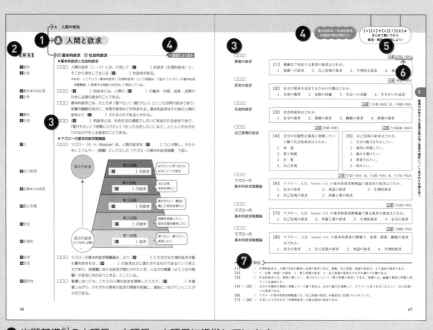

❶ 出題基準※1の大項目、中項目、小項目に準拠しています。

❷ ドリルの解答は左端に掲載。答えが見えてしまうのがイヤな人は、赤シートを活用するか、最初に折り返しておくことをおすすめします。

❸ チェックボックスを活用すれば、対策がさらに効果的に！ 活用法は右のページをご覧ください。

❹ 過去21年の必修問題の分析から、何度も出題されている頻出項目に付いています。

❺ 「必修問題の過去問」「一般問題の過去問※2」「予想問題」の判別が一目でわかる！

　　必修　　一般　　予想

❻ 例：93回AM6＝第93回の午前6問目の問題。統計の問題や類似問題などで一部改変した問題は「改」としています。

❼ 問題の解答・解説は同じページの下部に掲載しています。

※1 令和5年版の出題基準に則っています。第111回以前の問題も、令和5年版の出題基準に準じるよう配列しています。
※2 出題基準と出題内容を照らし合わせ、一般問題からも必要な問題を一部セレクトしています。

タイプ別 パーフェクト！活用術

A〜Cの3タイプのうち、あなたに近いのはどのタイプ？
自分の性格や目的に合った活用方法で、必修対策の効率アップ！

タイプ A

☑ いつもの勉強スタイルはコツコツ型。必修対策もコツコツ進めたい！

☑ 自分だけのオリジナル必修マイノートを作りたい！

STEP 1
左ページのドリルに、色ペン（オレンジ色や薄めのピンク色がオススメ）で解答をひたすら書き込んでいく。ドリルを読んで考えながらでも、解答を見てただ穴埋めするだけでも、どちらでもOK。

↓

STEP 2
STEP1で埋めた解答を赤シートで隠して、覚える。目で追うだけでは覚えられない人は、ノートやプリント類のウラ紙にひたすら書く！書く！書く！

↓

STEP 3
ドリルをひととおり終えたら、右ページの問題を解く。知識が定着しているか力試ししてみよう。解けなかった問題やあやふやだった問題は、左ページのドリルに戻って知識の確認を忘れずに！

タイプ B

☑ 正直めんどくさがり。だけど、必修対策はきちんとやっておきたい！

☑ 必修問題、実はあまり自信がありません……！

STEP 1
まずは左ページのドリルを解いてみよう。解答は赤シートで隠すor折り返しておくとgood！"余裕がない！"という人は、穴埋めは省略しても大丈夫。

↓

STEP 2
わからなかったところを中心に、ドリルの答え合わせをしよう。どうしても覚えられないところは、ノートやプリント類のウラ紙に書き出すと覚えやすいかも！

↓

STEP 3
ドリルをひととおり終えたら、右ページの問題を解く。知識が定着しているか力試ししてみよう。解けなかった問題やあやふやだった問題は、左ページのドリルに戻って知識の確認を忘れずに！

タイプ C

☑ 実力試しをしながら、効率よく必修対策を進めたい！

☑ こうみえて、必修問題にはそこそこ自信があるんです！

STEP 1
まずは右ページの過去問題＆予想問題を解いてみる。

↓

STEP 2
ページ下部の解答・解説を確認して、答え合わせをする。

↓

STEP 3
過去問題＆予想問題をひととおり終えたら、できなかった問題、あやふやだった問題に関連する知識を、左ページのドリルで確認する。

↓

STEP 4
知識がきちんと定着するまで、STEP1〜STEP3を繰り返そう。

これで必修対策はパーフェクト！

見開きごと、大項目ごと、章ごとなど、
自分が集中しやすい分量で区切って取り組んでみてください。

とっておき！ チェックボックス 活用法

☑ **チェックボックス**を活用して、
マイ苦手リストを作っておけば、
自分の**ニガテ**が一目でわかる！

"できなかった問題"に☑を入れながら繰り返し解いていけば、自分の苦手・弱点が一目でわかるマイ苦手リストのできあがり！試験前には、自分の苦手・弱点、つまりチェックがたくさん入っている問題を中心に見直せば、効率よく復習できます。最終確認もどんどん進むから、直前になって"あれもこれもっ"と焦ることがなくて安心です！

必修問題って、なに？ どんな傾向があるの？

◯ 必修問題って、どんな問題？

→ **基本的な内容を問う問題で、50題出題されます。**

必修問題は、「看護師として免許をもつにふさわしい**最低限度の知識と臨床能力を有しているかを評価すること**」を目的に、第93回試験（2004年実施）から導入されました。基本的かつ重要な事項が「看護師国家試験出題基準」に基づいて出題されています。

出題数は**50題**ですが、全240題のうち、どの問題が必修問題であるかは明示されていません。ただし、第98 〜 113回試験では、午前問題・午後問題それぞれの冒頭に半分ずつ配列されていました。ですから、みなさんが受験する第114回でも午前・午後の冒頭に25題ずつ、必修問題が配列される可能性が高いといえます。

◯ 評価方法は？

→ **8割以上が合格ライン。**
50題中40題以上正解が、国試合格の必須条件です。

必修問題は**絶対基準**で評価されます。絶対基準とは、問題の難易度や受験生の出来・不出来にかかわらず、ある一定の基準（現状では**8割以上**）を合格ラインと定めている、ということです。50題中8割に当たる40題を正解していないと、一般問題や状況設定問題がどれだけできていても不合格となってしまいます。

こんなことを聞くと、"大丈夫かな……"と不安になってしまったかもしれません。しかし前述のとおり、必修問題で問われるのはごく基本的な内容です。過度に恐れることはありません。とはいえ油断は禁物です！ 自信をもって着実に確実に得点できるよう、対策を進めていきましょう。

◀ これまでの必修問題の出題数 ▶

試験回数（実施年）	午前問題番号	午後問題番号	合計問題数（合格基準）
第93 〜 97回（2004 〜 2008年）	1〜30	なし	30題（8割：24題）
第98回（2009年）	1〜15	1〜15	50題（8割：40題）
第99 〜 113回（2010 〜 2024年）	1〜25	1〜25	50題（8割：40題）

◖ どんな傾向がある？ どこに注目すればいい？

→ 過去に何度も繰り返し出題されているテーマは要チェック！ 過去の一般問題が必修問題として出題されることも。

　第93回試験から、**プール制**（蓄積した過去の試験問題のなかから出題すること）が導入されており、これまでに多くの過去問題が再び出題されてきています。必修問題でも、テーマ別にみていくと、繰り返し出題されている問題が複数あります。下表に、第93回から第113回までの21年間で、何度も出題された問題をテーマ別にリストアップしていますので、ぜひ参考にしてみてください。

　また、過去に一般問題として出題された問題が必修問題として再び出題されることもありますので、情報として補記しておきます。このような場合も、難易度としては必修レベルのものですので、きちんと準備をしておけば、恐れることはありません。

頻出項目には 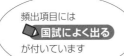 が付いています

下の表にはランクインしていませんが、「世帯数」「職業と疾病」「浣腸」「内分泌系」「褥瘡の予防・処置」「経管・経腸栄養法」「バイタルサインの観察」も頻出です

◀ 過去21年間の必修問題　頻出項目（編集部調べ）▶

登場頻度	該当する出題基準※の項目（大項目-中項目）	出題内容	出題回数、問題番号
18回	感染症（11-B）	感染症の各疾患の特徴、感染経路など	93AM17、93AM18、94AM17、96AM19、96AM20、97AM20、98PM9、99PM15、100AM13、101PM15、102PM14、103PM15、106PM15、106PM16、107PM14、108AM15、112PM15、113AM15
18回	与薬方法（16-B）	服薬の指示、与薬方法、薬液量の計算、薬効発現速度、注射法など	94AM28、96AM27、97AM27、98PM14、99AM23、100AM19、101PM22、103追AM24、105AM21、105AM22、106AM16、107AM22、109AM23、110PM23、111PM22、111PM23、112AM22、113AM22
15回	妊娠・分娩・産褥の経過（10-A）	正期産、分娩の経過、産褥の経過など	93AM12、94AM7、96AM7、96AM14、98PM6、99PM11、100PM12、102AM11、103追AM9、104AM5、104AM11、105AM6、106AM25、112PM7、113PM13
13回	生活習慣病（11-B）	生活習慣病の各疾患の特徴など	93AM16、94AM16、95AM16、95AM21、97AM3、99AM15、101PM14、102AM22、103AM14、103追AM8、105AM15、105AM23、113PM15
12回	人間と欲求（6-A）	人間の欲求、マズローの基本的欲求階層論など	93AM6、95AM5、96AM6、97AM6、100PM6、101AM6、103追AM24、104PM5、107PM25、108PM6、109PM17、111AM6
11回	死因の概要（1-B）	死因順位、悪性新生物の死亡率など	95AM1、96AM3、97AM1、99AM1、100AM6、101AM23、102AM8、103PM1、104PM2、108AM2、109AM1
11回	標準予防策〈スタンダードプリコーション〉（15-C）	スタンダードプリコーションの対象など	94AM26、96AM28、98PM13、101AM25、102AM18、105PM20、103追AM18、106PM10、107PM19、109PM21、110PM21
11回	禁忌（12-B）	各疾患の禁忌など	93AM19、97AM22、98AM11、99AM17、100PM18、103追PM17、104AM17、107PM15、107PM16、108PM16、113PM25

※第93〜111回の問題も、令和5年版の出題基準に沿って分類しています。

Contents ▸▸▸

目標Ⅳ　看護技術に関する基本的な知識を問う

I

健康および看護における社会的・倫理的側面について基本的な知識を問う

Contents   page

Ⓐ 健康の定義

■ 世界保健機関〈WHO〉の定義 ······················

□□□　WHO憲章には、「健康とは、肉体的、精神的及び［■1　　　　］に良好である状態であり、単に疾病又は虚弱の存在しないことではない」と定義している。

■ ウェルネスの概念 ······························

□□□　ウェルネスとは、疾病予防さらには健康増進に取り組むなど、より高いレベルの生活機能に向けた絶えまない変革のプロセスである。

Ⓑ 健康に関する指標①

■ 総人口 ································

□□□　わが国の総人口（令和4年）は［■1　　　　　　　］人である。

□□□　総人口の内訳は、男性6075万8000人、女性［■2　　　　　　　］人で女性のほうが多い。

□□□　男女別に年齢ごとの人口をグラフで表したものを［■3　　　　　　　］という。

■ 年齢別人口 ·····················　▶国試によく出る

□□□　令和4年の年齢別人口の内訳は下表のとおりである。

年齢区分	定　義	割　合	人　口
年少人口	0～［■1　　］歳	11.6%	1450万3000人
生産年齢人口	［■2　　］～［■3　　］歳	59.4%	7420万8000人
老年人口	［■4　　］歳以上	［■5　　］%	3623万6000人

□□□　年齢別人口のうち、増加傾向にあるのは［■6　　　　］人口である。

■ 労働人口 ································

□□□　［■1　　　　　　　　　］とは、15歳以上の就業者数に完全失業者数を加えた人口のことで、令和4年では［■2　　　　］万人である。

□□□　わが国の完全失業者数（令和4年）は179万人で、完全失業率は［■3　　　　］％である。

■ 将来推計人口 ······························

□□□　将来推計人口の年齢3区分割合は下表のとおりである。

年　次	［■1　　　］人口	［■2　　　　　］人口	［■3　　　］人口
2030年	10.3%	58.9%	30.8%
2050年	9.9%	52.9%	37.1%
2070年	9.2%	52.1%	38.7%

国立社会保障・人口問題研究所（令和5年推計）

□□□
世界保健機関
〈WHO〉の定義

必修 107回 PM1

【1】 世界保健機関〈WHO〉が定義する健康について正しいのはどれか。
1．単に病気や虚弱のない状態である。
2．国家に頼らず個人の努力で獲得するものである。
3．肉体的、精神的及び社会的に満たされた状態である。
4．経済的もしくは社会的な条件で差別が生じるものである。

□□□
総人口

必修 102回 AM1 改、110回 AM1 改

【1】 令和4年（2022年）の日本の総人口に最も近いのはどれか。
1．1億人　　　2．1億500万人　　　3．1億2,500万人　　　4．1億4,500万人

□□□
人口年齢区分

必修 104回 PM7

【2】 人口年齢区分における15歳から64歳までの年齢区分はどれか。
1．従属人口　　　2．年少人口　　　3．老年人口　　　4．生産年齢人口

□□□
労働力人口

必修 105回 AM1 改、111回 AM1 改

【3】 労働力調査による労働力人口の令和4年（2022年）平均に最も近いのはどれか。
1．4,900万人　　　2．5,900万人　　　3．6,900万人　　　4．7,900万人

□□□
老年人口

必修 94回 AM1 改、96回 AM1 改、103回追 AM1 改、108回 PM1 改

【4】 令和4年における我が国の老年人口の構成割合はどれか。
1．9.0%　　　2．19.0%　　　3．29.0%　　　4．39.0%

□□□
将来推計人口

必修 104回 AM1 改

【5】 日本の将来推計人口で2030年の65歳以上人口が総人口に占める割合に最も近いのはどれか。
1．15%　　　2．30%　　　3．45%　　　4．60%

I

健康および看護における社会的・倫理的側面について基本的な知識を問う

── 解答・解説 ──

【1】3　1：単に疾病または病弱の存在しないことだけではない。2：健康は、個人の努力だけでは獲得できない。地域や文化的背景の影響を受ける。4：到達しうる最高基準の健康を享有することは、「人種、宗教、政治的信念または経済的もしくは社会的条件の差別なしに万人の有する基本的権利の一つである」としている。

【1】3　令和4（2022）年の日本の総人口は1億2495万人である。
【2】4　2：年少人口は0～14歳、3：老年人口は65歳以上、4：生産年齢人口は15～64歳である。
【3】3　令和4（2022）年の日本の労働力人口の平均は、6902万人である。※111回試験で本問は、「正解した受験者については採点対象に含め、不正解の受験者については採点対象から除外（理由：問題として適切であるが、必修問題として妥当でないため）」
【4】3　令和4（2022）年のわが国における生産年齢人口は7420万800人（59.4%）で、老年人口は3623万6000人（29.0%）である。
【5】2　日本の将来推計人口では、2030年の65歳以上の人口（老年人口）は総人口の30.8%を占めると推計されている。

Ｂ 健康に関する指標②

1 核家族
2 三世代
3 2.37
4 核家族

5 夫婦と未婚の子の
み **6** 49.7
7 夫婦

■ 世帯数 ･･ ▶国試によく出る

□□□ わが国の世帯数（令和３年）は5191万4000世帯であり、[**1**   ] 世帯が全世帯の59.1％を占めている。[**2**   ] 世帯は減少傾向にある。

□□□ わが国の平均世帯人員（令和３年）は [**3**   ] で、減少の傾向にある。

□□□ 世帯数は、[**4**   ] 世帯、単独世帯、三世代世帯の順に多い（その他除く）。

□□□ 核家族世帯は「夫婦のみ」「夫婦と未婚の子のみ」「ひとり親と未婚の子のみ」の世帯に分けられ、このうち [**5**   ] の世帯が最も多い。

□□□ 全世帯の [**6**   ] ％は65歳以上の高齢者のいる世帯であり、このうち最も多いのは [**7**   ] のみの世帯で、次いで単独世帯（独居世帯）となっている。（令和３年国民生活基礎調査）

■ 婚姻、家族形態 ･･

□□□ わが国の婚姻件数（令和４年）は50万4878組で、婚姻率は4.1（人口1000対）で前年と同じであった。

1 減少

□□□ 離婚件数は平成３～14年まで増加傾向となっていた。その後減少傾向にあり、令和４年は17万9096組で、前年より5288組 [**1** 増加／減少] した。

■ 出生と死亡の動向 ････････････････････････････････ ▶国試によく出る

1 出生率

□□□ 人口1000人に対する出生数の割合を [**1**   ] という。

2 6.3

□□□ わが国の出生率（令和４年）は [**2**   ]、出生数は77万747人である。

3 合計特殊出生率

□□□ １人の女性（15～49歳）が一生の間に生む子どもの数を表したものを [**3**   ] といい、2.1を下回ると将来人口が減少する。

4 純再生産率

□□□ １人の女性が一生の間に生む女児数のみを表したものを総再生産率といい、この女児が妊娠可能な年齢を過ぎるまでの死亡を見込んだものを [**4**   ] という。この値が1.0を下回ると将来人口が減少する。

□□□ 出生の動向をまとめると以下のとおりである。

年　次	出生数	出生率	合計特殊出生率	純再生産率
昭和25年（'50）	234万人	28.1	3.65	1.50
昭和45年（'70）	193万人	18.8	2.13	1.00
平成２年（'90）	122万人	10.0	1.54	0.74
平成17年（'05）	106万人	8.4	1.26（過去最低）	0.61
平成25年（'13）	103万人	8.2	1.43	0.69
令和４年（'22）	77万人	6.3	[**5**]	…

5 1.26

6 30.9

□□□ 第１子出生時の母親の平均年齢（令和３年）は [**6**   ] 歳、結婚生活後第１子出生までの平均期間（令和３年）は2.56年で、延長傾向にある。

□□□ 出生時の平均体重・身長（令和３年）は、男児3.05kg・49.2cm、女児2.96kg・48.7cmであった。

7 粗死亡率

□□□ 人口1000人に対する死亡数の割合を [**7**   ]（単に「死亡率」ということもある）といい、高齢社会では増加する。

8 12.9

□□□ わが国の死亡数（令和４年）は156万8961人、粗死亡率は [**8**   ] で前年（令和３年）より上昇した。

「世帯数」「出生と死亡の動向」は国試の頻出項目だよ！「世帯数」は p.69 の問題もあわせて解いてみてね。

【9】【10】と【11】【12】はそれぞれまとめて解いてみてね。

世帯構造数

必修 105回 AM8 改

【6】 日本の令和3年（2021年）における家族の世帯構造で最も少ないのはどれか。
1．単独世帯
2．三世代世帯
3．夫婦のみの世帯
4．夫婦と未婚の子のみの世帯

65歳以上の者のいる世帯

必修 102回 PM9 改

【7】 令和3年（2021年）国民生活基礎調査で、65歳以上の者のいる世帯の全世帯に占める割合はどれか。
1．28.7％
2．38.7％
3．49.7％
4．58.7％

出生の動向

予想

【8】 令和4年（2022年）におけるわが国の出生率はどれか。
1．5.3
2．6.3
3．7.3
4．8.3

必修 103回 AM1 改、110回 PM1 改

【9】 令和4年（2022年）の日本の出生数に最も近いのはどれか。
1．47万人
2．77万人
3．107万人
4．137万人

初婚年齢

必修 112回 AM1 改

【10】 令和4年（2022年）の人口動態統計における妻の平均初婚年齢はどれか。
1．19.7歳
2．24.7歳
3．29.7歳
4．34.7歳

15～49歳女性の年齢別出生率の総和

一般 96回 AM36

【11】 15歳から49歳までの女性の年齢別出生率の総和はどれか。
1．総再生産率
2．純再生産率
3．粗出生率
4．合計特殊出生率

合計特殊出生率

必修 98回 AM1 改、100回 AM1 改、104回 PM1 改

【12】 日本の令和4年（2022年）における合計特殊出生率はどれか。
1．0.86
2．1.26
3．1.86
4．2.26

年齢階級別出生率

必修 102回 AM21 改

【13】 日本の令和4年（2022年）における母の年齢階級別出生率が最も高いのはどれか。
1．20～24歳
2．25～29歳
3．30～34歳
4．35～39歳
5．40～44歳

◀ 解答・解説 ▶

【6】　　2　令和3年の世帯構造は、単独世帯（29.5％）が最も多く、夫婦と未婚の子のみの世帯（27.5％）、夫婦のみの世帯（24.5％）と続く。三世代世帯は4.9％で最も少ない。

【7】　　3　令和3（2021）年の65歳以上の者のいる世帯数は約2581万世帯で、全世帯の49.7％を占めている。

【8】2【9】2　令和4年のわが国の出生数は77万747人、出生率は6.3である。

【10】　　3　令和4年の妻の平均初婚年齢は29.7歳であった。夫は31.1歳であった。

【11】4【12】2　合計特殊出生率は、ある年次の15～49歳の女性の年齢別出生率の合計（合計特殊出生率 ＝ $\dfrac{母親の年齢別出生数}{年齢別女子人口}$ の15～49歳までの合計）である。令和4年のわが国の合計特殊出生率は1.26で、前年（令和2年）より0.04低下した。

【13】　　3　令和4年の母の年齢階級別出生率は、30～34歳が最も高く、25～29歳、35～39歳と続く。

B 健康に関する指標③

9 上昇

10 年齢調整死亡率

11 低下

12 新生児・乳児

13 50

14 病院

■ 出生と死亡の動向（つづき）·········· ▶国試によく出る

□□□ わが国の粗死亡率は、人口の高齢化の影響により、昭和58年頃から緩やかな［**9** ］傾向を示している。

□□□ 年齢構成の異なる集団の死亡状況を基準人口で調整した割合を［**10** ］といい、値が低いほど死亡状況の改善を表す指標となる。

□□□ わが国の年齢調整死亡率（令和3年）は男13.6、女7.4で年々［**11** ］傾向にある。

□□□ わが国の年齢別死亡率では、身体機能の未熟さなどから［**12** ］の死亡率が高く、幼児期、青少年期から壮年期にかけて低いが、40歳以降では高齢になるほど高くなる。

□□□ 死亡総数に占める［**13** ］歳以上の死亡割合のことをPMI（proportional mortality indicator）といい、先進諸国（高齢社会）では高率、発展途上国（衛生状態の整わない環境）では低率となる。

□□□ わが国の死亡場所の割合（令和3年）は、［**14** ］が65.9%、自宅が17.2%、老人ホームが10.0%であった（人口動態統計）。

■ 死因の概要·········· ▶国試によく出る

□□□ わが国の主要死因順位（令和4年）は以下のとおりである。

1 悪性新生物
2 心疾患

3 脳血管疾患
4 肺炎

死因順位	死　因	死亡数	死亡率 （人口10万対）
第1位	［**1** ］	38万5787人	316.1
第2位	［**2** ］	23万2879人	190.8
第3位	老衰	17万9524人	147.1
第4位	［**3** ］	10万7473人	88.1
第5位	［**4** ］	7万4002人	60.6
第6位	誤嚥性肺炎	5万6068人	45.9
第7位	不慮の事故	4万3357人	35.5
第8位	腎不全	3万 740人	25.2
第9位	アルツハイマー病	2万4860人	20.4
第10位	血管性及び詳細不明の認知症	2万4360人	20.0

□□□ 「脳血管疾患」は、従来、「悪性新生物」「心疾患」とともに日本人の3大死因であった。平成23年に「脳血管疾患」に代わってそれまで第4位であった「肺炎」が第3位となった。肺炎による死亡者のほとんどは65歳以上の高齢者である。「脳血管疾患」は令和4年には「老衰」に次ぎ第4位となっている。

□□□ 年齢別の死因第1位（令和4年）は下表のとおりである。

5 悪性新生物
6 自殺

年齢区分	第1位の死因	年齢区分	第1位の死因
0～4歳	先天奇形、変形および染色体異常	10～39歳	［**6** ］
		40～89歳	［**5** ］
5～9歳	［**5** ］	90歳以上	老衰

□□□
死亡数

必修 106回 PM1 改、111回 AM2 改

【14】　日本の令和4年（2022年）の死亡数に近いのはどれか。
　　　　1．96万人　　　　　2．126万人　　　　　3．156万人　　　　　4．166万人

□□□
死亡場所

必修 113回 AM2

【15】　令和3年（2021年）の人口動態統計における死亡場所で最も多いのはどれか。
　　　　1．自　宅　　2．病　院　　3．老人ホーム　　4．介護医療院・介護老人保健施設

□□□
死因順位

必修 101回 AM23 改

【16】　日本の主要死因別にみた死亡率の推移を図に示す。
　　　　悪性新生物 malignant neoplasm の推移はどれか。

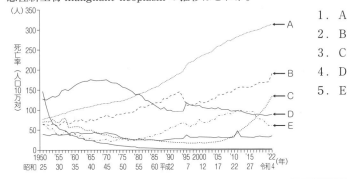

　　　　1．A
　　　　2．B
　　　　3．C
　　　　4．D
　　　　5．E

□□□
死因順位

必修 97回 AM1 改、99回 AM1 改、103回 PM1 改

【17】　日本の令和4年（2022年）における主要死因別にみた死亡率が最も高いのはどれか。
　　　　1．肺炎 pneumonia　　　　　　　　　　2．心疾患 heart disease
　　　　3．悪性新生物 malignant neoplasm　　　　4．脳血管疾患 cerebrovascular disease

□□□
部位別悪性新生物
死亡数

必修 95回 AM1 改、108回 AM2 改

【18】　日本における令和4年（2022年）の部位別にみた悪性新生物の死亡数で、男性で
　　　　最も多い部位はどれか。
　　　　1．胃　　　　　　　　　　　　　　　2．肝及び肝内胆管
　　　　3．気管、気管支及び肺　　　　　　　4．結腸と直腸S状結腸移行部及び直腸

─〈 解答・解説 〉─

【14】　3　令和4年のわが国の死亡数はおよそ156万人、粗死亡率は12.9である。
【15】　2　令和3年の死亡場所で最も多いのは病院であった。自宅、老人ホームと続く。
【16】　1　Bは心疾患（第2位）、Cは老衰（第3位）、Dは脳血管疾患（第4位）、Eは肺炎（第5位）を示している。
【17】　3　昭和56年以来、悪性新生物はわが国の死因順位の第1位となっている。
【18】　3　わが国の部位別の悪性新生物死亡数（令和4年）の第1位は、男性では肺、女性では大腸となっている。

Ⓑ 健康に関する指標④

■ 死因の概要（つづき） ……………………………………… ➡ 国試によく出る

□□□ 悪性新生物の部位別死亡数の順位（令和4年）は男女別に下表のとおりである。

男　性	部位別悪性新生物	女　性	部位別悪性新生物
第1位	[**7**　　　] がん	第1位	[**8**　　　] がん
第2位	[**9**　　　] がん	第2位	[**10**　　] がん
第3位	[**11**　　] がん	第3位	[**12**　　] がん

□□□ 部位別にみた悪性新生物の年齢調整死亡率のうち、胃がんは [**13**　　　] 傾向、大腸がんは上昇し近年は横ばい、肺がんは近年は横ばいから [**14**　　　] 傾向、子宮がんはほぼ横ばいである。

□□□ 第2位の死因である心疾患のうち、最も多いものは [**15**　　　] である。

□□□ 第4位の死因である脳血管疾患では、[**16**　　　] が最も多く、次いで [**17**　　] となっている。

□□□ 第5位の死因である肺炎の年齢階級別の死亡率は、[**18**　　　] で高くなっている。

□□□ 第7位の死因である不慮の事故の内訳（全年齢階級）では、第1位が [**19**　　] （26.6%）、第2位が窒息（20.8%）となっている。

□□□ 自殺者の性別では [**20**男性／女性] のほうが約2倍多く、動機は [**21**　　] が最も多く（12774人）、次いで家庭問題（4775人）が続く。（警察庁「令和4年中における自殺の概要」）

■ 平均余命、平均寿命、健康寿命 ……………………………………………

□□□ ある年齢にある人が、死亡状況が現在と変わらないと仮定して、その後何年生存するかの期待値を [**1**　　　] という。

□□□ 0歳（出生時）の平均余命を [**2**　　　] という。

□□□ わが国の平均寿命（令和3年）は男性が [**3**　　　] 年（前年−0.09年）、女性が [**4**　　　] 年（前年−0.14年）で、男女差は6.1年である。

□□□ 平均寿命から、疾病や寝たきりなどの不健康な期間を差し引いた寿命を [**5**　　　] といい、WHO（世界保健機関）が提唱した。日本は男性72.68年、女性75.38年である（令和元年）。

□□□ 2024年から開始される健康日本21（第三次）では、国民の健康の増進の推進に関する基本的な方向として、① [**6**　　　] の延伸と健康格差の縮小、②個人の行動と健康状態の改善、③社会環境の質の向上、④ライフコースアプローチを踏まえた健康づくり、があげられている。

解 答

7 肺　**8** 大腸
9 大腸　**10** 肺
11 胃　**12** 膵
13 低下
14 低下

15 心不全

16 脳梗塞
17 脳内出血
18 高齢者

19 転倒・転落

20 男性
21 健康問題

1 平均余命
2 平均寿命
3 81.47
4 87.57
5 健康寿命

6 健康寿命

□□□
年齢別死因順位

必修 100回 AM6 改、102回 AM8 改

【19】 日本における令和3年(2021年)の10〜14歳の子どもの死因で最も多いのはどれか。
1．肺炎 pneumonia
2．自殺 suicide
3．不慮の事故 accidents
4．悪性新生物 malignant neoplasm

□□□
悪性新生物死亡率

必修 96回 AM3 改

【20】 我が国の令和4年（2022年）の死亡総数に対する悪性新生物の割合に最も近いのはどれか。
1．4 ％
2．14％
3．24％
4．34％

□□□
自殺の動機

必修 104回 PM2 改

【21】 警察庁の「令和4年（2022年）中における自殺の状況」の自殺者の原因・動機のうち最も多いのはどれか。
1．学校問題
2．家庭問題
3．勤務問題
4．健康問題

□□□
平均寿命

必修 107回 AM1

【22】 平均寿命で正しいのはどれか。
1．0歳の平均余命である。
2．20歳の平均余命である。
3．60歳の平均余命である。
4．死亡者の平均年齢である。

□□□
平均寿命

必修 103回 AM2

【23】 平均寿命は〔　　〕歳の平均余命である。
〔　　〕に入るのはどれか。
1．0
2．5
3．10
4．20

□□□
平均寿命

必修 101回 AM1 改、105回 PM1 改

【24】 日本の令和3年（2021年）における男性の平均寿命はどれか。
1．70.47年
2．75.47年
3．81.47年
4．85.47年

必修 97回 AM2 改、102回 PM1 改

【25】 日本の令和3年（2021年）における女性の平均寿命はどれか。
1．77.57年
2．79.57年
3．87.57年
4．89.57年

□□□
平均寿命

必修 109回 PM1 改、113回 PM1

【26】 令和3年（2021年）の日本における簡易生命表で女性の平均寿命に最も近いのはどれか。
1．77年
2．82年
3．87年
4．92年

─〔 解答・解説 〕─

【19】　2　令和3年の10〜14歳の死因で最も多いのは「自殺」、次いで「悪性新生物」である。
【20】　3　死亡総数に対する悪性新生物の割合（令和4年）は24.6％である。
【21】　4　自殺の原因・動機が明らかなものでは、「健康問題」（12774人）が最も多く、次いで「家庭問題」が多い。
【22】 1 【23】 1　平均寿命とは、0歳の平均余命（その年齢の人が平均してあと何年生きられるか）をいう。
【24】 3 【25】 3　令和3年の平均寿命は男性が81.47年、女性が87.57年で、男女とも、前年より短くなっている。
【26】　3　選択肢で最も近いのは87歳である。

I

健康および看護における社会的・倫理的側面について基本的な知識を問う

Ⓒ 受療状況①

解 答

1 有訴者
2 302.5

3 腰痛

■ 有訴者の状況

□□□ 病気やけがなどで自覚症状のある者のことを［**1**　　　　　］という。

□□□ 人口1000人に対する有訴者の割合（有訴者率、令和元年）は［**2**　　　　　］であり、全国民の約3割、70歳以上では約半数が有訴者である。

□□□ 自覚症状で最も多いのは男性では［**3**　　　　　］、女性では肩こりである。（令和元年国民生活基礎調査）

■ 有病率、罹患率、受療率

1 有病率
2 罹患率
3 慢性
4 罹患率

□□□ ある一時点において疾病を有している人の割合を［**1**　　　　　］という。

□□□ 特定の期間内に新たに生じた疾病数の割合を［**2**　　　　　］という。

□□□ ［**3**　　　　　］の経過をたどる疾患では、有病率は高くなる。

□□□ ［**4**　　　　　］は、疾病の経時的な変化のモニタリングに役立つ。

●受療率（令和2年患者調査）

5 受療

□□□ 人口10万人に対する推計患者数を［**5**　　　　　］率という。

□□□ 入院・外来患者の推計患者数や受療率は下表のとおりである。

6 病院
7 1.0　**8** 5.7

9 90

	入院患者	外来患者
推計患者数	121万人	714万人
最も多い患者数の割合（施設別）	［**6**　　　］（97.2%）	一般診療所（60.7%）
受療率	960（人口の約［**7**　　］%）	5658（人口の約［**8**　　］%
最も高い受療率（性・年齢階級別）	男女ともに［**9**　　　］歳以上	男は80〜84歳 女は75〜79歳

□□□ 入院・外来患者の傷病分類別受療率は下表のとおりである。

10 精神及び行動の障害
11 循環器系の疾患
12 消化器系の疾患

	入院患者	外来患者
1位	［**10**　　　］	［**12**　　　］
2位	［**11**　　　］	筋骨格及び結合組織の疾患
3位	新生物＜腫瘍＞ 神経系の疾患	循環器系の疾患

※「健康状態に影響を及ぼす要因及び保健サービスの利用」を除く

●通院者率（令和元年国民生活基礎調査）

13 通院者

□□□ 人口1000人に対する疾病で通院している者（通院者）の割合を［**13**　　　　　］率といい、404.0である。

□□□ 通院者率を性別にみると、男性388.1、女性418.8と、女性のほうが高い。

14 上昇

□□□ 通院者率は年齢が高くなるにしたがい［**14**　　　　　］し、80歳以上で730.3となっている。

15 高血圧症

□□□ 通院者率を傷病別にみると、男女とも［**15**　　　　　］が最も高い。男性では「糖尿病」「歯の病気」と続き、女性では「脂質異常症」「眼の病気」と続く。

□□□
有訴者率

必修 106回 AM1 改

【1】 令和元年（2019年）の国民生活基礎調査による有訴者率（人口千対）で正しいの
はどれか。
1．32.5　　　　　2．102.5　　　　　3．302.5　　　　　4．402.5

□□□
有訴者の症状

必修 109回 AM25

【2】 令和元年（2019年）の国民生活基礎調査で、男性の有訴者の症状が最も多いのは
どれか。
1．腰　痛　　　　　2．もの忘れ　　　　　3．体がだるい
4．目のかすみ　　　　5．手足の関節が痛む

□□□
児童の疾病・異常
被患率

必修 97回 AM7 改、110回 AM7 改

【3】 令和3年（2021年）の学校保健統計調査における学童期の異常被患率で最も高い
のはどれか。
1．高血圧　　　　　　　　　　　2．摂食障害
3．心電図異常　　　　　　　　　4．むし歯（う歯）

□□□
入院受療率

予想

【4】 令和2年（2020年）の入院受療率が最も高い年齢階級はどれか。
1．5〜9歳　　　2．45〜49歳　　　3．75〜79歳　　　4．90歳以上

□□□
外来受療率

必修 103回追 PM2 改

【5】 令和2年（2020年）の日本の男性における外来受療率が最も高い年齢階級はどれ
か。
1．50〜54歳　　　2．60〜64歳　　　3．70〜74歳　　　4．80〜84歳

□□□
外来受療率

必修 110回 AM2

【6】 令和2年（2020年）の患者調査における外来受療率（人口10万対）で最も多い傷
病はどれか。
1．新生物〈腫瘍〉　　　　　　　　2．呼吸器系の疾患
3．消化器系の疾患　　　　　　　　4．内分泌、栄養及び代謝疾患

━〈 解答・解説 〉━

【1】 3　令和元年「国民生活基礎調査」における有訴者率（人口千対）は302.5で、約3割の人が自覚症状を訴えている。

【2】 1　令和元年「国民生活基礎調査」における有訴者率（人口千対）では、男性では「腰痛」が91.2で最も多く、次いで「肩こり」
57.2、「鼻がつまる・鼻汁が出る」49.7と続く。女性では「肩こり」が113.8で最も高く、「腰痛」113.3、「手足の関節が痛む」
69.9と続く。

【3】 4　令和3年「学校保健統計調査（文部科学省）」によると、児童（小学校）の疾病・異常被患率ではう歯（むし歯）が最も多く
39.0％である（高等学校では39.8％で第2位、中学校30.4％で第2位、幼稚園26.5％で第1位となっている）。児童において次い
で多いのは、「裸眼視力1.0未満」36.9％である（高等学校、中学校では、「裸眼視力1.0未満」が第1位）。

【4】 4　令和2（2020）年の患者調査によると、年齢階級別の入院受療率は90歳以上で最も高くなっている（人口10万対男性6706、女
性6673）。

【5】 4　令和2年の男性の年齢階級別外来受療率は、80〜84歳が最も高く、85〜89歳、75〜79歳がそれに続く。一方、女性で最も外来
受療率が高い年齢階級は、75〜79歳であり、80〜84歳がそれに続く。

【6】 3　傷病分類別の外来受療率第1位は消化器系の疾患。このうち「歯肉炎及び歯周疾患」が最も多い。

ⓒ 受療状況②

■ **外来受診の状況（令和3年病院報告）** ･･･

□□□ 病院における1日平均外来患者数（令和2年）はおよそ［**■**　　　　　］万人であり、前年に比べ4.2％増加している。このうち「精神科病院」は5万7030人、「一般病院」は118万5970人となっている。

■ **入院期間（令和3年病院報告）** ･･･

□□□ 病院における平均在院日数（令和3年）は27.5日（前年比－0.8日）で、病床の種類別に平均在院日数をみると、下表のとおりとなっている。

病床の種類	平均在院日数	前年比
［**■**　　　　］病床	275.1	－1.9
介護療養病床	327.8	＋40.1
療養病床	131.1	－4.4
結核病床	51.3	－5.9
一般病床	16.1	－0.4
感染症病床	10.1	＋0.3

【7】【8】はまとめて解こう！

□□□
通院者率

必修 104回 AM2 改、108回 PM2

【7】 令和元年（2019年）の国民生活基礎調査における通院者率が男女ともに最も高いのはどれか。

1．糖尿病 diabetes mellitus
2．腰痛症 lumbago (low back pain)
3．高血圧症 hypertension
4．眼の病気

□□□
通院者率

一般 97回 AM88 改

【8】 我が国の令和元年（2019年）の50〜59歳の通院者率が最も高いのはどれか。

1．腰痛症
2．脂質異常症
3．高血圧症
4．喘　息

□□□
平均在院日数

予想

【9】 令和3年（2021年）病院報告において、平均在院日数（入院期間）が最も長い病床はどれか。

1．精神病床
2．結核病床
3．介護療養病床
4．一般病床

□□□
平均在院日数

必修 107回 AM2 改

【10】 令和3年（2021年）の病院報告による一般病床の平均在院日数はどれか。

1．6.1日
2．16.1日
3．26.1日
4．36.1日

患者調査は、医療施設を利用する患者について、傷病の状況などを調査するもので、厚生労働省が3年ごとに実施している。
国民生活基礎調査は、保健、医療、福祉、年金、所得など国民生活の基礎的な事柄について調査するもので、厚生労働省が毎年実施している。

──く 解答・解説 〉──

【7】 3 【8】 3　令和元（2019）年の通院者率を傷病別にみると、男女共に「高血圧症」が最も高い。「高血圧症」は年齢階級別にみると男性では40歳以上で、女性では50歳以上で通院者率の第1位となっている。なお設問【8】の50〜59歳では、腰痛症は男性が第5位、女性が第4位、脂質異常症（高コレステロール血症等）は男性が第4位、女性が第3位であり、喘息はこれらに比べると低い割合となっている。

【9】　3　病院の平均在院日数（令和3年）は27.5日で、病床の種類別で最も長いのは介護療養病床（327.8日）、次いで精神病床（275.1）となっている。

【10】　2　令和3年の病院報告によると、一般病床の平均在院日数は16.1日となっている。※107回試験で本問は、「正解した受験者については採点対象に含め、不正解の受験者については採点対象から除外（理由：問題として適切であるが、必修問題としては妥当でないため）」

Ⓐ 生活行動・習慣①

■ 食事と栄養 ●●●●●●●●●●●●●●●●●●●●●●●●●●●●●●●●●●●● ▶国試によく出る

□□□　体重(kg)÷(身長[m])^{2}で求める指数を [**1**　　　　　] といい、[**2**　　　　　] 以上を肥満、[**3**　　　　] 未満を低体重（やせ）とする（日本肥満学会の基準）。

□□□　20歳以上で、肥満者は [**4**　　　　] 歳代の男性に最も多い。一方で、20歳代の女性では [**5**　　　　] の割合が高い。（令和元年国民健康・栄養調査）

□□□　食生活の欧米化に伴い、[**6**　　　　] の摂取量が増加している。

□□□　20歳以上で、朝食の欠食率が高いのは、男性では [**7**　　　　] 歳代（28.5%）、女性では [**8**　　　　] 歳代（22.4%）である。（令和元年国民健康・栄養調査）

□□□　日本人の食事摂取基準（2020年版）によると、成人（18〜74歳）の主な栄養素の摂取基準は下表のとおりである。

栄養素	摂取基準
タンパク質（推奨量）	男性：65g/ 日　女性：50g/ 日
炭水化物（目標量）	50以上65以下（%エネルギー）
脂質（目標量）	20以上30以下（%エネルギー）
食物繊維（目標量）	男性：21g/ 日以上　女性：18g/ 日以上
カルシウム（推奨量）	男性：18〜29歳：800mg/ 日、30〜49歳：750mg/ 日、　　　　　50〜74歳：750mg/ 日 女性：650mg/ 日
鉄（推奨量）	男性：18〜29歳：7.5mg/ 日、30〜74歳：7.5mg/ 日 女性（月経なし）：30〜64歳：6.5mg/ 日、（月経あり）：30〜49歳：10.5mg/ 日、50〜64歳：11.0mg/ 日
ナトリウム（食塩相当量、目標量）	男性：[**9**　　　　] g/ 日未満　女性：[**10**　　　　] g/ 日未満

■ 排泄 ●●●

□□□　腎臓は [**1**　　　　] の左右で [**2**　　　　] に隠れる位置にある。重さは約120gである。

□□□　腎臓では [**3**　　　　] と [**4**　　　　] で尿が生成される。（**3 4** 順不同）

■ 活動と運動、レクリエーション ●●●●●●●●●●●●●●●●●●●●●●●●●●●●●●●●●●●●

□□□　[**1**　　　　　] とは、酸素の摂取量と消費量のバランスがとれた運動をいい、肥満の解消や生活習慣病の予防に有効である。

□□□　20歳以上の運動習慣のある者の割合は、男女ともに [**2**　　　　] 歳以上が最も高い。（令和元年国民健康・栄養調査）

■ 休息と睡眠 ●●●

□□□　健康な睡眠は [**1**　　　　　] と [**2**　　　　　] を交互に繰り返す。（**1 2** 順不同）

□□□　睡眠障害は、高血圧や心臓病、脳卒中など [**3**　　　　　] のリスクを上昇させる要因となる。

■ 清潔と衣生活 ●●●

□□□　清潔行動は、個人の習慣や価値観のもとで行われる高度な生活行動である。

□□□　衣服には生理的意義と心理・社会的意義がある。

□□□
やせの割合

必修 101回 PM7 改

【1】 令和元年（2019年）国民健康・栄養調査において、女性でやせ（BMI＜18.5）の
割合が最も高いのはどれか。
1．20〜29歳　　　2．30〜39歳　　　3．40〜49歳　　　4．50〜59歳

□□□
肥満者の割合

必修 108回 AM10 改

【2】 令和元年（2019年）の国民健康・栄養調査の結果で、該当年代の男性における肥
満者（BMI≧25.0）の割合が最も高い年代はどれか。
1．15〜19歳　　　2．30〜39歳　　　3．40〜49歳　　　4．70歳以上

□□□
糖尿病有病者

必修 103回追 AM2 改

【3】 平成28年（2016年）の国民健康・栄養調査において糖尿病 diabetes mellitus が強く
疑われる者の数に最も近いのはどれか。
1．100万人　　　2．200万人　　　3．1000万人　　　4．2000万人

□□□
食塩摂取量

必修 107回 PM2、112回 PM2

【4】 健康日本21（第二次）における1日の塩分摂取量の目標値で正しいのはどれか。
1．6.0g　　　　2．8.0g　　　　3．10.0g　　　　4．12.0g

□□□
栄養摂取量

必修 113回 PM2

【5】 日本人の食事摂取基準（2020年版）に示されている、18〜49歳女性（月経あり）
の鉄摂取推奨量はどれか。
1．　5.5mg/日　　　　　　　　2．10.5mg/日
3．15.5mg/日　　　　　　　　4．20.5mg/日

□□□
二次予防

必修 108回 AM1

【6】 疾病や障害に対する二次予防はどれか。
1．早期治療　　　　　　　　　2．予防接種
3．生活習慣の改善　　　　　　4．リハビリテーション

─〈 解答・解説 〉─

【1】 1　女性のやせの割合（20歳以上）は、令和元年（2019年）では、20〜29歳が20.7％と高い。
【2】 3　令和元年（2019年）の国民健康・栄養調査では、男性の40歳代の肥満の割合が最も高く、39.7％である。
【3】 3　平成28（2016）年の国民健康・栄養調査によると、「糖尿病が強く疑われる者」の数は約1000万人と推定されており、平成24
　　　（2012）年の調査時より約50万人増え、増加傾向にある。ただ、「糖尿病の可能性が否定できない者」との合計では減少傾向に
　　　ある。
【4】 2　健康日本21（第二次）では、目標値を「塩分は1日8.0ｇ未満」で設定している。
【5】 2　月経のある18〜49歳の女性の鉄摂取推奨量は10.5mg/日とされている。※厚生労働省発表では、「正解した受験者については採
　　　点対象に含め、不正解の受験者については採点対象から除外（理由：問題として適切であるが、必修問題としては妥当でない
　　　ため）」
【6】 1　早期治療は二次予防である。2：予防接種、3：生活習慣の改善は、一次予防である。4：リハビリテーションは三次予防である。

Ⓐ 生活行動・習慣②

［解答］

１妊娠・出産
２子宮内膜

■ ライフスタイル ....

□□□ ライフスタイルの変化に伴い［**１**　　　　　　　］の回数が減少している。これ
に伴って一生に経験する排卵の回数が増加し、これが原因の一つとなり［**２**
　　　　　　　］症の罹患者が増加していると考えられている。

■ ストレス ....

１ストレス

□□□ 12歳以上の者の約半数（47.9％）が日常生活での悩みや［**１**　　　　　　　］が
あると感じている。（令和元年国民生活基礎調査）

２交感

□□□ ストレスに対して、生体は［**２**　　　　］神経－副腎髄質系機構が優位となり、
この状態が続くことで心身に様々な不調が現れる。

■ 喫煙、嗜好品 ....

１27.1　**２**7.6
３低下

□□□ わが国の喫煙習慣者の割合は、男性［**１**　　　　］％、女性［**２**　　　　］％で、
男性は［**３**　　　　］傾向、女性は横ばいである。喫煙者が使用しているたばこ
製品の種類では、「紙巻たばこ」の割合が「加熱式たばこ」よりも多かった。（令和
元年国民健康・栄養調査）

４肺がん

□□□ たばこの煙には60種以上の発がん物質、発がん促進物質が含まれ、喫煙者は［**４**
　　　　　］をはじめ各種のがん、虚血性心疾患などの危険性が高まる。

５低出生体重

□□□ 妊婦の喫煙は、［**５**　　　　　　　　　］児、早産、妊娠合併症の危険性を高める。

６アルコール

□□□ 飲酒に起因する主な健康障害には、［**６**　　　　　　　　　］依存症や肝疾患、脳卒
中、高血圧、がんなどがある。

□□□
運動習慣

必修 103回 PM25 改、107回 AM25 改

【7】 令和元年（2019年）の国民健康・栄養調査において、運動習慣のある女性の割合が最も高い年齢階級はどれか。
1．30～39歳　　　2．40～49歳　　　3．50～59歳
4．60～69歳　　　5．70歳以上

□□□
喫煙者率

必修 105回 PM2 改、113回 AM6

【8】 令和元年（2019年）の国民健康・栄養調査で20歳以上の男性における喫煙習慣者の割合に最も近いのはどれか。
1．7％　　　2．17％　　　3．27％　　　4．37％

□□□
喫煙と健康障害

必修 93回 AM2

【9】 喫煙者に起こりやすい健康障害で誤っているのはどれか。
1．肺　癌　　　　　　　2．鉄欠乏性貧血
3．慢性気管支炎　　　　4．冠動脈疾患

□□□
喫煙指数

必修 101回 PM1、112回 AM3

【10】 喫煙指数（Brinkman〈ブリンクマン〉指数）を算出するために、喫煙年数のほかに必要なのはどれか。
1．喫煙開始年齢　　　　2．受動喫煙年数
3．家庭内の喫煙者数　　4．1日の平均喫煙本数

□□□
禁　煙

必修 103回追 AM3

【11】 禁煙のための問題解決型のコーピング行動はどれか。
1．禁煙外来を受診する。　　2．禁煙について深刻に考えないようにする。
3．喫煙したくなったら一口吸う。　　4．喫煙できないイライラを飲酒で解消する。

□□□
飲酒に起因する健康障害

必修 94回 AM2 改、102回 AM2

【12】 飲酒に起因する健康障害はどれか。
1．肝硬変 cirrhosis
2．膠原病 collagen disease
3．Ménière＜メニエール＞病 Ménière's disease
4．Parkinson＜パーキンソン＞病 Parkinson's disease

─〔 解答・解説 〕─

【7】 5　運動習慣のある者の割合は、女性では70歳以上が最も高い（35.9%）。次いで60～69歳（25.3%）となっている。
【8】 3　令和元年の国民健康・栄養調査におけるわが国の喫煙習慣者の割合は、男性27.1%、女性7.6%である。
【9】 2　喫煙は多くの疾患の危険因子だが、鉄欠乏性貧血との関連性はない。
【10】 4　「ブリンクマン指数＝1日の平均喫煙本数×喫煙年数」。この値が400を超えると肺がんのリスクが高まるとされる。
【11】 1　自身の抱える問題を積極的に解決しようとする問題解決型のコーピング行動。2、4：禁煙に伴うストレスを紛らわそうとする情動中心型のコーピング行動。3：禁煙のための問題解決にはなっていない。
【12】 1　アルコールの過剰摂取により肝炎となれば、肝硬変に移行する可能性がある。

B　生活環境

■ 水質、大気、土壌

□□□　大気汚染、[**1**　　　　　]汚濁、[**2**　　　　　]汚染、騒音、振動、地盤沈下、悪臭の7つの主要な公害を[**3**　　　　　　　]という（環境基本法による）。

□□□　典型7公害のうち、わが国の苦情受付件数の第1位は[**4**　　　　]、2位は[**5**　　　　　]で、それぞれ全体の約3割を占める（令和3年度公害苦情調査）。

□□□　大気汚染、水質汚濁、土壌汚染、騒音の概要と対策法は下表のとおりである。

公　害	概　　要	主な対策法規
大気汚染	**有害物質**：二酸化硫黄、一酸化炭素、浮遊粒子状物質、微小粒子状物質（PM2.5）、光化学オキシダントによる[**6**　　　　　] **原因**：化学燃料の使用、自動車の排出ガス **影響**：がんや呼吸器疾患を誘発する。四日市喘息など	大気汚染防止法
水質汚濁	**有害物質**：カドミウム、ヒ素、水銀など **原因**：工場廃液、生活排水など **影響**：[**7**　　　　　]（メチル水銀中毒）、[**8**　　　　　]（カドミウム汚染）など	水質汚濁防止法
土壌汚染	**有害物質**：六価クロム、ダイオキシン **特徴**：人為・自然的に発生し、公害を体感しにくい	土壌汚染対策法
騒　音	**例**：新幹線や空港、工場の機械から発生する騒音 **健康被害**：頭痛、耳鳴など	騒音規制法

■ 食品衛生

□□□　[**1**　　　　　]法は、食品のみでなく食品[**2**　　　　　]や容器包装、[**3**　　　　　]、洗剤などを対象とした食品衛生に関する法律である。

□□□　[**4**　　　　　]は、有害物質によって汚染された食物を摂取することで発症する。

□□□　食中毒の原因には、カンピロバクターや[**5**　　　　　]（O157など）などの細菌や、ノロウイルスなどのウイルス、フグ毒などの自然毒や農薬などの化学物質がある。

□□□　食中毒が発生した場合、医師は直ちに最寄りの[**6**　　　　　]長に届け出る義務がある。

□□□　食品衛生法第9条は、特定の疾病にかかった獣畜の肉・臓器等の販売・輸入等の禁止を規定しており、2001年には特定の疾病として「伝達性海綿状脳症」（[**7**　　　　　]（BSE））が追加されている（BSEは牛の慢性かつ致死性の中枢神経系の疾病であり、変異型[**8**　　　　　]（vCJD）の患者分布との類似性などから、人への伝達の可能性が指摘されている）。

■ 住環境

□□□　住宅の高気密化や化学物質を多く含む建築資材・塗料などの使用による室内空気の汚染が原因で生じる体調不良のことを[**1**　　　　　]症候群という。頭痛や悪心、めまい、非特異的過敏症など種々の症状を呈する。

□□□　シックハウス症候群の代表的な原因物質には、[**2**　　　　　]（CH₂O）やトルエン、エチルベンジンなどがある。

□□□　[**3**　　　　　]とは、障害者や高齢者、妊婦、幼児、その介助者の行動の妨げとなる障壁（バリア）がない状態を指す。住宅や施設などの物理的環境だけではなく、近年では心理・社会的な障壁に対しても用いられる。

□□□
循環式浴槽の水質汚染

【1】 循環式浴槽の水質汚染で発症するのはどれか。
1. コレラ cholera
2. A 型肝炎 hepatitis A
3. レジオネラ肺炎 legionella pneumonia
4. 後天性免疫不全症候群〈AIDS〉acquired immunodeficiency syndrome

□□□
二酸化硫黄

【2】 大気汚染物質の二酸化硫黄〈SO_2〉について正しいのはどれか。
1. 発がん性がある。　　　　　　　2. じん肺を引き起こす。
3. 酸性雨の原因物質である。　　　　4. 不完全燃焼によって発生する。

□□□
食中毒

【3】 食中毒 food poisoning の原因となるのはどれか。
1. セラチア　　　2. カンジダ　　　3. サルモネラ　　　4. クラミジア

□□□
食中毒

【4】 食品を扱う人の化膿した創が汚染源となる食中毒 food poisoning の原因菌はどれか。
1. 腸炎ビブリオ　　2. ボツリヌス菌　　3. 黄色ブドウ球菌　　4. サルモネラ属菌

□□□
食品安全対策

【5】 牛海綿状脳症 bovine spongiform encephalopathy〈BSE〉に対する食品安全対策の目的はどれか。
1. A 型肝炎 hepatitis A の予防
2. 鳥インフルエンザ avian influenza の予防
3. サルモネラによる食中毒 food poisoning の予防
4. クロイツフェルト・ヤコブ病 Creutzfeldt-Jakob disease の予防

□□□
シックハウス症候群

【6】 シックハウス症候群 sick house syndrome に関係する物質はどれか。
1. アスベスト　　2. ダイオキシン類　　3. 放射性セシウム　　4. ホルムアルデヒド

─（解答・解説）─

【1】 3　レジオネラ肺炎は、レジオネラ属菌を包んだエアロゾルを吸入することで起こる気道感染症である。レジオネラ属菌は自然界の土壌や川などに広く生息するとされ、循環式浴槽やジャグジーなどの人工的な水循環設備中に侵入して繁殖した場合、それを含むエアロゾルを吸入すると感染する。

【2】 3　酸性雨の原因としては、二酸化硫黄（SO_2）や窒素酸化物（NOx）などを起源とする酸性物質が考えられる。

【3】 3　サルモネラが増殖した豚・牛・鶏の肉や乳、卵が主な感染源であり、食中毒を引き起こす。1：セラチアは日和見感染菌で、呼吸器感染症や尿路感染症の原因となる。2：カンジダは日和見感染や菌交代症を起こす。4：クラミジアは性感染症や肺炎を引き起こす。

【4】 3　人の皮膚や化膿した創には多くの黄色ブドウ球菌が存在する。

【5】 4　牛海綿状脳症に罹患したウシの食肉とクロイツフェルト・ヤコブ病の関連が示唆されている。

【6】 4　シックハウス症候群の原因は、そのすべてが解明されているわけではないが、代表的な空気汚染物質として建材などから出るホルムアルデヒドがあげられる。そのほかの原因物質として、トルエンやキシレンなどもある。

C 社会環境

国試によく出る

解答

1 職業性疾病または職業病

2 職業性難聴

3 振動障害

4 じん肺

5 有機溶剤中毒

6 VDT 症候群

7 労働安全衛生

1 労働災害

2 精神障害

■ 職業と健康障害

□□□ 特定の職業に従事することが原因で生じる疾病を〔**1** 〕という。主なものは以下のとおりである。

疾病	原因・症状・特徴	予防・対策
〔**2** 〕	長時間、騒音環境にさらされることで生じる。耳鳴を伴う難聴。	耳栓の使用、音量の適正化
〔**3** 〕（白ろう病）	振動機具からの振動を長時間受け、手指末梢血管の血行障害や知覚障害を生じる。	機具の変更・改良、作業時間の短縮化
〔**4** 〕	粉塵の発生する場での長時間の労働により肺が線維化し、呼吸困難を生じる。	環境の整備、防護用具・マスクの着用
〔**5** 〕	塗料の製造、塗装、印刷に用いる有機溶剤により中枢神経抑制などを生じる。	十分な換気、防護マスクの着用
電離放射線障害	医療現場や原子力発電所への従事で被曝し、がんや皮膚障害、遺伝的影響などが生じる。	放射線源の隔離・遮断・管理、健診
腰痛（災害性腰痛）	過重な作業負荷により腰背部を損傷し、腰痛を生じる。職業性疾病としては最も多い。	作業姿勢・時間の改善、腰痛体操
〔**6** 〕	パソコンなど VDT 機器（visual display terminals）作業により眼精疲労や頸肩腕症候群などの様々な健康障害を生じる。	作業環境の改善、作業時間の管理、健康診断・管理

□□□ 〔**7** 〕法は、労働者の健康増進や職場環境管理を規定している。

■ 労働環境

□□□ わが国の〔**1** 〕による休業4日以上の死傷者数（令和4年）は、13万2355人であり、昭和36年をピークに減少傾向にある。

□□□ 脳・心臓疾患の労災認定数は、近年は減少傾向だが〔**2** 〕等による労災認定件数は、増加傾向にある。

■ ワーク・ライフ・バランス

□□□ 職業性疾病や生活習慣病を予防するためにも、ワーク・ライフ・バランス（仕事と生活の調和）が重要な課題となっている。

□□□ 日本看護協会では、「看護職のワーク・ライフ・バランス推進ガイドブック」を公開し、ワーク・ライフ・バランスの推進に取り組んでいる。

□□□
職業性疾病

【1】 職業性疾病のうち情報機器〈VDT〉作業による健康障害はどれか。

1．じん肺 　　　　　　　　　　2．視力障害
3．振動障害 　　　　　　　　　4．皮膚障害

□□□
じん肺

【2】 じん肺 pneumoconiosis に関係する物質はどれか。

1．フロン 　　　　　　　　　　2．アスベスト
3．ダイオキシン類 　　　　　　4．ホルムアルデヒド

□□□
職業性疾病

【3】 炭坑従事者に起こりやすい職業性疾患はどれか。

1．潜函病 dysbarism 　　　　　2．じん肺 pneumoconiosis
3．中皮腫 mesothelioma 　　　 4．白ろう病 white finger disease

□□□
労働基準法

【4】 休憩時間を除いた1週間の労働時間で、超えてはならないと労働基準法で定められているのはどれか。

1．30時間 　　　　2．35時間 　　　　3．40時間 　　　　4．45時間

□□□
労働基準法

【5】 勤労女性に関して労働基準法で規定されているのはどれか。

1．介護休業 　　　　　　　　　2．子の看護休暇
3．産前産後の休業 　　　　　　4．雇用における女性差別の禁止

□□□
労働安全衛生法

【6】 労働安全衛生法に規定されているのはどれか。

1．失業手当の給付 　　　　　　　　2．労働者に対する健康診断の実施
3．労働者に対する労働条件の明示 　4．雇用の分野における男女の均等な機会と待遇の確保

I

健康および看護における社会的・倫理的側面について基本的な知識を問う

━ 解答・解説 ━

【1】 2 　パソコンなどのVDT機器作業により起こる健康障害をVDT症候群という。眼精疲労をはじめとした様々な症状が発生する。
【2】 2 　アスベストはじん肺や悪性中皮腫を引き起こす。フロンは皮膚がん、白内障など、ダイオキシンは発がん性物質、ホルムアルデヒドはシックハウス症候群などを引き起こす。
【3】 2 　粉塵を吸入することによってじん肺を生じる。
【4】 3 　労働基準法第32条に1週間の労働時間について、「休憩時間を除き、40時間を超えて、労働させてはならない」とある。なお1週間の各日については、「休憩時間を除き、8時間を超えて、労働させてはならない」とある。
【5】 3 　「介護休業」および「子の看護休暇」は育児・介護休業法に、「雇用における女性差別の禁止（性別を理由とする差別の禁止）」は男女雇用機会均等法に、「産前産後の休業」は労働基準法に規定されている。
【6】 2 　失業手当の給付は雇用保険法、労働条件関連は労働基準法、男女の均等な機会と待遇の確保は男女雇用機会均等法（雇用の分野における男女の均等な機会及び待遇の確保等に関する法律）に規定されている。

Ⓐ 医療保険制度の基本①

[解答]

1 医療保険

■ 医療保険の種類 ･･ ▶国試によく出る

□□□　[**1**　　　　　　　] は社会保険制度の一つで、業務上以外の疾病・負傷、出産・死亡などの短期的な経済損失について、療養の給付や傷病手当金、出産育児一時金、出産手当金、埋葬料などの保険給付を行う制度である。

□□□　医療保険の種類とその概要は下表のとおりである。

2 被用者保険

3 3

4 国民健康保険

5 後期高齢者医療制度または長寿医療制度

6 1

種　類		保険者	被保険者	自己負担割合
[**2**　　　]（職域保険）	健康保険	全国健康保険協会、健康保険組合	事業所に雇用される者とその家族	[**3**　　　] 割　義務教育就学前・70歳以上は2割※、70歳以上で現役並み所得者は3割 ※平成26年4月1日までに70歳に達している者は1割
	船員保険	全国健康保険協会		
	共済組合	各種共済組合		
地域保険	[**4**　　　]	市町村、都道府県、国民健康保険組合	自営業者、無職者（フリーター含む）	
[**5**　　　]		後期高齢者医療広域連合	75歳以上（および65〜74歳で一定の障害状態を認定された者）	原則として [**6**　　　] 割、一定以上所得のある者は2割、現役並み所得者は3割

■ 国民医療費 ･･･

1 国民医療費

□□□　医療機関などにおける傷病の治療に要する費用を推計したものを [**1**　　　] という。

2 分娩

3 健康診断

□□□　国民医療費は傷病の治療費に限ったものであり、正常な妊娠や [**2**　　　] に要する費用、健康の維持・増進を目的とした [**3**　　　]・予防接種等に要する費用、固定した身体障害のために必要とする義眼や義歯等の費用は含まない。

4 42兆9665億

□□□　令和2（2020）年度の国民医療費は [**4**　　　] 円で、前年度比3.2％減少した。近年国民医療費は増加を続けているが、令和2年はコロナ禍における受診控えの影響などにより減少したとされる。

5 34万

□□□　令和2（2020）年度の1人当たり国民医療費は約 [**5**　　　] 円である。

6 65

7 4

8 5

□□□　令和2（2020）年度の [**6**　　　] 歳以上の人の医療費は国民医療費総額の61.5％を占め、1人当たり国民医療費は65歳未満の約 [**7**　　　] 倍、75歳以上では約 [**8**　　　] 倍である。

□□□
医療保険

必修 93回 AM1、100回 AM2

【1】 医療保険はどれか。
　　1. 介護保険　　2. 雇用保険　　3. 国民健康保険　　4. 厚生年金保険

□□□
医療保険の保険者

必修 104回 AM3 改

【2】 国民健康保険の保険者はどれか。
　　1. 国　　　　2. 共済組合　　　3. 市町村　　　4. 健康保険組合

□□□
国民皆保険

必修 109回 MP4

【3】 日本において国民皆保険制度となっているのはどれか。
　　1. 医療保険　　2. 介護保険　　3. 雇用保険　　4. 労災保険

□□□
自己負担割合

必修 99回 AM3

【4】 国民健康保険に加入している30歳
　　本人の自己負担割合はどれか。
　　1. な し　　　　2. 1 割
　　3. 2 割　　　　4. 3 割

必修 94回 AM3、98回 PM2

【5】 国民健康保険一般被保険者本人の
　　自己負担割合はどれか。
　　1. 1 割　　　　2. 2 割
　　3. 3 割　　　　4. 4 割

□□□
国民医療費

必修 106回 AM3 改

【6】 令和2年（2020年）の国民医療費はどれか。
　　1. 約420億円　　2. 約4,200億円　　3. 約4.2兆円　　4. 約42兆円

□□□
1人当たり国民医
療費

必修 110回 PM3 改

【7】 令和2年（2020年）の人口1人当たりの国民医療費で最も近いのはどれか。
　　1. 14万円　　　2. 24万円　　　3. 34万円　　　4. 44万円

□□□
1人当たり国民医
療費

必修 97回 AM5 改

【8】 我が国の令和2年（2020年）の1人当たり医療費が最も高い年齢階級はどれか。
　　1. 14歳以下　　　2. 15～44歳　　　3. 45～64歳　　　4. 65歳以上

─〈 解答・解説 〉─

【1】　　　3　現在のわが国の医療保険には、大別して①被用者保険、②国民健康保険、③後期高齢者医療制度（長寿医療制度）がある。

【2】　　　3　国民健康保険の保険者は、市町村および特別区、国民健康保険組合である。平成30年度からは都道府県も保険者に加わった。

【3】　　　1　選択肢のうち国民皆保険となっているのは医療保険である。

【4】 4　【5】 3　一般被保険者本人の自己負担割合は、被用者保険も国民健康保険も3割である。ただし70歳以上75歳未満は2割（現役並み所得者は3割）である。

【6】　　　4　令和2（2020）年度の国民医療費は、42兆9665億円である。

【7】 3　【8】 4　人口1人当たりの国民医療費は約34万600円で、65歳以上の1人当たり国民医療費は73万3700円と全年齢階級のうち最も高く、65歳未満の約4倍である。

Ⓐ 医療保険制度の基本②

■ 高齢者医療制度

□□□ 平成20年４月より、後期高齢者（[**1**]　歳以上）に対する医療は[**2**]　法律（後期高齢者医療制度）に基づいて提供されている（65〜74歳の前期高齢者に対する医療は、被用者保険または国民健康保険に基づいて提供される）。

□□□ 後期高齢者医療制度の運営主体は、市町村が加入する [**3**]　](都道府県単位の特別地方公共団体）であり、医療給付の財源負担は、後期高齢者の保険料が約 [**4**]　] 割、現役世代からの保険料支援金が約 [**5**]　] 割、公費が約５割である。

□□□ 後期高齢者医療制度の被保険者は、75歳以上の者および [**6**]　] 〜 [**7**]　] 歳で一定の障害の状態にあり、広域連合の認定を受けた者である。

□□□ 被保険者が受診した際の自己負担割合は、１割（現役並み所得者は [**8**]　] 割、一定以上所得のある者２割）である。

■ 給付の内容

□□□ 医療給付は [**1**]　] が原則であり、一般被保険者の給付の割合は [**2**]　] 割である。

□□□ 医療保険の給付内容は下表のとおりである。

給付の内訳	給付内容
現物給付	● [**3**]　]（診察、薬剤、処置・手術、看護など） ● 入院時食事療養費 ● 入院時生活療養費（療養病床に入院する70歳以上の生活療養に要した費用） ● 保険外併用療養費 ● 訪問看護療養費・家族訪問看護療養費 ● 高額療養費・家族高額療養費 ● 家族療養費
現金給付	● 療養費 ● 移送費・家族移送費 ● 傷病手当金（標準報酬日額の2/3に相当する額） ● 出産手当金 ● [**4**]　]（死亡した被保険者の埋葬を行った者に５万円）・家族埋葬料（被扶養者が死亡した場合に被保険者に５万円） ● [**5**]　]（被用者の出産１児ごとに原則42万円） ● 家族出産育児一時金（被扶養者の出産１児ごとに原則42万円） ● 高額介護合算医療費（後期高齢者医療制度のみ）

□□□ 原則として医療保険の給付の対象とならない（全額自己負担）主なものは以下のとおりである

●美容整形　●歯列矯正　●正常分娩　●避妊手術、人工妊娠中絶手術 ●人間ドック、健康診断、予防接種　●鍼灸、マッサージ　　　　など

解答欄

175
2高齢者の医療の確保に関する
3後期高齢者医療広域連合
41　**5**4
665　**7**74
83
1現物給付　**2**7
3療養の給付
4埋葬料
5出産育児一時金

□□□
後期高齢者医療制度

【9】 後期高齢者医療制度が定められているのはどれか。
1．医療法　　　　　　　　　　　　2．健康保険法
3．高齢社会対策基本法　　　　　　4．高齢者の医療の確保に関する法律

□□□
後期高齢者医療制度

【10】 後期高齢者医療制度の被保険者は、区域内に住居を有する（　　）歳以上の者、および65歳以上（　　）歳未満であって、政令で定める程度の障害の状態にあるとして後期高齢者医療広域連合の認定を受けた者である。
（　　）に入るのはどれか。
1．70　　　　2．75　　　　3．80　　　　4．85

□□□
医療給付

【11】 医療保険の給付の対象となるのはどれか。
1．健康診断　　　2．予防接種　　　3．美容整形　　　4．疾病の診察

□□□
医療給付

【12】 国民医療費に含まれる費用はどれか。
1．予防接種　　　2．正常な分娩　　　3．人間ドック　　　4．入院時の食事

□□□
療養の給付

【13】 健康保険法に基づく療養の給付に含まれるのはどれか。
1．薬剤の支給　　　2．病院への移送　　　3．妊婦健康診査　　　4．入院時の食事

□□□
医療保険制度

【14】 医療保険制度で正しいのはどれか。
1．健康診断は給付対象外である。　　　2．高額療養費は医療給付に含まれない。
3．国民健康保険の保険者は国である。　　　4．医療給付は現金給付が原則である。

◀ 解答・解説 ▶

【9】 4　【10】 2　後期高齢者医療制度は、高齢者の医療の確保に関する法律の第4章に定められている。被保険者は75歳以上の者および65〜74歳で一定の障害の状態にあり、広域連合の認定を受けた者である。

【11】 4　医療給付は傷病の治療を対象とする。健康診断、予防接種、美容整形、正常分娩などは対象にならない（異常分娩にかかる費用は対象となる）。

【12】 4　"国民医療費に含まれる費用"とはつまり、医療給付の対象となるものを指している。入院時の食事は、入院時食事療養費に含まれる。

【13】 1　健康保険法第63条に規定されている療養の給付内容は、「診察」「薬剤または治療材料の支給」「処置、手術その他の治療」「居宅における療養上の管理およびその療養に伴う世話その他の看護」「病院または診療所への入院およびその療養に伴う世話その他の看護」である。2、4：病院への移送は移送費、入院時の食事は入院時食事療養費に含まれる。3：妊婦健康診査は医療給付外である。

【14】 1　医療給付は傷病の治療を対象とし、健康の維持・増進を目的とした健康診断や予防接種は給付対象外である。2：高額医療費は医療給付の対象である。3：国民健康保険の保険者は市町村等である。4：医療給付は現物給付が原則である。

Ⓑ 介護保険制度の基本①

【解答】

■ **保険者** ･･

1 介護保険

□□□　［**1**　　　　　　　　　　］法は、人口の高齢化や医療費の増大などを背景に、介護の社会化、公平で合理的な福祉サービスの提供をねらいとして1997（平成９）年に成立した。

2 介護保険制度
3 5

□□□　介護保険法を根拠とする［**2**　　　　　　　　　］は、2000（平成12）年４月に施行され、［**3**　　　　］年を目途に必要な見直しを行うと附則に定められている。

4 介護予防

□□□　2005（平成17）年の改正では［**4**　　　　　　］に重点がおかれた。

5 市町村

□□□　介護保険制度の保険者は［**5**　　　　　　］および特別区である。

6 9

□□□　保険者は、給付の［**6**　　　］割を負担する。

■ **被保険者** ･･･ ▶国試によく出る

1 第１号
2 第２号

□□□　介護保険制度における被保険者は［**1**　　　　　　　］被保険者と［**2**　　　　　　　］被保険者に分けられる。

□□□　対象者と受給資格は下表のとおりである。

	第１号被保険者	第２号被保険者
対象者	［**3**　　　］歳以上の者	［**4**　　　］歳以上65歳未満の医療保険加入者
受給権者	● ［**5**　　　　　　　］（寝たきりや認知症で介護が必要な者） ● ［**6**　　　　　　　］（要介護状態となるおそれがあり日常生活に支援が必要な者）	初老期における認知症や脳血管疾患など、老化に起因する［**7**　　　　　　］による要介護・要支援の者
自己負担	原則として［**8**　　　］割 ※平成26年の介護保険法改正により、一定以上所得者の利用者負担は２割に見直され、さらに平成29年の改正で２割負担者のうち特に所得の高い層は３割負担とされた。	

3 65　**4** 40

5 要介護者

6 要支援者

7 特定疾病

8 1

■ **給付の内容** ･･･

1 現物給付

□□□　介護保険制度では、［**1**　　　　　　　　］（サービスの提供）が基本である。

2 介護給付

□□□　給付の内容は、予防給付と［**2**　　　　　　　　］に分けられる。

3 居宅　**4** 施設

□□□　介護給付におけるサービスには［**3**　　　　］サービス、［**4**　　　　　］サービス、地域密着型サービスがある。（**3 4** 順不同）

5 ケアプラン

□□□　受給者は［**5**　　　　　　　　］（本人の需要に対応した介護サービス計画）に基づき支給限度基準額内でサービスを組み合わせて利用する。支給限度基準額を超えるサービスの利用は［**6**　　　　　　　］となる。

6 自己負担

■介護保険法で定める特定疾病
1．がん（医師が一般に認められている医学的知見に基づき回復の見込みがない状態に至ったと判断したもの）　2．関節リウマチ　3．筋萎縮性側索硬化症　4．後縦靱帯骨化症　5．骨折を伴う骨粗鬆症　6．初老期における認知症　7．進行性核上性麻痺、大脳皮質基底核変性症およびパーキンソン病　8．脊髄小脳変性症　9．脊柱管狭窄症　10．早老症　11．多系統萎縮症　12．糖尿病性神経障害、糖尿病性腎症および糖尿病性網膜症　13．脳血管疾患　14．閉塞性動脈硬化症　15．慢性閉塞性肺疾患　16．両側の膝関節又は股関節に著しい変形を伴う変形性関節症

□□□
介護保険制度

必修 108回 AM4

【1】 介護保険制度における保険者はどれか。
1. 市町村及び特別区　　2. 都道府県　　3. 保健所　　4. 国

□□□
介護保険の被保険者

必修 93回 AM4 改、106回 AM4

【2】 介護保険法で第1号被保険者と規定されているのはどれか。
1. 45歳以上　　2. 55歳以上　　3. 65歳以上　　4. 75歳以上

□□□
介護保険の被保険者

必修 101回 PM3 改、109回 AM4

【3】 介護保険の第2号被保険者は、□□歳以上65歳未満の医療保険加入者である。
□□に入る数字はどれか。
1. 30　　　　　2. 40　　　　　3. 50　　　　　4. 60

□□□
介護保険制度

必修 100回 PM4、102回 PM3 改

【4】 介護保険制度における居宅サービス費の原則的な利用者負担の割合はどれか。
1. な し　　　2. 1 割　　　3. 3 割　　　4. 5 割

□□□
介護保険の給付

必修 105回 AM4

【5】 介護保険の給付はどれか。
1. 年金給付　　2. 予防給付　　3. 求職者給付　　4. 教育訓練給付

□□□
予防給付

必修 111回 PM4

【6】 介護保険における被保険者の要支援状態に関する保険給付はどれか。
1. 医療給付　　2. 介護給付　　3. 年金給付　　4. 予防給付

□□□
介護支援専門員

必修 105回 PM9

【7】 介護支援専門員が行うのはどれか。
1. 通所介護の提供　　　　　　2. 福祉用具の貸与
3. 短期入所生活介護の提供　　4. 居宅サービス設定の立案

―{ 解答・解説 }―

【1】 1　介護保険制度における保険者は市町村および特別区である。

【2】 3　介護保険では65歳以上を第1号被保険者としている。

【3】 2　40歳以上65歳未満の医療保険加入者が介護保険の第2号被保険者である。

【4】 2　介護保険制度の利用者負担割合は原則として1割である。ただし、平成26年の介護保険法改正により、一定以上所得者の利用者負担は2割に見直され、さらに平成29年の改正で2割負担者のうち特に所得の高い層は3割負担とされた。

【5】 2　1：年金保険、3、4：雇用保険の給付である。

【6】 4　介護保険における予防給付の対象者は、要支援1および要支援2の者であり、自立支援を徹底するため、生活機能の維持向上の観点から、様々なサービスが用意されている。

【7】 4　介護支援専門員（ケアマネジャー）は、要支援・要介護者がサービスを受けられるよう、ケアプランの作成や、市町村やサービス事業者などとの連絡調整を行う。

Ⓑ 介護保険制度の基本②

解答

1 市町村

2 主治医

3 要支援　**4** 要介護
5 7　**6** 高い

■ 要介護・要支援の認定

□□□　介護保険からの給付を受けるには、給付を受けようとする被保険者またはその代行者が［**1**　　　　　］に要介護認定を申請する必要がある。

□□□　［**2**　　　　　］の意見書、心身の状況に関する調査結果、コンピュータによる1次判定・介護認定審査会による2次判定により、介護の必要性が認められれば、必要度に応じて［**3**　　　　　］1・2、［**4**　　　　　］1〜5の［**5**　　　　　］段階のいずれかに認定される。数字が大きいほど介護の必要度が［**6** 高い／低い］。

■ 地域支援事業

□□□　要支援・要介護状態となる前からの介護予防と、要支援・要介護状態になった場合においても可能な限り地域において自立した日常生活を営むことができるよう、地域における包括的・継続的なマネジメント機能を強化するために、2006（平成18）年、地域支援事業が創設された。

1 介護予防・日常生活支援総合事業

□□□　市町村が行う地域支援事業には、①［**1**　　　　　　　　　　　　　　］、②包括的支援事業、③任意事業がある。

□□□　包括的支援事業を担う地域包括支援センターの業務は下図のとおり（p.76参照）。

2 社会福祉士

3 主任ケアマネジャー

4 保健師

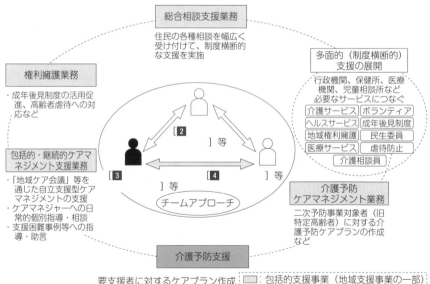

□□□
要介護認定

必修 99回 AM10 改、103回 PM3、110回 AM4 改

【8】 要介護認定の申請先はどれか。
　1．都道府県　　2．市町村　　3．診療所　　4．訪問看護ステーション

□□□
要介護区分の審査
判定

必修 104回 PM4

【9】 要介護状態の区分の審査判定業務を行うのはどれか。
　1．介護認定審査会　　2．介護保険審査会　　3．社会福祉協議会　　4．社会保障審議会

□□□
要介護認定

必修 112回 AM5

【10】 介護保険法における要支援および要介護認定の状態区分の数はどれか。
　1．4　　　　　　　　2．5　　　　　　　　3．6　　　　　　　　4．7

□□□
介護保険法

必修 107回 AM4

【11】 介護保険法に基づき設置されるのはどれか。
　1．老人福祉センター　　　　　　　2．精神保健福祉センター
　3．地域包括支援センター　　　　　4．都道府県福祉人材センター

□□□
介護保険法

必修 108回 AM11

【12】 平成18年（2006年）の介護保険法改正で、地域住民の保健医療の向上および福祉
　　　の増進を支援することを目的として市町村に設置されたのはどれか。
　1．保健所　　　　　　　　　　　2．市町村保健センター
　3．地域包括支援センター　　　　4．訪問看護ステーション

□□□
介護保険の地域支
援事業

必修 113回 AM4

【13】 介護保険法の地域支援事業で正しいのはどれか。
　1．保険給付である。
　2．都道府県の事業である。
　3．介護保険施設で実施される。
　4．配食サービスは生活支援サービスの1つである。

───(解答・解説)───

【8】 2　要介護認定の申請は市町村が窓口である。市町村におかれた介護認定審査会で判定が行われる。
【9】 1　介護認定審査会とは、要介護認定の審査判定を行う機関で、市町村に設置されている。
【10】 4　要介護認定は、要支援1・2、要介護1〜5の7区分である。
【11】 3　地域包括支援センターは介護保険法に基づく。1：老人福祉センターは老人福祉法に基づく。2：精神保健福祉センターは精神保健福祉法に基づく。4：都道府県福祉人材センターは社会福祉法に基づく。
【12】 3　地域包括支援センターは、市町村が設置できる。1：保健所、2：市町村保健センターは地域保健法に基づく。4：訪問看護ステーションは1992年に老人訪問看護制度としてスタートしてその後、高齢者以外にも対象が拡大された。
【13】 4　1：保険による給付ではない。2：市町村が主体となる。3：居宅でのサービスとして実施される。

Ⓐ 基本的人権の擁護

1 基本的人権

2 個人の尊厳

■ 個人の尊厳

□□□ 日本国憲法第11条は、「国民は、すべての [**1**　　　　　　　] の享有を妨げられない」とし、人権の固有性、不可侵性、普遍性を保障している。

□□□ [**2**　　　　　　　] にかかわる医療的な課題には、延命治療、病名告知、脳死と臓器移植、尊厳死、身体拘束、インフォームド・コンセントなどがある。

■ 患者の権利

1 健康
2 疾病

□□□ WHO は健康憲章（1948年）の前文において、[**1**　　　　] の定義を、「完全な肉体的、精神的および社会的福祉の状態であり、単に [**2**　　　　] または病弱の存在しないことではない」としている。

3 健康
4 生存

□□□ 日本国憲法第25条には「すべて国民は [**3**　　　　] で文化的な最低限度の生活を営む権利」（[**4**　　　　] 権）が規定されている。

5 患者

□□□ 患者の権利章典（1973年、米国病院協会）は、「医療の主体は [**5**　　　　] である」とし、患者の権利を明らかにしている。

6 患者の権利宣言

□□□ [**6**　　　　　　　] 案では、患者の権利を次のようにまとめている。

| ●個人の尊厳　　●平等な医療を受ける権利　　●最善の医療を受ける権利 |
| ●知る権利　　　●自己決定権　　　　　　　　●プライバシーの権利 |

■ 自己決定権と患者の意思

1 自己決定

2 拒否

□□□ 患者の [**1**　　　　] 権とは、患者が自身の病状や治療法、治療による利益・不利益を正しく理解したうえで、自身の自由な意思に基づき検査・治療その他の医療行為を選択したり [**2**　　　] したりできる権利のことである。

■ インフォームド・コンセント

1 説明
2 同意

□□□ インフォームド・コンセントとは「医療者の十分な [**1**　　　] と、患者本人の理解のうえでの [**2**　　　]」のことであり、患者の自己決定の前提となる。

3 アドボカシー

□□□ 看護師は医師の説明の場に同席し、患者の正しい理解を助け、患者の代弁者となり [**3**　　　　] （権利擁護）に努め、患者の自己決定を援助する。

■ ノーマライゼーション

1 ノーマライゼーション

2 障害者基本

□□□ [**1**　　　　　　　] とは、デンマークのミケルセンが提唱した社会理念で、障害者や高齢者などの社会的弱者が健常者と一緒に地域で生活し活動することが、社会の本来のあるべき姿であるという考え方である。この理念に基づき1993年に心身障害者対策基本法が [**2**　　　　　] 法に改正された。

■ 情報管理（個人情報の保護）

1 個人情報保護
2 生存

□□□ [**1**　　　　　　　] 法は、事業者および行政機関等に対する個人情報保護の義務を規定した法律で、[**2**　　　] する特定の個人を識別可能なものを「個人情報」としている。

3 遺族

□□□ 「診療情報の提供等に関する指針」（厚生労働省）では、患者自らが診療記録の開示を求めた場合、原則として応じなければならない、患者が死亡した際には [**3**　　　] に対し診療情報を提供しなければならない、としている。

【2】【3】【4】の3問はそれぞれ
つながりを考えながら解いてみてね。

I

□□□

患者の意思

必修 105回 PM4

【1】 終末期に自分がどのような医療を受けたいかをあらかじめ文書で示しておくのは
どれか。
1．アドヒアランス　　　　　　　2．リビングウィル
3．セカンドオピニオン　　　　　4．インフォームド・コンセント

□□□

患者の選択権

必修 111回 AM5

【2】 患者の選択権の行使を最も促進するのはどれか。
1．父権主義　　　　　　　　　　2．医師の裁量権
3．コンプライアンス　　　　　　4．インフォームド・コンセント

□□□

インフォームド・
コンセント

必修 100回 AM3

【3】 インフォームドコンセントの説明で正しいのはどれか。
1．病歴を個室で聴取すること　　　2．処置の優先順位を判断すること
3．説明をしたうえで同意を得ること　4．障害者と健常者を区別しないこと

□□□

ヘルシンキ宣言

必修 102回 AM4

【4】 ヘルシンキ宣言で提唱されたのはどれか。
1．リビングウィル　　　　　　　2．ヘルスプロモーション
3．ノーマライゼーション　　　　4．インフォームド・コンセント

□□□

社会的弱者の基本
的権利

必修 98回 AM3

【5】 「障害の程度や特質にかかわらず、同年齢の市民と同等の基本的権利を有するこ
と」を示すものであり「障害者や高齢者を特別視せず、可能な限り通常の市民生
活を送ることができるようにする」という考え方はどれか。
1．アドボカシー　　　　　　　　2．パターナリズム
3．ヘルスプロモーション　　　　4．ノーマライゼーション

□□□

すべての人が差別
なく生活できる社
会

必修 103回 AM5

【6】 全ての人が差別されることなく同じように生活できるという考え方を示している
のはどれか。
1．ヘルスプロモーション　　　　2．ノーマライゼーション
3．プライマリヘルスケア　　　　4．エンパワメント

─◖ 解答・解説 ◗─

【1】 2　リビングウィルは生前の意思表示書である。1：アドヒアランスは主体的に治療方針を順守することである。3：セカンドオピ
ニオンは、担当医とは別の医師に治療方針などについて第二の意見を求めることである。

【2】 4　選択権の行使を最も促進するのは、医療者による十分な説明と、それに基づく患者本人の理解と同意、つまりインフォームド・
コンセントである。

【3】 3　選択肢はそれぞれ、1：アナムネーゼ、2：トリアージ、4：ノーマライゼーションに関する説明である。

【4】 4　ヘルシンキ宣言は、世界医師会が採択した医学研究者が守るべき倫理規範で、インフォームド・コンセントが謳われている。

【5】 4　2：「父権主義」などと訳される。強い立場の者が弱い立場の者に対し、弱者を守るためと干渉・介入すること。弱者の自己決定
が失われる。3：1986年のオタワ憲章で採択された。人々が自らの健康をコントロールし改善できるようにするプロセスをいう。

【6】 2　用語の意味を問う問題は頻出である。内容を確実に整理して覚えておきたい。4：自分たちの健康によりよい影響を及ぼす意
思決定や行動を自ら起こし、一人ひとりが自覚して発揮できる力をもつことをいう。

Ⓑ 倫理原則

1 自己決定

2 利益

3 公正

■ **自律尊重**　■ **善行**　■ **公正、正義**　■ **誠実、忠誠**　■ **無危害**

□□□　自律尊重の原則とは、患者の自由意思による［**1**　　　　　］を尊重することである。

□□□　善行の原則とは、患者にとって最善の［**2**　　　　］をもたらす医療を提供することである。

□□□　［**3**　　　　］、正義の原則とは、患者や社会に対して平等・公平であるということである。利益を公平に配分するのが基本である。

□□□　誠実、忠誠の原則とは、うそを言わず、誠実であり続けることである。

□□□　無危害の原則とは、患者に危害を加えることなく、リスクを回避することである。

Ⓒ 看護師等の役割

■ **説明責任〈アカウンタビリティ〉**

□□□　医療現場においては、実施する看護の根拠・目的・方法について、患者や家族にわかるように説明する責任がある。

■ **倫理的配慮**

1 職業倫理
2 看護倫理

□□□　特定の職業に従事する場合に共通に要求される道徳的規範のことを［**1**　　　　］といい、これを看護師に当てはめたものを［**2**　　　　］という。

3 行動指針
4 責任

□□□　日本看護協会は、『看護職の倫理綱領』を、「あらゆる場で実践を行う看護者を対象とした［**3**　　　　］であり、自己の実践を振り返る際の基盤を提供するもの」「看護の実践について専門職として引き受ける［**4**　　　］の範囲を、社会に対して明示するもの」として位置づけ、専門職としての看護師のあり方や行動の指針（看護倫理）を示している。

5 増進　**6** 予防
7 回復　**8** 緩和

□□□　国際看護師協会（ICN）は、『看護師の倫理綱領』（1973年発表、2012年改訂）において、看護師の4つの基本的責任を「健康を［**5**　　　］し、疾病を［**6**　　　］し、健康を［**7**　　　］し、苦痛を［**8**　　　］すること」としている。

■ **権利擁護〈アドボカシー〉**

□□□　アドボカシーとは、自らの意見などを主張できない者に対し、権利を擁護し代弁することである。

1 アドボケーター

□□□　看護師等は、［**1**　　　　　］（権利擁護者・代弁者）としての責任がある。

【2】【3】【4】はまとめて解こう。

□□□
倫理原則

必修 102回 PM4

【1】 倫理原則の「善行」はどれか。
 1．患者に身体的損傷を与えない。
 2．患者に利益をもたらす医療を提供する。
 3．すべての人々に平等に医療を提供する。
 4．患者が自己決定し選択した内容を尊重する。

□□□
倫理原則

必修 107回 PM5

【2】 倫理原則の「正義」はどれか。
 1．約束を守る。　　　　　　　　2．害を回避する。
 3．自己決定を尊重する。　　　　4．公平な資源の配分を行う。

□□□
看護師の倫理綱領

必修 106回 PM5

【1】 国際看護師協会〈ICN〉による看護師の倫理綱領における看護師の基本的責任はどれか。
 1．疾病の回復　　　2．医師の補助　　　3．苦痛の緩和　　　4．薬剤の投与

□□□
患者の権利の支援

必修 99回 AM5

【2】 患者の権利主張を支援・代弁していくのはどれか。
 1．アドボカシー　　　　　　　　2．リビングウィル
 3．パターナリズム　　　　　　　4．コンプライアンス

□□□
患者の権利の支援

必修 101回 AM5

【3】 看護師に求められるアドボケーターの役割はどれか。
 1．指示者　　　　　2．責任者　　　　　3．代弁者　　　　　4．調整者

□□□
アドボカシー

必修 108回 PM4

【4】 看護師が行う患者のアドボカシーで最も適切なのはどれか。
 1．多職種と情報を共有する。　　　2．患者の意見を代弁する。
 3．患者に害を与えない。　　　　　4．医師に指示を聞く。

― 解答・解説 ―

【1】　　　2　1：無危害の原則、2：善行の原則、3：公正、正義の原則、4：自律尊重の原則に該当する。
【2】　　　4　公平な資源の配分は正義の原則である。1：約束を守るは誠実、忠誠の原則、2：害を回避するは無危害の原則、3：自己決定を尊重するは自律尊重の原則である。倫理原則にはほかに、善行の原則がある。※厚生労働省発表では、「正解した受験者については採点対象に含め、不正解の受験者については採点対象から除外（理由：問題として適切であるが、必修問題としては妥当でないため）」

【1】　　　3　『看護師の倫理綱領』においては、看護師の4つの基本的責任を、健康の増進、疾病の予防、健康の回復、苦痛の緩和としている。
【2】1【3】3　アドボカシーは「弁護」「支持」の意味をもつ。アドボケーターとはアドボカシーを遂行する者、つまり代弁者である。
【4】　　　2　アドボカシーとは、自らの権利を主張できない者に代わり、権利を擁護し代弁することである。

Ⓐ 保健師助産師看護師法①

解答

1 保健師　2 保健師

3 助産師　4 助産

5 看護師
6 療養上の世話
7 診療の補助
8 准看護師
9 都道府県知事
10 看護師

■ 保健師・助産師・看護師の定義

□□□ [1　　　　　] とは、厚生労働大臣の免許を受けて、[2　　　　　] の名称を用いて、保健指導に従事することを業とする者をいう。（第2条）

□□□ [3　　　　　] とは、厚生労働大臣の免許を受けて、[4　　　　] または妊婦、褥婦もしくは新生児の保健指導を行うことを業とする女子をいう。（第3条）

□□□ [5　　　　　] とは、厚生労働大臣の免許を受けて、傷病者もしくは褥婦に対する [6　　　　　] または [7　　　　　] を行うことを業とする者をいう。（第5条）

□□□ [8　　　　　] とは、[9　　　　　] の免許を受けて、医師、歯科医師または [10　　　　] の指示を受けて、前条に規定することを行うことを業とする者をいう。（第6条）

□□□ 業務の独占、名称の独占については下表のとおりである。

職　種	業務独占	名称独占
保健師	×	○（第42条の3）
助産師	○（第30条）	○（第42条の3）
看護師	○（第31条）	○（第42条の3）
准看護師	○（第32条）	○（第42条の3）

11 申請

□□□ 各々の免許は、国家試験もしくは准看護師試験に合格した者の [11　　　] により、籍を登録することによって与えられる。（第12条）

12 看護師

□□□ 2007（平成19）年4月から、保健師・助産師の免許は、各々の国家試験に合格するとともに、[12　　　] 国家試験に合格することが条件となった。（第7条）

□□□ **相対的欠格事由**：以下のいずれかに該当する者には、免許を与えないことがある。（第9条）

13 罰金

14 心身の障害

15 麻薬

> 1．[13　　　] 以上の刑に処せられた者
> 2．前号に該当する者を除くほか、保健師、助産師、看護師、准看護師の業務に関し犯罪または不正行為のあった者
> 3．[14　　　] により保健師、助産師、看護師、准看護師の業務を適正に行うことができない者として厚生労働省令で定める者
> 4．[15　　　]、大麻、あへんの中毒者

■ 保健師・助産師・看護師の業務

1 保健師助産師看護師

□□□ 保健師、助産師、看護師の業務は、1948（昭和23）年に制定された [1　　　　　] 法に規定されている。

2 異常

□□□ 助産師は、臨時応急の手当てを除き、[2　　　] があると認めた妊産褥婦、胎児または新生児の処置をしてはならない。（第38条）

3 静脈内注射

□□□ 厚生労働省の通知（2002（平成14）年9月）により [3　　　　　] が診療の補助行為の範疇として取り扱われることになり、業務上可能な行為となった。

4 診療機械

5 医薬品

□□□ 保健師、助産師、看護師、准看護師は、主治の医師または歯科医師の指示のあった場合を除き、[4　　　] の使用、[5　　　] の授与および指示、医師または歯科医師が行うのでなければ衛生上危害を生じるおそれのある行為をしてはならない。（第37条）

6 臨時応急

□□□ ただし、[6　　　] の手当て、助産師の助産に当然付随する業務（へその緒を切るなど）は除く。（第37条）

□□□
欠格事由

【1】 保健師助産師看護師法に基づく看護師免許の付与における欠格事由はどれか。
1．20歳未満の者　　　　　　　　　　2．素行が著しく不良である者
3．伝染性の疾病にかかっている者　　　4．麻薬、大麻またはあへんの中毒者

□□□
看護師の免許取消
し

【2】 看護師の免許の取消しを規定するのはどれか。
1．刑　法　　　　　　　　　　　　　2．医療法
3．保健師助産師看護師法　　　　　　　4．看護師等の人材確保の促進に関する法律

□□□
看護師免許の付与

【3】 看護師免許を付与するのはどれか。
1．保健所長　　2．厚生労働大臣　　3．都道府県知事　　4．文部科学大臣

□□□
看護師の業務

【4】 看護師の判断で決定できるのはどれか。
1．点滴静脈内注射の輸液量　　　　　　2．糖尿病食のエネルギー量
3．体位変換の回数と時間帯　　　　　　4．酸素投与量

□□□
看護師の業務

【5】 医師の指示がある場合でも看護師に禁止されている業務はどれか。
1．静脈内注射　　　　　　　2．診断書の交付
3．末梢静脈路の確保　　　　4．人工呼吸器の設定の変更

□□□
看護師の業務

【6】 看護師が業務上行うことができないのはどれか。
1．静脈内注射の実施　　2．心マッサージの実施　　3．創部の消毒　　4．薬剤の処方

□□□
看護師の業務

【7】 医師の指示を受けて看護師が行うことのできる業務はどれか。
1．薬剤の処方　　2．死亡の判定　　3．静脈内注射　　4．診断書の交付

─〔 解答・解説 〕─────────────

【1】　4　保健師助産師看護師法第9条で、「罰金以上の刑に処せられた者」「業務に犯罪または不正行為のあった者」「心身の障害により業務を適正に行うことができない者として厚生労働省令で定める者」「麻薬、大麻、あへんの中毒者」には免許を与えないことがあるとされている。
【2】　3　保健師助産師看護師法の第14条に規定されている。
【3】　2　看護師は厚生労働大臣の免許を受けて療養上の世話または診療の補助を行う。
【4】　3　体位変換の回数や時間帯などは看護師の判断で決定できる。1：点滴静脈内注射の実施は可能だが、指示を出すのは医師である。2：医療施設で提供される食事は医師の指示に基づく。4：酸素療法も同様に、医師の指示を受けて投与量を設定する。
【5】2【6】4【7】3　医師でなければ処方箋や診断書の交付はできない（医師法第17条）。また保健師助産師看護師法第37条で、医薬品の授与および指示が禁止されている。

I

健康および看護における社会的・倫理的側面について基本的な知識を問う

Ⓐ　保健師助産師看護師法②

|解 答|

7 特定行為

■ 保健師・助産師・看護師の業務（つづき）･････････････････････････････

□□□　[**7**　　　　　　　] を手順書により行う看護師は、指定研修機関において特定行為研修を受けなければならない（第37条の2）。

■ 保健師・助産師・看護師の義務（守秘義務、業務従事者届出の義務、臨床研修等を受ける努力義務）･･････････････････ ▶ 国試によく出る

1 秘密

□□□　保健師、看護師または准看護師は、正当な理由なく、業務上知り得た人の [**1**　　　　　] を漏らしてはならない。保健師、看護師または准看護師でなくなった後においても同様とする。（第42条の2）

2 助産師
3 刑

□□□　[**2**　　　　　] の守秘義務については、保健師助産師看護師法には明記されておらず、[**3**　　　] 法第134条（秘密漏示）に規定されている。

4 2
5 就業地

□□□　業務に従事する保健師、助産師、看護師、准看護師は、[**4**　　　] 年ごとに、[**5**　　　　　] の都道府県知事に、12月末現在における氏名や住所、その他厚生労働省令で定める事項を届け出なければならない。（第33条）

■ 養成制度･･･

1 3

□□□　看護師国家試験受験資格を得るための看護基礎教育制度は以下のとおりであり、近年では大学生の受験者が全体の約 [**1**　　　] 割を占め、増加傾向にある。

2 3

3年課程	高　校		看護大学 看護短大 看護師養成所・	
2年課程	准看護師養成所	◀‑‑‑業務経験 [**2**　　　] 年‑‑‑▶	看護師養成所＊	
	高校衛生看護科＊		看護短大 看護高校専攻科 看護師養成所＊	※通信制の入学資格：10年以上の業務経験を有する准看護師
	定時制高校		看護短大 看護高校専攻科 看護師養成所＊	＊は定時制課程あり
	准看護師養成所	（連携教育）		
5年一貫	高　校		看護高校専攻科	

年齢（歳）15　　16　　17　　18　　19　　20　　21　　22

看護師の守秘義務は
過去に何度も問われてきたよ！
必修問題だけじゃなくて、
状況設定問題でも
登場することがあるよ。

■看護師が行う特定行為
　看護師が行う特定行為は、診療の補助であり、看護師が手順書により行う場合には、実践的な理解力、思考力及び判断力並びに高度かつ専門的な知識及び技能が特に必要とされる38行為。主なものは以下のとおり。
● 経口用気管チューブ又は経鼻用気管チューブの位置の調整
● 人工呼吸管理がなされている者に対する鎮静薬の投与量の調整
● 人工呼吸器からの離脱
● 気管カニューレの交換
● 一時的ペースメーカの操作及び管理
● 経皮的心肺補助装置の操作及び管理
● 胸腔ドレーンの抜去
● 抗精神病薬の臨時の投与
● 中心静脈カテーテルの抜去
● 脱水症状に対する輸液による補正
● インスリンの投与量の調整
● 持続点滴中の降圧剤の投与量の調整　など

□□□
看護師の義務

必修 95回 AM4 改、98回 PM3 改、101回 PM4 改、103回 PM8 改、109回 PM5

【8】　保健師助産師看護師法で規定されている看護師の義務はどれか。
1．研究をする。
2．看護記録を保存する。
3．看護師自身の健康の保持増進を図る。
4．業務上知り得た人の秘密を漏らさない。

□□□
看護師の義務

必修 100回 PM5

【9】　保健師助産師看護師法で規定されている看護師の義務はどれか。
1．応招義務　　　　　　　　　2．守秘義務
3．処方箋交付の義務　　　　　4．セカンドオピニオン提供の義務

□□□
業務従事者届

必修 100回 AM4 改、106回 AM5、108回 AM6 改

【10】　看護師の業務従事者届の届出の間隔として規定されているのはどれか。
1．1年　　　　　　　　　　　2．2年
3．5年　　　　　　　　　　　4．10年

□□□
看護師の行動

必修 99回 PM4

【11】　看護師の行動で適切なのはどれか。
1．看護計画を立案するために診療録を自宅へ持ち帰った。
2．看護記録に誤りを見つけたので修正液を使って修正した。
3．患者の友人から病状を聞かれたので答えられないと説明した。
4．患者の氏名が記載された看護サマリーを院外の研修で配布した。

□□□
**新人看護師の臨床
研修実施の努力義
務**

必修 102回 AM5

【12】　新たに業務に従事する看護師に対する臨床研修実施の努力義務が規定されている
のはどれか。
1．医療法
2．学校教育法
3．看護師等の人材確保の促進に関する法律
4．保健師助産師看護師学校養成所指定規則

I

───《 解答・解説 》───

【8】　4　秘密の保持（守秘義務）は、第42条の2に規定されている。2：医療法第21条に「病院は、（診療に関する諸）記録を備えて置
　　　　かなければならない」とある。1、3：いずれも保健師助産師看護師法に規定はない。
【9】　2　1：応招（応召）は、第39条に助産師の義務として規定されている。
【10】　2　保健師助産師看護師法第33条には、「業務に従事する保健師、助産師、看護師又は准看護師は、厚生労働省令で定める2年ごと
　　　　の年の12月31日現在における氏名、住所その他厚生労働省令で定める事項を当該年の翌年1月15日までに、その就業地の都道
　　　　府県知事に届け出なければならない」とある。
【11】　3　患者の友人であっても秘密は厳守すべきである。守秘義務は看護師の責務である。1、4：患者の個人情報を院外へ持ち出し
　　　　てはいけない。2：看護記録の修正時は、誤りに二重線を引きその上の余白に書き直す。修正液を用いてはならない。
【12】　3　卒後臨床研修実施の努力義務は平成21年に保健師助産師看護師法に追加され、あわせて看護師等の人材確保の促進に関する法
　　　　律にも明記された。平成22年4月より、新人看護職員研修は努力義務となっている。

Ｂ　看護師等の人材確保の促進に関する法律

■ 目的、基本方針

□□□　わが国の高齢化や保健医療環境の変化に伴う急速な看護職員不足を受け、1992（平成4）年、[**1**　　　　　　　　　　]（看護職員確保法）が施行された。

□□□　看護師の就業者総数（令和2年）は約[**2**　　　　　]人で、69.0%が[**3**　　　　]、13.2%が[**4**　　　　]で就業している。

□□□　保健師の就業者総数（令和2年）は約[**5**　　　　　　]人で、54.8%が[**6**　　　　]、15.3%が[**7**　　　　]で就業している。

□□□　助産師の就業者総数（令和2年）は約[**8**　　　　　　]人で、61.5%が[**9**　　　　]、22.6%が[**10**　　　　]で就業している。

□□□　准看護師の就業者総数（令和2年）は約[**11**　　　　　　]人で、前回（平成30年）から1万9890人（6.5%）[**12** 増加／減少]している。

■ ナースセンター

□□□　看護職員確保法（第14条）により、都道府県知事は[**1**　　　　　]ごとに一個に限り、保健医療の向上に資することを目的とする一般社団法人または一般財団法人を[**2**　　　　　　　　　]として指定できる。

□□□　都道府県ナースセンターの業務は以下のとおりである。

> ● 看護師等の[**3**　　　　　]調査
> ● 訪問看護等の[**4**　　　　]
> ● 看護師等への看護についての知識および技能に関する[**5**　　　　]
> ● 病院等への看護師等の確保に関する情報提供
> ● [**6**　　　　　　　]事業
> ● 看護に関する啓発活動
> ● その他看護師等の確保を図るために必要な業務

□□□　看護職員確保法（第20条）により、厚生労働大臣は、全国を通じて一個に限り、[**7**　　　　　　　　]を指定することができる。

□□□　中央ナースセンターの業務は以下のとおりである。

> ● 都道府県ナースセンターの業務に関する啓発活動
> ● 都道府県ナースセンターの業務についての連絡調整、指導その他の援助
> ● 都道府県ナースセンターの業務に関する情報や資料の収集とそれらの情報提供
> ● 2以上の都道府県の区域における看護に関する啓発活動
> ● その他必要な業務

□□□
看護師等の人材確保の促進に関する法律

必修 103回追 AM5

【1】 看護師等の人材確保の促進に関する法律に記載されている事項はどれか。
1．資質の向上
2．免許証の交付
3．労働時間の設定
4．育児休業の期間

□□□
看護職員の就業者数

必修 99回 PM5 改

【2】 我が国の令和2年における看護職員の就業者数はどれか。
1．約56万人
2．約86万人
3．約106万人
4．約166万人

□□□
看護師の就業場所

必修 112回 AM9

【3】 令和2年（2020年）の衛生行政報告例における看護師の就業場所で、医療機関（病院、診療所）の次に多いのはどれか。
1．事業所
2．市町村
3．保健所
4．訪問看護ステーション

□□□
看護師の復職支援制度

一般 111回 AM74

【4】 看護師等の人材確保の促進に関する法律に規定されている、離職した看護師の復職の支援に関連する制度はどれか。
1．看護師等免許保持者の届出
2．特定行為に係る研修
3．教育訓練給付金
4．業務従事者届

□□□
都道府県ナースセンター

必修 110回 PM5

【5】 看護師等の人材確保の促進に関する法律に規定されている都道府県ナースセンターの業務はどれか。
1．訪問看護業務
2．看護師免許証の交付
3．訪問入浴サービスの提供
4．看護師等への無料の職業紹介

□□□
都道府県ナースセンター

一般 96回 AM63

【6】 都道府県ナースセンターの事業はどれか。
1．無料での職業紹介
2．病院等への財政上の助成
3．看護師等確保推進者の設置
4．看護師等就業協力員の委嘱

━━（ 解答・解説 ）━━

【1】1　2：「看護師免許証の交付」は保健師助産師看護師法第12条、3：「労働時間の設定」は労働基準法第32条、4：「育児休業の期間」は育児・介護休業法第9条に、それぞれ定められている。
【2】4　「看護職員」とは、看護師、准看護師、助産師、保健師のすべてを含む。令和2年の就業者数の合計は、およそ166万である。
【3】4　令和2年の調査では、看護師の就業場所で医療機関（病院、診療所）の次に多いのは、選択肢の中では訪問看護ステーションであった。
【4】1　看護職は、離職時などに必要事項を都道府県ナースセンターへ届け出ることが努力義務化されている。
【5】4　都道府県ナースセンターでは、無料の職業紹介をしている。
【6】1　2：国の責務である。3：病院等の開設者の責務である。4：地方公共団体の責務である。

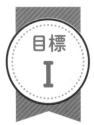

確認テスト

必修 99回 PM1

I-【4】

日本人の体格指数（BMI）で「普通（正常）」はどれか。

1. 17
2. 22
3. 27
4. 32

必修 109回 PM9 改

I-【1】

令和4年（2022年）の日本の人口推計で10年前より増加しているのはどれか。

1. 総人口
2. 年少人口
3. 老年人口
4. 生産年齢人口

必修 105回 PM3 改

I-【5】

地球温暖化をもたらす温室効果ガスはどれか。

1. 酸　素
2. 水　素
3. 窒　素
4. 二酸化炭素

必修 104回 AM15

I-【2】

生活習慣病の一次予防はどれか。

1. 早期治療
2. 検診の受診
3. 適切な食生活
4. 社会復帰を目指したリハビリテーション

必修 106回 PM3

I-【6】

光化学オキシダントの原因物質はどれか。

1. ヒ　素
2. フロン
3. 窒素酸化物
4. ホルムアルデヒド

必修 113回 PM9

I-【3】

人口統計資料集2020年版における生涯未婚率（50歳時の未婚割合）で、平成22年（2010年）から令和2年（2020年）の推移で適切なのはどれか。

1. 変化はない。
2. 下降し続けている。
3. 上昇し続けている。
4. 上昇と下降を繰り返している。

必修 103回追 AM4

I-【7】

シックハウス症候群 sick house syndrome で正しいのはどれか。

1. 主な症状は胸痛である。
2. 対策を定めた法律はない。
3. 揮発性有機化合物が原因である。
4. 住宅の気密性の低下が要因である。

Ⅰ-【8】

日本における令和3年の人口ピラミッドはどれか。

1.
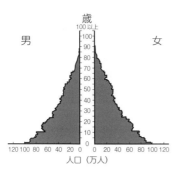

2.
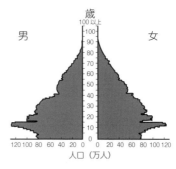

3.
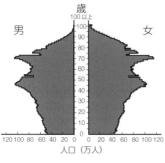

4.
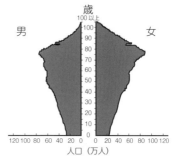

Ⅰ-【9】

大気汚染物質はどれか。

1. フロン
2. カドミウム
3. メチル水銀
4. 微小粒子状物質（PM2.5）

Ⅰ-【11】

アスベストが原因となる職業性疾病はどれか。

1. 皮膚炎
2. 腰痛症
3. 中皮腫
4. 胃潰瘍

Ⅰ-【10】

運動習慣が身体機能に与える影響で正しいのはどれか。

1. 筋肉量の減少
2. 体脂肪率の増加
3. 最大換気量の減少
4. 基礎代謝量の増加

Ⅰ-【12】

振動が原因となる職業性疾病はどれか。

1. 中皮腫 mesothelioma
2. 熱中症 heat illness
3. 高山病 altitude sickness
4. 白ろう病 white finger disease

Ⅰ－【13】

VDT作業による健康障害はどれか。

1．難　聴 deafness
2．じん肺 pneumoconiosis
3．熱中症 heat illness
4．振動障害 vibration disease
5．視力障害 visual impairment

Ⅰ－【17】

患者の自己決定を擁護する看護師の行動で誤っているのはどれか。

1．患者が理解できない説明は省略する。
2．患者の希望を尊重する。
3．患者に説明し同意を得る。
4．患者が質問する機会を作る。

Ⅰ－【14】

日本の令和元年（2019年）における業務上疾病で発生件数が最も多いのはどれか。

1．振動障害 vibration disease
2．騒音による耳の疾患
3．負傷に起因する疾病
4．じん肺症 pneumoconiosis 及びじん肺合併症 complications of pneumoconiosis

Ⅰ－【18】

患者の権利について適切なのはどれか。

1．患者は入院中に無断で外泊できる。
2．患者は治療後に治療費の金額を決定できる。
3．患者はセカンドオピニオンを受けることができる。
4．患者は自分と同じ疾患の患者の連絡先を入手できる。

Ⅰ－【15】

医療従事者による十分な説明に基づく患者の同意を示すのはどれか。

1．エンパワメント
2．コンプライアンス
3．リスクマネジメント
4．インフォームド・コンセント

Ⅰ－【19】

平成13年（2001年）の「身体拘束ゼロの手引き」において身体拘束の禁止対象となる行為はどれか。

1．L字バーを設置する。
2．離床センサーを設置する。
3．点滴ルートを服の下に通して視野に入らないようにする。
4．ベッドを柵（サイドレール）で囲んで降りられないようにする。

Ⅰ－【16】

臨床研究を行うときに、研究対象者の立場を擁護するために審査を行う組織はどれか。

1．教育委員会
2．倫理委員会
3．医療事故調査委員会
4．院内感染対策委員会

Ⅰ－【20】

看護師は正当な理由がなく、その業務上知り得た人の秘密を漏らしてはならないと規定している法律はどれか。

1．刑　法
2．医療法
3．保健師助産師看護師法
4．看護師等の人材確保の促進に関する法律

I-【1】
解答：3

老年人口は増加傾向にある。他はすべて減少傾向にある。

I-【2】
解答：3

健康の保持・増進を図り、病気予防を行うことを一次予防という。適切な食生活は一次予防である。1、2：二次予防、4：三次予防である。

I-【3】
解答：3

平成22年（2010年）から令和2年（2020年）にかけて50歳時の未婚割合は男女とも上昇し続けている。

I-【4】
解答：2

BMIは体重(kg)÷(身長 [m])^{2}で求められる。日本肥満学会の基準では、BMI18.5以上25未満が普通体重に当たる。

I-【5】
解答：4

温室効果ガスには、二酸化炭素、メタン、一酸化二窒素、フロンガスがある。温室効果ガスのなかで、二酸化炭素は地球温暖化への影響が最も大きい。

I-【6】
解答：3

光化学オキシダントとは、大気中に排出された窒素酸化物と炭化水素とが紫外線を受けて光化学反応を起こすことにより生成される酸化性物質で、二酸化窒素を除くものをいう。光化学スモッグの原因となる。

I-【7】
解答：3

建築資材・塗料などに含まれている揮発性有機化合物が原因物質となり、シックハウス症候群が引き起こされる。代表的な揮発性有機化合物のなかには、ホルムアルデヒドやトルエン、エチルベンジンなどがある。2：建築基準法で対策が定められている。4：気密性が高まり、原因物質の濃度が高まることが要因となり得る。

I-【8】
解答：3

日本の人口ピラミッドは、第一次・第二次ベビーブームを反映した、2つの膨らみをもったつぼ型をしている。

I-【9】
解答：4

PM2.5は大気中に浮遊する直径2.5μm以下の微小な粒子。フロンはオゾン層を破壊する。カドミウムは鉱物や土壌中に存在する重金属で、イタイイタイ病の原因となった。メチル水銀は有機水銀化合物の一つで、水俣病の原因となった。

I-【10】
解答：4

運動によって、1：筋肉量は増加する、2：体脂肪率は減少する、3：最大換気量は増加する。

I-【11】
解答：3

アスベスト（石綿）が原因で起こるのは、悪性中皮腫である。アスベストを取り扱った労働者のみならず、労働者の家族や工場周辺の住民にも発生している。

I-【12】
解答：4

白ろう病は強い振動を伴う工具を長期間用いる職種の人に発症する、血管性運動神経障害である。血行障害のため手指の白色化がみられる。1：中皮腫はアスベストが原因となる。

I-【13】
解答：5

VDT作業とは、パソコンなどの端末画面を見ながら作業することをいい、眼精疲労やドライアイ、肩凝りなどが生じる。

I-【14】
解答：3

業務上疾病では「負傷に起因する疾病」が最も多く、なかでも災害性腰痛が最も多く61.8%を占める。なお、令和2年では負傷に起因する疾病43.4%（うち災害性腰痛37.1%）、次いで病原体による疾病41.8%となっている。新型コロナウイルスの罹患によるもの（40.2%）を含むため、病原体による疾病が大幅に増えている。

I-【15】
解答：4

1：社会的に不利にある人々が、自身の健康により良い影響を及ぼす意思決定や行動を自覚し、また自らが発揮できるような力をもつこと。2：患者が医療従事者の示す指示や指導を守ること。3：日本看護協会の定義では「看護の質を保証し、医療の質保証に貢献するという看護の目標や理念を達成するため、事故防止活動などを通して、患者・家族、来院者および職員の障害や病院の信頼が損なわれるといった、組織にとっての様々な損失を最小限に抑え、そういった人々の安全と安楽を確保すること」とされている。

I-【16】
解答：2

倫理委員会は、大学などの研究機関が設置する組織で、臨床研究の対象者の立場を擁護するための審査を行う。

I-【17】
解答：1

患者が理解できるように、理解できない内容を具体的に説明することが、患者の自己決定の擁護につながる。

I-【18】
解答：3

無断での外泊はできない。治療費は診療報酬に基づく。

I-【19】
解答：4

「身体拘束ゼロの手引き」では、身体拘束禁止の対象となる具体的な行為のひとつに、「自分で降りられないように、ベッドを柵（サイドレール）で囲む」があげられている。

I-【20】
解答：3

看護師の守秘義務を定めているのは保健師助産師看護師法である（第42条の2）。

II

看護の対象および
看護活動の場と
看護の機能について
基本的な知識を問う

Contents

A 人間と欲求

■ **基本的欲求** ■ **社会的欲求** ……………………… ➡️ **国試によく出る**

●**基本的欲求と社会的欲求**

1 基本
2 社会

□□□ 人間の欲求（ニード）には、大別して［**1**　　　］的欲求（生理的欲求）と、そこから派生して生じる［**2**　　　］的欲求がある。

※なお、ここでいう「基本的欲求」「生理的欲求」という用語は、下記の「マズローの基本的欲求階層論」に登場する用語とは区別して表記している。

3 基本または生理
4 生命

□□□ ［**3**　　　］的欲求とは、人間の［**4**　　　］の維持・存続、成長・成熟のために必須の欲求のことである。

5 優先

□□□ 基本的欲求とは、たとえば「食べたい」「眠りたい」といった自然の欲求であり、栄養や睡眠のほかに、休息や排泄などが含まれる。基本的欲求はその他の人間の欲求より［**5**　　　］されるものであるとされる。

6 社会

□□□ ［**6**　　　］的欲求とは、社会生活の過程でしだいに形成される欲求であり、「愛されたい」「仲間に入りたい」「もっと出世したい」など、人と人とのかかわりのなかで生じる欲求のことである。

●**マズローの基本的欲求階層論**

7 5

□□□ マズロー（A. H. Maslow）は、人間の欲求を［**7**　　　］つに分類し、それらをヒエラルキー（階層）として示した（マズローの基本的欲求階層：下図）。

8 自己実現

9 自尊または承認

10 愛と所属

11 安全

12 生理的

高次の欲求

第5段階 ［**8**　　　］の欲求 — なりたいと思う自分になることへの欲求

第4段階 ［**9**　　　］の欲求 — 自己主張、名声を得たい

第3段階 ［**10**　　　］の欲求 — 愛されたい、集団に属して安定を得たい

第2段階 ［**11**　　　］の欲求 — 危険を回避したい、安全な場を確保したい

低次の欲求（より生存に必要）

第1段階 ［**12**　　　］欲求 — 食べたい、眠りたい、排泄したい

13 生存
14 安全

□□□ マズローの基本的欲求階層論は、より［**13**　　　］に不可欠な生理的欲求が最も優先性をもち、［**14**　　　］の欲求は次に満たされるものであるという考え方であり、各階層における欲求が満たされたとき、人は次の階層（より上位の階層）の欲求に向かおうとする、としている。

15 個別性

□□□ 看護においても、これらの人間の欲求を理解したうえで、［**15**　　　］を尊重しながら、それぞれの患者の欲求の情報を把握し、援助につなげていくことが大切である。

□□□
患者の欲求

必修 93回 AM6

【1】 最優先で対応する患者の欲求はどれか。
1．帰属への欲求　　2．自己実現の欲求　　3．生理的な欲求　　4．承認の欲求

□□□
安全の欲求

必修 96回 AM6

【2】 安全の欲求を充足するための行動はどれか。
1．名誉の獲得　　2．危険の回避　　3．社会への貢献　　4．生きがいの追求

□□□
社会的欲求

必修 101回 AM6 改、104回 PM5

【3】 社会的欲求はどれか。
1．安全の欲求　　2．帰属の欲求　　3．睡眠の欲求　　4．排泄の欲求

□□□
自己実現の欲求

必修 95回 AM5

【4】 自分の可能性を最高に発揮したい
と願う社会的欲求はどれか。
1．承　認
2．愛と帰属
3．自　尊
4．自己実現

必修 103回追 AM24

【5】 自己実現の欲求はどれか。
1．自分の能力を生かしたい。
2．集団に所属したい。
3．痛みを避けたい。
4．尊重されたい。
5．休みたい。

□□□
マズローの
基本的欲求階層論

必修 97回 AM6 改、100回 PM6 改、107回 PM25

【6】 マズロー，A.H.　Maslow, A.H. の基本的欲求階層論で最高次の欲求はどれか。
1．安全の欲求　　　　　2．承認の欲求　　　　　3．生理的欲求
4．自己実現の欲求　　　5．所属と愛の欲求

□□□
マズローの
基本的欲求階層論

必修 102回 PM5

【7】 マズロー，A.H.　Maslow, A.H. の基本的欲求階層論で最も低次の欲求はどれか。
1．自己実現の欲求　　2．所属と愛の欲求　　3．生理的欲求　　4．安全の欲求

□□□
マズローの
基本的欲求階層論

必修 108回 PM6

【8】 マズロー，A.H.　Maslow, A.H. の基本的欲求の階層で、食事・排泄・睡眠の欲求
はどれか。
1．安全の欲求　　2．自己実現の欲求　　3．承認の欲求　　4．生理的欲求

Ⅱ
看護の対象および看護活動の場と看護の機能について基本的な知識を問う

―◆ 解答・解説 ◆―

【1】　　　3　　生理的欲求は、人間の生命の維持に必須の欲求である。帰属、自己実現、承認の欲求は、より高次の欲求である。
【2】　　　2　　1：自尊（承認）の欲求、3：愛と所属の欲求、4：自己実現の欲求をそれぞれ満たす行動である。
【3】　　　2　　社会的欲求とは、集団に属したい、愛されたいという「愛と所属の欲求」である。帰属とは、組織や集団に所属し従
　　　　　　　　うことを意味する。
【4】　4　【5】　1　　自分の可能性を最高に発揮したいと願う欲求は、自分の能力を発揮して、なりたいと思う自分になること（自己実現）
　　　　　　　　への欲求である。
【6】　　　4　　マズローの基本的欲求階層論では「自己実現の欲求」が最高次に位置づけられている。
【7】　3　【8】　4　　生存により不可欠な「生理的欲求」が最も低次の欲求である。

B 対象の特性

■ QOL

☐☐☐ [1 　　　　　　　　　　　　]（quality of life）とは、「生命の質」「生活の質」などと訳され、自分らしく、自分にとって満足のいく生活を送ること、生きることを指す。

☐☐☐ QOL の概念は、患者をより [2 　　　　] 的にとらえ、生命の質を高めていくための一つの基準となる。

■ ニーズ

☐☐☐ 患者がもつ要求（ニーズ）は大別して、疾病や障害に起因する [1 　　　　] 的ニーズと、そこから派生する心理・社会的ニーズに分けられる。

☐☐☐ 患者の基本的欲求を14項目（下記）に分類して看護のアセスメントの枠組みを提唱した看護理論家は [2 　　　　　　　　　　　　] である。

| 1呼吸　2飲食　3排泄　4姿勢・体位　5睡眠・休息　6衣服　7体温 |
| 8清潔　9環境　10コミュニケーション　11信仰　12仕事　13遊び　14学習 |

■ 健康や疾病に対する意識

☐☐☐ 健康の一般概念をまとめると以下のようになる。

- 健康と疾病は明確な対比概念ではなく、流動的・[1 　　　] 的概念である。
- 主観的のみにも客観的のみにも決めることはできない。
- 全人的な生活概念：社会的役割を果たすことも健康の指標となる。
- 個別的な概念：平均値で推し量ることはできない。障害＝不健康ではない。
- 人生の目標達成のための手段である。

- [2 　　　] とともに変遷する。

☐☐☐ H. D. レデラーによる「健康破綻に伴う心理的特徴」は以下のとおりである。

- **健康から疾病への移行期**：不健康に対する [3 　　　]、否定、逃避。
- **病気であることを認識した時期**：[4 　　　] 的、依存的で興味が限定され、[5 　　　] に対する強い関心を示す。
- **回復期**：身体的健康回復はなされるが、[6 　　　]・適応に対する強い不安をもち精神的に不安定になりやすい。

■ 疾病・障害・死の受容

☐☐☐ 疾病・障害の受容過程に関する主な概念には次のようなものがある。

コーン（N. Cohn）	フィンク（S. L. Fink）
● ショック	● 衝撃（ショック−ストレス）
● 回復への期待	● 防御的退行
● 悲嘆・喪失	● 承認（現実認識−ストレスの再起）
● 防衛	● 適応と変容
● 最終的適応	

☐☐☐ [1 　　　　　　　　　] は、死にゆく過程について、5つの段階を示した。

第1段階	[2 　　]	死を認めようとしない
第2段階	怒り	"なぜ自分が？" と感じ、何事にも怒りを覚える
第3段階	取り引き	死なずにすむように何かにすがろうとする
第4段階	[3 　　]	取り引きがむだであると知り抑うつ状態になる
第5段階	[4 　　]	自らの終焉を受け入れる状態になる

□□□
QOL

【1】 QOL を評価する項目で最も重要なのはどれか。
　　1．高度医療の受療　　2．本人の満足感　　3．乳児死亡率　　4．生存期間

□□□
健康の概念

【2】 健康の説明で適切なのはどれか。
　　1．地域や文化の影響を受けない。
　　2．時代を超えて普遍的なものである。
　　3．健康と疾病との関係は不連続である。
　　4．障害を持っていてもその人なりの健康がある。

□□□
患者への対応

【3】 ノンコンプライアンス状態の患者への対応で適切なのはどれか。
　　1．看護師が目標を設定して患者に示す。
　　2．疾病や治療以外の話題は避ける。
　　3．患者自身の責任を強調する。
　　4．病気についての受け止め方を知る。

□□□
スピリチュアルな
苦痛

【4】 スピリチュアルな苦痛はどれか。
　　1．手術後の創部痛がある。　　　　　　2．社会的役割を遂行できない。
　　3．治療の副作用に心配がある。　　　　4．人生の価値を見失い苦悩する。

□□□
フィンクの危機モ
デル

【5】 フィンク Fink SL の危機モデルで第2段階はどれか。
　　1．衝　撃　　　　　2．承　認　　　　　3．適　応　　　　　4．防衛的退行

□□□
死にゆく人の心理
過程

【6】 キューブラ・ロスによる死にゆく人の心理過程で第1段階はどれか。
　　1．死なねばならないことへの怒り　　　2．延命のための取り引き
　　3．死を認めようとしない否認　　　　　4．死の恐怖や不安による抑うつ

解答・解説

【1】2　QOL は自分らしく満足のいく生活ができていることを指すものであり、その評価にあたっては本人の満足度が最も重要である。

【2】4　健康は、平均値では推し量ることができないものであり、障害があることは不健康であることではない。1、2：健康は、地域や文化の影響を受けたり、時代と共に変遷するものである。3：健康と疾病は往来するもので、断絶はなく連続的である。

【3】4　ノンコンプライアンスとは、患者と医療者との間で同意された、患者の健康のために必要かつ有効な助言を患者が順守できない状態をいう。患者が病気を受け止められていない場合などは、医療者の助言を受け入れることも難しくなるため、患者の病気の受け止め方を確認することは重要である。1：目標設定は、患者と一緒に行う。2：疾病や治療以外の話題は、患者のノンコンプライアンス状態の背景を知るきっかけにもなり得る。3：責任を強調することはかえって逆効果となり得る。

【4】4　スピリチュアルな苦痛とは、自己の存在の意味や価値に関する苦痛である。1：身体的苦痛、2：社会的苦痛、3：精神的苦痛である。

【5】4　第2段階は「防御的退行」で、自らを守ろうと現実を否認するなどの反応がみられる段階である。

【6】3　キューブラ・ロス（キューブラー・ロス）の死の受容過程は、死に対して、最初に否定し、続いて怒りを感じ、次いで神にすがろうとし、それもかなわず無気力状態となり、最後にすべてを受け入れるようになるとしている。

Ⓐ　胎児期

■ 形態的発達と異常

□□□　妊娠週数に応じた胎児の変化は下表のとおりである。

妊娠週数	身長・体重	身体形態と特徴
0～7（胎芽）	0.8～3cm 1～4g	[**1**　　　] の状態である（胎児とよばれるのは妊娠8週目以降）。
8～11（3か月）	7～9cm 10～20g	超音波ドップラー法で胎児心音聴取可。
12～15（4か月）	14～17cm 100～120g	[**2**　　　] が明らかになる。12週で胎児心音100%聴取可。胎動が明瞭になる。
16～19（5か月）	25cm 250～300g	爪、毛髪、全身産毛、皮脂腺分泌、指紋出現、腎臓や膀胱が完成する。[**3**　　　] をはじめる。
20～23（6か月）	30cm 650g	皮膚は半透明で、[**4**　　　] で覆われている。[**5**　　　] 週以降は子宮外での生存可能。
24～27（7か月）	35cm 1.1～1.2kg	[**6**　　　] 様顔貌をしており開眼可、視覚が発達する。
28～31（8か月）	40cm 1.6～1.8kg	皮膚は淡紅赤色で老人様顔貌、男子では [**7**　　　] が下降し陰嚢に達する。
32～35（9か月）	45cm 2.0～2.5kg	胎脂が減り [**8**　　　] が増加する。
36～39（10か月）	50cm 3.0～3.3kg	成熟児の徴候がそろう。

□□□　[**9**　　　] は、染色体の数や構造の異常で生じる先天異常である。

□□□　染色体異常は、[**10**　　　] 異常と [**11**　　　] 異常に分けられる。（**10** **11** 順不同）

□□□　染色体異常による代表的な疾患は下表のとおりである。

	代表的な疾患
常染色体異常	[**12**　　　]（21トリソミー、モザイク型、転座型）、パトー症候群（13トリソミー）、エドワード症候群（18トリソミー）
[**13**　　　] 異常	[**14**　　　]（XO）、クラインフェルター症候群（XXY または XXXY）

□□□　[**15**　　　] は遺伝子自体の異常によって起こる先天異常で、単一遺伝子病、染色体異常症、多因子遺伝病などに分類される。[**16**　　　] 尿症、メープルシロップ尿症、[**17**　　　] 貧血などがある。

□□□　遺伝病のうち、異常遺伝子がX染色体上に存在し、かつ潜性（劣性）に発現する（同じ遺伝子の一方が正常であれば発現しない）ものを [**18**　　　] 遺伝病（伴性潜性遺伝病）といい、圧倒的に [**19** 男性／女性]（X染色体が1本）に多く発病する。代表的な疾患に [**20**　　　] やデュシェンヌ型筋ジストロフィーがある。

□□□　[**21**　　　] は、妊娠初期に母体が受けた影響により、胎芽の正常な分化が阻止されたために生じる疾患で、薬剤によるサリドマイド児や、風疹ウイルスによる [**22**　　　] などがある。

□□□　[**23**　　　] は、妊娠3か月以降に、母体から胎盤を介して胎児に有害な因子が加わって生じる疾患で、[**24**　　　] 障害が中心であることが多い。代表的な疾患には、先天梅毒、胎児性水俣病、胎児性赤芽球症などがある。

肺サーファクタント

必修 106回 PM6

【1】 肺サーファクタントの分泌によって胎児の肺機能が成熟する時期はどれか。

1．在胎10週ころ　　2．在胎18週ころ　　3．在胎26週ころ　　4．在胎34週ころ

ダウン症候群

必修 102回 AM6

【2】 Down〈ダウン〉症候群　Down's syndrome　を生じるのはどれか。

1．13トリソミー　　2．18トリソミー　　3．21トリソミー　　4．性染色体異常

先天異常

一般 99回 AM74

【3】 遺伝病はどれか。

1．川崎病　　　　　2．血友病　　　　　　　3．B型肝炎

4．マラリア　　　　5．サルコイドーシス

伴性潜性遺伝病

必修 100回 AM5 改

【4】 伴性潜性（劣性）遺伝病 sex-linked recessive disease〈X連鎖潜性（劣性）遺伝病〉はどれか。

1．血友病 hemophilia

2．ダウン症候群 Down's syndrome

3．先天性風疹症候群 congenital rubella syndrome

4．フェニルケトン尿症 phenylketonuria

胎児期の異常

必修 110回 PM6

【5】 妊娠初期の感染で児に難聴が生じる可能性が高いのはどれか。

1．水　痘 varicella　　　　　　　　　2．風　疹 rubella

3．麻　疹 measles　　　　　　　　　4．流行性耳下腺炎 mumps

II

看護の対象および看護活動の場と看護の機能について基本的な知識を問う

───〔 解答・解説 〕───

【1】 4　肺のサーファクタント（界面活性物質）はリン脂質に富んだリポたんぱくの複合体で構成され、表面活性化作用がある。在胎33〜36週ごろには十分な量が分泌されるようになる。

【2】 3　1：13トリソミーはパトー症候群、2：18トリソミーはエドワード症候群である。4：ダウン症候群は常染色体異常の疾患である。

【3】 2　1：川崎病は乳幼児に好発する原因不明の急性熱性疾患である。3：B型肝炎はウイルス感染症である。4：マラリアはマラリア原虫による感染症である。5：サルコイドーシスは、原因不明の類上皮細胞肉芽腫である。

【4】 1　伴性潜性（劣性）遺伝病の代表的な疾患として、血友病やデュシェンヌ型筋ジストロフィーがある。2：ダウン症候群は常染色体異常、3：先天性風疹症候群は胎芽病、4：フェニルケトン尿症は常染色体潜性（劣性）遺伝である。

【5】 2　妊娠初期に風疹に感染すると、先天性風疹症候群となり難聴をきたす可能性がある。

B　新生児・乳児期①

解答

■1 28
■2 移行期
■3 1

■4 一定の順序
■5 中枢

■6 神経　■7 生殖器

■8 連続

■9 臨界期または敏感
　期、感受期
■10 原始反射

■ 発達の原則

□□□　新生児期とは生後［■1　　］日未満のことをいい、母体から脱して新しい環境に順応し生活するまでの［■2　　　］といえる。

□□□　乳児期とは生後［■3　　］年未満のことを指し、著しい成長・発達を遂げる時期である。

□□□　成長・発達は秩序正しく［■4　　　　］で進む。すなわち、①頭部➡尾部へ（頭から下肢方向へ）、②［■5　　　］➡末梢へ（身体の中心部から外へ向けて）進む。

□□□　器官別の成長・発達では、［■6　　］系が最も早く、［■7　　　］系が最も遅い。

□□□　成長・発達は［■8　　　］的だが、常に同じ速度ではなく、緩急がある。

□□□　器官や機能によっては、その成長・発達に決定的に重要な時期がある。この時期を［■9　　　　］といい、この時期に正常な成長・発達が妨げられると、永久的な欠陥や機能障害が残る。

□□□　新生児期や乳児期初期には大脳の機能が未熟であるために、出生直後から［■10　　　　　］という反射運動がみられる。乳児期にかけて徐々に消失していく。

■ 身体の発育　　　　　　　　　▶■国試によく出る

■1 18〜30
■2 125
■3 多い

□□□　母乳栄養児における平均体重増加量は、1日［■1　　〜　　］g（生後6か月頃まで）、1週間で［■2　　　］g以上とされる（WHO/ユニセフの基準）。個人差が大きいが、一般に月齢が小さいほど1日の体重増加量は［■3 多い／少ない］（生理的体重減少を除く）。

□□□　新生児・乳児期の身体の発育は下表のとおりである（体重・身長は出生時比）。

■4 3
■5 1.5

年　齢	出生時	3〜4か月	1年
体　重	（約［■4　］kg）	2倍（約6kg）	3倍（約9kg）
身　長	（約50cm）	—	［■5　］倍（約75cm）（4歳半で約2倍となる）
生　歯	—	—	8本
胸　囲	胸囲＜頭囲		胸囲≧頭囲
呼　吸	（乳児）［■6　　］呼吸		（幼児）［■7　　］呼吸

■6 腹式　■7 胸腹式

■8 小泉門　■9 大泉門

□□□　児頭の［■8　　　　］は2〜3か月で閉鎖し、［■9　　　］は9か月頃まで拡大してその後縮小し、1歳半で閉鎖する。

■10 2500　■11 1500
■12 1000

□□□　出生時の体重が［■10　　］g未満の児を低出生体重児、［■11　　　］g未満の児を極低出生体重児、［■12　　　］g未満の児を超低出生体重児という。

■13 カウプ

□□□　乳幼児の身体発育評価（栄養状態の評価）には［■13　　　］指数を用いる（下表参照）。

■14 15〜19

対　象	評価法	評　価	
乳幼児	［■13　　　］指数＝体重（g）÷身長（cm）²×10	やせすぎ	13未満
		やせ	13〜15未満
		正常	［■14　〜　］未満
		やや肥満	19〜20未満
		肥満	20以上

※年齢によって正常とみなす範囲が若干異なる場合がある

☐☐☐
成長・発達

必修 113回 PM6

【1】 成長・発達における順序性で正しいのはどれか。
1．頭部から脚部へ
2．微細から粗大へ
3．複雑から単純へ
4．末梢から中心へ

☐☐☐
原始反射

必修 103回 AM6

【2】 出生時からみられ、生後3か月ころに消失する反射はどれか。
1．足踏み反射　　　　　　　　2．パラシュート反射
3．Moro〈モロー〉反射　　　4．Babinski〈バビンスキー〉反射

☐☐☐
乳児の体重増加

必修 93回 AM7 改、102回 PM6 改、106回 AM6

【3】 標準的な発育をしている乳児の体重が出生時の体重の約2倍になる時期はどれか。
1．生後3か月　　2．生後6か月　　3．生後9か月　　4．生後12か月

☐☐☐
生理的体重減少

必修 112回 PM7

【4】 正期産の新生児が生理的体重減少によって最低体重になるのはどれか。
1．生後3〜5日　　2．生後8〜10日　　3．生後13〜15日　　4．生後18〜20日

☐☐☐
乳児期の呼吸

必修 109回 PM7

【5】 乳児期における呼吸の型はどれか。
1．肩呼吸　　　　2．胸式呼吸　　　　3．腹式呼吸　　　　4．胸腹式呼吸

☐☐☐
カウプ指数

必修 106回 PM21

【6】 Kaup〈カウプ〉指数の計算式はどれか。

1．$\dfrac{体重(g)}{身長(cm)^2}\times10$　　　　2．$\dfrac{体重(g)}{身長(cm)^3}\times10^4$

3．$\dfrac{体重(kg)}{身長(m)^2}$　　　　4．$\dfrac{実測体重(kg)-標準体重(kg)}{標準体重(kg)}\times100$

─< 解答・解説 >─

【1】 1　成長発達は、頭部→脚部、粗大→微細、単純→複雑、中枢（中心）→末梢へと進む。
【2】 3　モロー反射とは、急に大きな音をたてたり、児の両手を引っ張り頸背部が少し持ち上がったところで急に離そうとすると、両上肢を伸展・外転し、次いで抱きつこうとする反射。新生児に最も強くみられ、3〜4か月で消失する。
【3】 1　体重が出生時の約2倍になるのは、生後3〜4か月である。
【4】 1　生理的体重減少は、飲水量よりも不感蒸泄などで体から出る水分が多いことにより体重が減少するもので、生後3〜5日ごろに最も体重が減少する。
【5】 3　乳児期は主に腹式呼吸で、幼児期に胸腹式呼吸、学童期以降は胸式呼吸となる。
【6】 1　カウプ指数は、乳幼児の身体発育の評価に用いる。

B 新生児・乳児期②

■ 運動能力の発達

□□□ 運動機能の発達の目安は下表のとおりである。

月齢	運動機能	月齢	運動機能
1か月	頭を一側に向ける	7か月	支えなしで座る
2か月	頭を45°挙上する	8か月	つみ木を親指と複数指でつかむ
3か月	物をつかもうとする	9か月	[2] をする
4か月	[1] 180°追視する	10か月	[3] をする
5か月	支えると座れる	11か月	つたい歩きをする
6か月	寝返りをうつ	12か月	[4] をする

■1 首がすわる
■2 はいはい
■3 つかまり立ち
■4 1人立ち

■ 栄 養

□□□ 新生児期・乳児期（0〜11か月）の推定エネルギー必要量は [1   〜   ] kcal/ 日である。（日本人の食事摂取基準2015年版による）

□□□ 新生児期の栄養で最も望ましいのは [2   ] 栄養であり、次いで混合栄養、[3   ] 栄養の順である。

□□□ 母乳には発育に必要な栄養素が含まれているほか、[4   ] が含まれ、児の感染防御に役立つ。一方で、[5   ] の含有量が少なく、出血傾向になりやすい、生理的黄疸が長引くなどの欠点がある。

□□□ [6   ] の意義には、乳汁だけでは不足する栄養の補給、咀嚼能力の獲得、食の楽しみを知ることなどがあり、開始時期は [7   ] か月頃、体重 [8   ] kg が目安となる。

□□□ 離乳食の進め方の目安は下表のとおりである。

■1 500〜700
■2 母乳
■3 人工または人工乳
■4 免疫グロブリン
　 A または IgA
■5 ビタミン K
■6 離乳食
■7 5
■8 7

時期	離乳初期 5〜6か月	離乳中期 7〜8か月	離乳後期 9〜11か月	離乳完了期 12〜18か月
回数	[9] 回食	[10] 回食	[11] 回食	3回食
形態	どろどろ状	[12] でつぶせる硬さ	[13] でつぶせる硬さ	歯ぐきで噛める硬さ

■9 1　■10 2　■11 3
■12 舌　■13 歯ぐき

■ 親子関係

□□□ [1   ]（アタッチメント）とは、[2   ] によって定義された、児と重要他者（父母など）の相互作用の過程を示す概念である。

□□□ 愛着は、児の欲求に重要他者がタイミングよく応答をしたり、生理的欲求よりも社会的欲求が満たされることにより形成され、母乳栄養児では [3   〜   ] か月（人見知りの時期）に特に強くなる。

■1 愛着
■2 ボウルビー

■3 6〜8

関連項目 先天免疫と獲得免疫

□□□ 先天免疫（[1   ]）とは、生まれつき備わっている免疫のことで、皮膚や食細胞、補体、胃酸、粘膜（リゾチーム）などの働きがこれに当たる。

□□□ 獲得免疫（[2   ]）とは、能動的または受動的に獲得される免疫のことで、新生児は胎児期に母体から移行した胎盤通過性の [3   ] により生後数か月間感染から守られる（母体由来の IgG は 3〜6か月頃に最も少なくなる）。

■1 自然免疫

■2 後天免疫

■3 免疫グロブリン
　 G または IgG

□□□
乳児の発達

必修 100回 PM7

【7】 生後6か月児で発達の遅れを疑うのはどれか。
　1．親指と人さし指を使って、物をつまむことができない。
　2．意味のある言葉を話すことができない。
　3．つかまり立ちができない。　　　　4．首がすわらない。

□□□
乳児の発達

必修 108回 PM7

【8】 生後4か月の乳児の発達を評価するのはどれか。
　1．寝返り　　　　　2．お座り　　　　3．首のすわり　　　　4．つかまり立ち

□□□
日本版デンバー式
発達スクリーニン
グ検査

必修 95回 AM7

【9】 日本版デンバー式発達スクリーニング検査で90%の乳児の首がすわる月齢基準はどれか。
　1．2か月　　　　　2．4か月　　　　　3．6か月　　　　　4．8か月

□□□
免疫グロブリン

必修 101回 PM6

【10】 胎生期から10歳までの血清免疫グロブリン濃度の年齢による変動を図に示す。
①が示しているのはどれか。

　1．IgA
　2．IgD
　3．IgG
　4．IgM

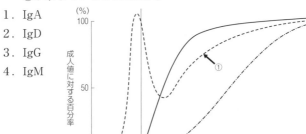

□□□
母乳栄養

必修 105回 PM25

【11】 母乳栄養で不足しやすいのはどれか。
　1．ビタミンA　　　　2．ビタミンB　　　3．ビタミンC
　4．ビタミンE　　　　5．ビタミンK

──◀ 解答・解説 ▶──

【7】4　【8】3　首がすわる時期は生後4か月頃である。6か月で首がすわらないのは発達の遅れを疑う。1、2：親指と人さし指で物をつかめる、意味のある言葉を話すのは1歳頃。3：つかまり立ちができるのは10か月頃。

【9】　　2　日本版デンバー式発達スクリーニング検査は、0～6歳までの就学前の子どもの運動面や社会面などを評価するもので、子どもが到達する発達段階を示したものである。90%の乳児で首がすわるのは4か月である。

【10】　　3　IgGは生体防御能がある。胎盤を通過して胎児に移行するため、出生時に最も多く存在する。母体由来のIgGは生後3～6か月頃に最も少なくなる。児が自ら産生する自己由来のIgGは、出生後、徐々に産生されるようになる。

【11】　　5　母乳はビタミンKの含有量が少なく不足しやすい。

Ⓒ 幼児期①

▶国試によく出る

解 答

1 就学前

■ 身体の発育 ···

- □□□ 幼児期とは生後1年から［**1**　　　　　］までをいう。
- □□□ 幼児期の身体の発育の目安は下表のとおりである（体重、身長は出生時比）。

年　齢	1　歳	2歳半	4歳半	5歳半
体　重	3倍	4倍	5倍	6倍
身　長	1.5倍	——	［**2**　］倍	——
頭　囲	小泉門は2〜3か月、大泉門は［**3**　　　］で閉鎖			

2 2
3 1歳半

- □□□ 乳歯は生後6〜7か月頃から萌出しはじめ、1歳頃に上下4本ずつとなり、2〜3歳頃に上下10本ずつ、合計［**4**　　　］本生えそろう。

4 20

■ 運動能力の発達　■ 言語の発達　■ 社会性の発達 ·····················

- □□□ 幼児期には、［**1**　　　　　］機能・精神機能の発達が著しい。
- □□□ 運動機能、言語・社会性の発達の目安は下表のとおりである。

1 運動

年　齢	運動機能	社会性・遊び・言語
1　歳	●［**2**　　　　　　　　］をする ●母指・示指で物をつかむ	●意味のある言葉を話す
1歳2か月	●1人で歩く	
1歳6か月	●上手に歩く ●［**3**　　　　　　　　　　］飲む	●つみ木を2つ積める ●要求を言葉で言える ●嫉妬する
2　歳	●その場跳びする ●走る ●階段を上がる	●利き手が明白になる ●［**4**　　　　］を話す ●［**5**　　　　］的な態度を示す （第一次反抗期） ●ひとり遊び・平行遊び
2歳6か月	●つま先歩きをする	●めちゃくちゃ描きする ●連合遊び
3　歳	●三輪車に乗る	●［**6**　　　　　　　　　］を言う ●3語文・会話をする ●傍観遊び・協同遊び（3歳以降）
3歳6か月	●片足立ちする	●［**7**　　　］を描く
4　歳	●ボールを投げる ●交互に足を出して階段を降りる	●［**8**　　　］を描く
5　歳	●でんぐり返しをする ●スキップする	●描かれた線に沿ってはさみで切る

2 1人立ち

3 コップを持って

4 2語文
5 否定

6 （自分の）姓名

7 丸
8 四角

- □□□ エリクソンによる幼児初期の発達課題は、［**9**　　　　　］対「恥・疑惑」である（p.64参照）。

9 自律感

- □□□ エリクソンによる幼児後期の発達課題は、［**10**　　　　　］対「罪責感」である（p.64参照）。

10 主導性

□□□
乳　歯

必修 102回 AM7

【1】　乳歯がすべて生えそろったときの
本数はどれか。
1．16本　　　　2．20本
3．24本　　　　4．28本

必修 103回追 PM7

【2】　乳歯で最初に生えるのはどれか。
1．切　歯　　　2．犬　歯
3．小臼歯　　　4．大臼歯

□□□
乳　歯

必修 95回 AM8 改、110回 PM7

【3】　乳歯がすべて生えそろう年齢はどれか。
1．0～1歳　　　2．2～3歳　　　3．4～5歳　　　4．6～7歳

□□□
大泉門の閉鎖

必修 99回 PM6、112回 PM6

【4】　大泉門が閉鎖する時期に最も近いのはどれか。
1．6か月　　　　2．1歳6か月　　　　3．2歳6か月　　　　4．3歳6か月

□□□
小児の脳重量

必修 102回 PM7

【5】　標準的な発育をしている児において脳重量が成人の約90％に達する年齢はどれ
か。
1．5～6歳　　　2．8～9歳　　　3．11～12歳　　　4．15～16歳

□□□
幼児期の呼吸の型

必修 103回追 AM6

【6】　幼児期後期における呼吸の型はどれか。
1．肩呼吸　　　2．胸式呼吸　　　3．腹式呼吸　　　4．胸腹式呼吸

□□□
2歳児の行動発達

必修 94回 AM8

【7】　2歳児ができるのはどれか。
1．二語文を話す。　2．ボタンをかける。　3．ジャンケンをする。　4．スキップをする。

□□□
言語の発達

必修 99回 PM7

【8】　言語の発達で2歳ころに可能になるのはどれか。
1．喃語を話す。　　2．音を真似る。　　3．二語文を話す。　　4．接続詞を使う。

Ⅱ

看護の対象および看護活動の場と看護の機能について基本的な知識を問う

── 解答・解説 ──

【1】2　【2】1　【3】2　乳歯は切歯から生えはじめ、2～3歳頃に20本生えそろう。
【4】　　　2　大泉門は生後9か月頃まで拡大し、その後は徐々に縮小し1歳半頃に閉鎖する。
【5】　　　1　脳重量は、6歳頃に成人の90％程度に達する。
【6】　　　4　新生児や乳児では腹式呼吸が主で、幼児期に胸腹式呼吸となり、学童期には胸式呼吸となる。
【7】　　　1　2語文は2歳頃から、1語文は1歳～1歳半頃から話すようになる。2～4：ボタンの掛けはずしは4歳頃、
　　　　　　　ジャンケンは4歳半頃、スキップは5歳頃にできるようになる。
【8】　　　3　1：喃語は2か月末～3か月頃からみられる。2：音（発音）を真似るのは11か月頃（75％の児）。4：助詞
　　　　　　　や助動詞が使えるのは3～4歳からである。

Ⓒ 幼児期②

■ 基本的生活習慣の確立……………………………………………………………………

1 基本的生活習慣

□□□ 幼児期は、様々な発達に伴って [**1**　　　　　　　　　] を身につける時期に当たる。

□□□ 基本的生活習慣の確立の時期は下表のとおりである。

2 排便　**3** 2

年　齢	食　事	排　泄	着　衣	清潔・睡眠
1　歳	●哺乳びんやコップを持とうとする	●[**2**　　　]を自覚する		●1日[**3**　　]回の午睡
1歳半	●コップを持って飲む	●便意を動作で知らせる ●排尿後に知らせる	●自分で着替えることに興味をもつ	
2　歳		●尿意を知らせる	●自分で衣服を脱ごうとする	●1日1回2時間の午睡
2歳半	●スプーンと茶碗を両手で使う	●だれかがそばについていれば1人で排泄できる	●[**4**　　　]をはく	●手を洗う
3　歳	●食事の挨拶をする ●箸を使う	●パンツを脱がせると1人でトイレに行く		
3歳半	●手助けなしで食事をする	●1人で[**5**　　　]できる	●自分で衣服を着ようとする	
4　歳	●[**6**　　]を上手に使う	●1人で[**7**　　　]できる	●帽子をかぶる ●服のボタンをかける ●パンツをはく	●うがい、歯みがき、洗顔ができる ●鼻をかむ
4歳半		●紙を使って後始末できる（排泄の自立）	●両袖を通す ●靴下をはく	
5　歳			●1人で脱ぐ ●ひもをかた結びする	●髪をとかす ●自分で身体を洗う
6　歳			●1人で[**8**　　　]できる	

4 靴

5 排尿

6 箸　**7** 排便

8 着脱

□□□
情緒の分化

一般 111回 PM61

【9】 正常な成長・発達をしている子どもの情緒の分化で、生後6か月ころからみられるのはどれか。

1. 恐 れ　　　　2. 嫉 妬　　　　3. 喜 び　　　　4. 恥ずかしさ

□□□
運動機能の発達

必修 112回 AM7

【10】 運動機能の発達で3歳以降に獲得するのはどれか。

1. 階段を昇る。　　　　　　　　2. ひとりで立つ。
3. ボールを蹴る。　　　　　　　4. けんけん〈片足飛び〉をする。

□□□
発達遅滞

必修 99回 AM8

【11】 発達遅滞を疑うのはどれか。

1. 3か月でスプーンが持てない。　　2. 1歳でスキップができない。
3. 3歳で両親の名前が言えない。　　4. 5歳で2本の線の長い方が選べない。

□□□
発達課題

一般 95回 AM118、98回 PM69 改

【12】 エリクソンによる幼児前期の発達課題はどれか。

1. 基本的信頼　　　2. 自律性　　　3. 自発性　　　4. 勤勉性

□□□
ハヴィガーストの
発達段階説

必修 111回 PM7

【13】 ハヴィガースト，R.J. Havighurst,R.J. の発達段階で善悪の区別を学習するのはどれか。

1. 乳幼児期　　　2. 児童期　　　3. 青年期　　　4. 中年期

□□□
基本的生活習慣

一般 112回 AM59

【14】 正常な幼児期の基本的生活習慣で、2歳0か月ころまでに習得するのはどれか。

1. 鼻をかむ。
2. スプーンを使う。
3. 夜間のおむつがとれる。
4. 洋服のボタンをとめる。

──(解答・解説)──

【9】 2　2：嫉妬は18か月ごろ、3：喜びは20か月ごろ、4：恥ずかしさは5歳ごろからみられる。
【10】 4　1：階段を昇るのは2歳ごろ、2：ひとりで立つのは1歳ごろ、3：ボールを蹴るのは2歳ごろである。
【11】 4　長いほうの線を指せるようになるのは4～4歳半頃。1：スプーンを使うのは1歳8か月頃から。2：スキップができるのは5歳頃。3：名前を言えるのは3歳過ぎであり、3歳で両親の名前を言えなくても異常ではない。
【12】 2　発達課題については p.64の図参照。1：乳児期の発達課題、3：幼児後期の発達課題、4：学童期の発達課題である。
【13】 1　ハヴィガーストは発達段階を6つに分けており、そのうち善悪の区別を学習するのは乳幼児期である。※111回試験で本問は、「正解した受験者については採点対象に含め、不正解の受験者については採点対象から除外（理由：問題として適切であるが、必修問題として妥当でないため）」
【14】 2　1歳過ぎから次第にスプーンが使えるようになり、2歳頃までに基本的な使い方を習得する。

Ⓓ 学童期

■ 運動能力の発達、体力の特徴

□□□ 学童期とは、[**1**　　　～　　　]歳の時期を指し、特に[**2**　　　　　　　]が発達する時期である。

□□□ 学童期前半には1年間で約[**3**　　　～　　　]cm身長が伸びるが、学童期後半はさらに発育が著しくなる。体重も学童期後半に急増し、9歳頃には出生時の[**4**　　　]倍（約30kg）になる。

□□□ 急激な身長の伸びは、[**5**　　　　　]のほうが先に訪れ、平均値の男女差は小学[**6**　　　]年生でみられなくなる。

□□□ 学童期の発育評価には[**7**　　　　　　]指数を用いる（下表参照）。

対　象	評価法	評　価	
学童期	[**7**　　　　　　]指数 ＝体重（g）÷身長（cm）^{3}×10^4	やせすぎ	110未満
		や　せ	110〜120未満
		標　準	120〜140未満
		やや肥満	140〜150未満
		肥　満	150以上

□□□ 身体の発育に伴って運動機能が向上し、走りながらボールを投げるなどの複雑な[**8**　　　　　　]が可能になる。

□□□ 学童期中期では、一定の[**9**　　　　　]に従って行う複雑な運動機能を伴う活動（野球やドッジボールなど）ができるようになる。

□□□ 学童期後期では、微細で[**10**　　　　　]な遊び（絵を描く、ナイフなどを使って造形するなど）に興味深く取り組むようになる。

■ 社会性の発達

□□□ 学童期には、[**1**　　　　　]や家庭中心の生活から、[**2**　　　　　]や学校での生活に関心が移行する。

□□□ 学童期は、仲のよい友達でグループをつくり、行動を共にするようになる時期であることから、この時期を[**3**　　　　　　　　　]ともいう。

□□□ エリクソンの発達課題では学童期は[**4**　　　　　]対[**5**　　　　　　]の段階に当たる（p.64参照）。

□□□ 学童期には、それまでより拡大した行動範囲のなかで、教師や[**6**　　　　]から認められたい、[**7**　　　　　]に認められたい、仲間意識、けんか、競争、協同など、社会生活に必要な行動を身につけていく。

□□□ 学童期後半には[**8**　　　　　]が芽生え、同性同士が結束し、異性に[**9**　　　]意識を抱く。

■ 学習に基づく行動

□□□ 学習に基づく行動とは、[**1**　　　　]のことである。[**2**　　　　]期の終わり頃から始まり、幼児期には具体的・象徴的・自己中心的思考がみられる。

□□□ 学童期には、[**3**　　　]的・抽象的・[**4**　　　]的思考ができるようになり、10歳頃では推理、定義、批判、創造的な思考力も発達する。11歳を過ぎると自己中心的思考は減少する。（**3** **4** 順不同）

□□□
学童期の肥満

【1】 学童期の肥満について正しいのはどれか。
1．肥満傾向児は肥満度30％以上と定義される。
2．肥満傾向児は高学年より低学年が多い。
3．肥満傾向児は男子より女子が多い。
4．成人期の肥満に移行しやすい。

□□□
学童期の肥満予防

【2】 学童期における肥満予防で最も適切なのはどれか。
1．運動より食事制限が重要である。
2．カロリー制限より栄養バランスを優先する。
3．清涼飲料水で空腹感を抑制する。
4．食事回数を2回にする。

□□□
学童期の発達課題

【3】 エリクソンが提唱する発達理論において、学童期に達成すべき心理社会的課題はどれか。
1．親密 対 孤立
2．自律性 対 恥・疑惑
3．勤勉性 対 劣等感
4．自我同一性〈アイデンティティ〉の確立 対 自我同一性〈アイデンティティ〉の拡散

□□□
学童期の特徴

【4】 学童期中学年から高学年にみられる、親から離れて仲の良い仲間同士で集団行動をとる特徴はどれか。
1．心理的離乳　　　　　　2．自我の芽生え
3．ギャングエイジ　　　　4．自我同一性〈アイデンティティ〉の確立

□□□
学童期の食生活

【5】 学童期における食生活の対応で最も適切なのはどれか。
1．朝食の摂取を勧める。
2．偏食がある児童にサプリメントの摂取を勧める。
3．やせ傾向の児童に高カロリー補助食を勧める。
4．固い食品の摂取を避けるよう勧める。

─< 解答・解説 >─

【1】 4　1：肥満度20％以上。2：高学年が多い。3：男子が多い。
【2】 2　学童期の食事・カロリー制限は、成長を妨げるおそれがある。肥満予防としては、栄養バランスのとれた適切な食事と運動が大切である。
【3】 3　1：成人初期、2：幼児初期、4：青年期の発達課題である。
【4】 3　学童期では仲間同士で集団行動をとるギャングエイジの特徴がみられる。
【5】 1　1日3食の規則的な食習慣を身に付けられるようにする。安易にサプリメントや高カロリー食に頼らない。

Ｅ　思春期

■ 第二次性徴 ……………………………………………………▶ 国試によく出る

□□□　思春期とは、[**1**　　　　　]の発現から、[**2**　　　　　]機能の成熟・長骨骨端線が閉鎖するまでの期間をいう。身体的発育と成熟、[**3**　　　　　]の分泌による心身の変化が大きく、情緒的には依存性と独立性が共存し、心身ともに不安定な時期である。男子では12歳頃、女子では10歳頃から始まるが、[**4**　　　　　]が大きい。

□□□　二次性徴は、性腺が機能しはじめ、性ホルモンである[**5**　　　　　](特に男性)や、[**6**　　　　　](女性)の分泌がさかんになることで出現する性的な成熟過程である。

□□□　男子の二次性徴には、精巣の発育、[**7**　　　　]の出現、[**8**　　　　　]、ひげ・腋毛の発生、[**9**　　　　]がある。(**8 9**順不同)

□□□　女子の二次性徴には、(身長の急激な伸び)[**10**　　　　]の発育、腋毛・陰毛の発生、[**11**　　　　]の発来がある。

□□□　女子７歳未満、男子９歳未満の早期に二次性徴が出現する場合を[**12**　　　　　]という。多くは特発性だが、脳腫瘍などの疾患による場合もある。

■ アイデンティティの確立 ……………………………………………………

□□□　エリクソンによる青年期の発達課題は、「[**1**　　　　　]の確立」対「役割の拡散」である(p.64参照)。

□□□　アイデンティティ([**2**　　　　　])とは、状況に応じて行動は変わっても、常に根底にある一貫した"その人らしさ"のことである。

□□□　自我が飛躍的に発達することで、[**3**　　　　　]で行動することを望むようになり、社会規範に対して[**4**　　　　]的な目をもつようになる。

□□□　思春期には情緒的に不安定になりやすく、自己に対しては後悔や[**5**　　　]感、[**6**　　　　]感などを感じやすく、他者に対しては不平・不満、嫉妬、[**7**　　　]感、劣等感などを抱きやすい。(**5 6**順不同)

□□□　学習や経験によって、論理的記憶や抽象的な概念の理解、[**8**　　　　　]能力などが向上する。創造性や批判力も身につく。

■ 親からの自立 ……………………………………………………

□□□　思春期は[**1**　　　　　]期ともいわれ、親の保護から離れ、友人や先輩との結びつきを重視するようになる。これを[**2**　　　　　]ともいう。

□□□
二次性徴

必修 99回 PM8

【1】 二次性徴で正しいのはどれか。
1．ホルモン変化を伴う。
2．男子にはみられない。
3．特定の身長になると発現する。
4．乳房の発育と初経の発来の順序は個人によって異なる。

□□□
二次性徴に関与す
るホルモン

必修 109回 AM5

【2】 第二次性徴の発現に関与するホルモンはどれか。
1．抗利尿ホルモン〈ADH〉
2．黄体形成ホルモン〈LH〉
3．副甲状腺ホルモン〈PTH〉
4．甲状腺刺激ホルモン〈TSH〉

□□□
男子の第二次性徴

必修 110回 PM8

【3】 男子の第二次性徴による変化はどれか。
1．精 通
2．骨盤の拡大
3．皮下脂肪の増加
4．第1大臼歯の萌出

□□□
思春期の特徴

必修 93回 AM8、97回 AM8 改

【4】 思春期の特徴はどれか。
1．ギャングエイジ　2．自我形成　3．分離不安　4．モラトリアム

□□□
親に対する行動

必修 104回 AM6

【5】 思春期の子どもの親に対する行動の特徴で適切なのはどれか。
1．親からの干渉を嫌うようになる。　2．親と離れると不安な様子になる。
3．親に秘密を打ち明けるようになる。　4．親からの助言を素直に聞けるようになる。

□□□
思春期の感情の特
徴

必修 107回 AM7

【6】 思春期にみられる感情の特徴はどれか。
1．情緒的に安定し穏やかになる。
2．思い通りにならないと泣き叫ぶ。
3．親に対して強い愛情表現を示す。
4．依存と独立のアンビバレント〈両価的〉な感情をもつ。

解答・解説

【1】　1　二次性徴では性ホルモンの分泌が増加する。2：男女ともにみられる。3、4：一般に、身長の急激な伸び→乳房発育→陰毛・腋毛の発生→初経となり、多くは乳房発育の後に初経が発来する。ただし個人差がまったくないとは言い切れない。
【2】　2　黄体形成ホルモン（LH）がエストロゲンやアンドロゲンの分泌を促し、二次性徴が発来する。
【3】　1　男子の二次性徴には、陰毛の出現、声変わり、精通などがある。
【4】　2　1：ギャングエイジは学童期、3：分離不安は乳幼児期、4：モラトリアムは青年期の特徴である。
【5】1 【6】4　思春期には、それまで絶対的権威であった親から権威の押しつけがあると過干渉と感じ、反発や反抗がみられる。しかし、依存心や甘えもあるため、依存と独立のアンビバレント（両価的）な感情をもつ。

F　成人期

■ 社会的責任と役割 ···

□□□　成人期とは、おおむね青年期から [**1**] 期を経て [**2**] 期まで
の期間をいう。

□□□　成人期の中心となる壮年期は、生涯で最も [**3**] した時期であり、成熟
した身体機能を維持しながら、仕事や家庭をもち、[**4**] した社会生活
を営む時期である。一方で [**5**] が重く、[**6**] が
増大したり、健康上の問題が起こりやすい時期でもある。

□□□　エリクソンは、自我同一性と社会的役割との関係を重視し、人間の発達段階を8
つに分類している（ライフサイクル説；下図）。このうち成人期に当たるのは第
Ⅴ～Ⅶ段階である。

【解答】
1 壮年
2 向老または中年
3 安定
4 自立
5 社会的責任
6 ストレス

		発達課題（ポジティブな面）	人間の強さ	発達課題（ネガティブな面）
	死			
老年期	第Ⅷ段階	統合性	英　知	絶　望
壮年期	第Ⅶ段階	[**7**]	世話（ケア）	[**8**]
成人初期	第Ⅵ段階	[**9**]	愛の能力	[**10**]
青年期	第Ⅴ段階	アイデンティティの確立	忠誠心	役割の拡散
学童期	第Ⅳ段階	勤勉感	適格意識	劣等感
幼児後期	第Ⅲ段階	主導性（積極性）	目的意識	罪責感
幼児初期	第Ⅱ段階	自律感	意思力	恥・疑惑
乳児期	第Ⅰ段階	基本的信頼	希　望	基本的不信
	誕生	発達課題 ポジティブな面	人間の強さ	発達課題 ネガティブな面

7 生殖性　**8** 停滞
9 親密性　**10** 孤立

■ 生殖機能の成熟と衰退 ·······························

□□□　青年期以降、性器や性機能の成熟に伴い、[**1**] や性行動が活発になる。

□□□　生殖期から非生殖期（生殖機能の衰退）への移行期のことを [**2**] と
いい、女性では [**3**] 機能が衰退・消失し、[**4**] の
分泌が減少して [**5**] を迎える40歳代後半～50歳代前半頃がこの時期
に当たる。男性では性機能が低下する50～60歳頃がこの時期に当たる。

□□□　更年期の機能低下に伴って生じる心身の不調を [**6**] という。

□□□　更年期障害の身体的症状には、顔のほてり・のぼせ、めまい、不眠などの [**7**]
症状や、骨量の低下に伴う [**8**] などがある。

□□□　更年期障害の精神的症状には、性機能の喪失と老化への不安や葛藤、疎外感や孤
独感から生じる [**9**] 状態、[**10**] 症候群などがある。

1 性衝動
2 更年期
3 卵巣
4 エストロゲンまた
　　は卵胞ホルモン
5 閉経
6 更年期障害
7 自律神経失調
8 骨粗鬆症
9 うつ　**10** 空の巣

■ 基礎代謝の変化 ···

□□□　青年期には、身体機能は成熟に向かい、筋肉が発達し、[**1**] や [**2**]
の重量は最大になる。（**1 2** 順不同）

□□□　壮年期には、加齢に伴い身体・感覚機能が低下するとともに [**3**]
量が減少する。一方で摂取エネルギー過多、運動量の減少により [**4**]
傾向となり、糖尿病や高血圧などの [**5**] を発症しやすくなる。

□□□　向老期には、身体の退行性変化が進み、[**6**] の低下がみられる。
筋肉量・骨量はともに [**7**] し、基礎代謝量はさらに減少する。また、
心拍出量が [**8**] し、肺残気量が [**9**] する。

1 肺　**2** 腎臓
3 基礎代謝
4 肥満
5 生活習慣病
6 生体反応
7 減少
8 減少　**9** 増大

□□□
青年期の発達課題

必修 109回 PM6

【1】 エリクソン，E.H. Erikson, E.H. の発達理論で青年期に生じる葛藤はどれか。

1．生殖性 対 停滞　　　　　2．勤勉性 対 劣等感
3．自主性 対 罪悪感　　　　4．同一性 対 同一性混乱

□□□
成人期の発達課題

必修 112回 AM8

【2】 ハヴィガースト，R. J. Havighust, R. J. が提唱する成人期の発達課題はどれか。

1．経済的に自立する。　　　　2．身体的衰退を自覚する。
3．正，不正の区別がつく。　　4．読み，書き，計算ができる。

□□□
更年期の女性

必修 107回 PM7

【3】 更年期の女性で増加するのはどれか。

1．卵胞刺激ホルモン〈FSH〉　　2．テストステロン
3．プロラクチン　　　　　　　　4．エストロゲン

□□□
閉経とホルモン

必修 103回 AM7

【4】 閉経前と比べ閉経後に低下するホルモンはどれか。

1．卵胞ホルモン　　　　　　　　　2．黄体形成ホルモン〈LH〉
3．卵胞刺激ホルモン〈FSH〉　　　4．副腎皮質刺激ホルモン〈ACTH〉

□□□
閉経年齢

必修 105回 AM7 改、111回 AM9

【5】 日本の女性における平均閉経年齢に最も近いのはどれか。

1．30歳　　　　2．40歳　　　　3．50歳　　　　4．60歳

□□□
壮年期の男性

必修 113回 AM8

【6】 壮年期の男性で減少するのはどれか。

1．エストロゲン　　　　　　2．プロラクチン
3．アルドステロン　　　　　4．テストステロン

□□□
**成人期の基礎代謝
　量**

必修 102回 AM9、106回 PM8 改

【7】 成人期において基礎代謝量が最も多い時期はどれか。

1．青年期　　　2．壮年前期　　　3．壮年後期　　　4．向老期

◖ 解答・解説 ◗

【1】　　4　生殖性 対 停滞は壮年期、勤勉性 対 劣等感は学童期、自主性 対 罪悪感は幼児後期。同一性（アイデンティティ確立）
　　　　　　対 同一性混乱（役割の拡散）は青年期。
【2】　　1　2：老年期、3：乳幼児期、4：児童期の発達課題である。
【3】【4】1　卵巣機能が低下するため、閉経後は卵巣からの卵胞ホルモン（エストロゲン）の分泌が急激に低下する。エストロゲンの
　　　　　　分泌が低下すると、視床下部や下垂体への負のフィードバックが起こらないため、視床下部からゴナドトロピン放出ホル
　　　　　　モン（GnRH）、下垂体から卵胞刺激ホルモン（FSH）と黄体化ホルモン（LH）の分泌量が増加する。
【5】　　3　日本人の平均閉経年齢は約50歳で、閉経前後の5年間（おおむね45～55歳）を更年期とよぶ。
【6】　　4　壮年期には、男性ホルモンのテストステロンが徐々に減少する。
【7】　　1　身体が急速に成長する青年期は、成人期のうち最も基礎代謝量が多い。

⑥ 老年期

■ 身体的機能の変化 ……………………………………………▶ 国試によく出る

☐☐☐ 老年期とは［**1**　　　］歳以降の時期をいう。

☐☐☐ 加齢に伴い、身体の恒常性を維持するための［**2**　　　　］力、［**3**　　　　］力、［**4**　　　　］力、［**5**　　　　］力が低下する。（**2**〜**5**順不同）

☐☐☐ 身長の低下や毛髪の脱落、脊柱前屈などの［**6**　　　　］上の変化がみられる。

☐☐☐ 各種の臓器は、［**7**　　　　］を除いて萎縮傾向となり、重量が減少する。

☐☐☐ 加齢による主な身体的機能の変化は下表のとおりである。

循環器系	心拍出量の［**8**　　　］、心肥大による心重量の［**9**　　　］、［**10**　　　］血圧の上昇などがみられる。
呼吸器系	肺活量・1秒率・最大換気量の［**11**　　　］、［**12**　　　］の増加、中枢性化学調節機能や咳嗽反射の［**13**　　　］などがみられる。
消化器系	［**14**　　　］・消化酵素の分泌減少、［**15**　　　］力・嚥下反射の低下（［**16**　　　］の原因となる）、腸蠕動運動の低下・直腸閾値の上昇（［**17**　　　］・宿便の原因となる）、腹筋の弛緩などがみられる。
筋・骨格系	筋力および筋肉の［**18**　　　］力の低下、椎間板の変性、関節軟骨の減少による［**19**　　　］の低下（すり足歩行の原因となる）、骨棘の形成、骨量の減少（特に［**20**男性／女性］で著しく減少する）などがみられる。小脳の神経細胞の減少から、［**21**　　　］の維持が困難となる。
神経系	脳重量の減少、脳血管の［**22**　　　］の進行、［**23**　　　］速度の低下（刺激から応答までの時間が10〜15％延長）がみられる。
視覚	［**24**　　　］の弾力性低下（老視の原因）・白濁（［**25**　　　］）、［**26**　　　］の萎縮による調節力低下、［**27**　　　］順応の低下などがみられる。
聴力	［**28**　　　］域の聴力低下（［**29**　　　］難聴）、子音の聴取力低下、会話の識別力の低下などがみられる。
味覚、その他の感覚	味蕾細胞の減少（特に［**30**　　　］に鈍くなる）、嗜好の変化などがみられる。嗅覚・皮膚感覚機能の低下、感覚閾値の［**31**　　　］などもみられる。

■ 認知能力の変化 ……………………………………………

☐☐☐ 記銘力、保持力、想起力は低下するが、［**1**　　　］記憶は衰えにくい。

☐☐☐ ［**2**　　　］知能（経験によって得られた知識や判断力、洞察力）は［**3**　　　］知能（新たな場面に適応する際に働く能力）に比べ低下しにくい。

■ 心理社会的変化 ……………………………………………

☐☐☐ 退職や子の独立などにより、［**1**　　　　　］が縮小したり変化したりする。

☐☐☐ ［**2**　　　］時間の拡大、［**3**　　　］力の低下、交際範囲の縮小、生きがいの喪失、配偶者・知人の［**4**　　　］、家庭内地位の変化などに遭遇する。

□□□
老年期の発達課題

【1】 ハヴィガースト ,R.J. による発達課題のうち、老年期の発達課題はどれか。
1. 健康の衰退に適応する。
2. 大人の余暇活動を充実する。
3. 個人としての自立を達成する。
4. 大人の社会的な責任を果たす。

□□□
加齢による変化

【2】 加齢に伴い老年期に上昇するのはどれか。
1. 腎血流量　　2. 最大換気量　　3. 空腹時血糖　　4. 神経伝導速度

□□□
高齢者の歩行の特徴

【3】 高齢者に現れやすい歩行の特徴はどれか。
1. 歩幅が広くなる。　　　　　　　2. 後傾姿勢になる。
3. すり足歩行になる。　　　　　　4. 上肢の振りが大きくなる。

□□□
老年期の身体的な特徴

【4】 老年期の身体的な特徴はどれか。
1. 総水分量が増加する。　　　　　2. 胸腺の重量が増加する。
3. 嗅覚の閾値が低下する。　　　　4. 高音域における聴力が低下する。

□□□
老年期の変化

【5】 老年期の身体機能の変化で正しいのはどれか。
1. 視野は拡大する。　　　　　　　2. 味覚は敏感になる。
3. 唾液の量は増加する。　　　　　4. 胃液の分泌は減少する。

□□□
知識を統合して対処する能力

【6】 これまでに獲得した知識を統合して物事に対処する能力はどれか。
1. 記銘力　　　2. 想起力　　　3. 結晶性知能　　　4. 流動性知能

□□□
老年期の認知能力の変化

【7】 加齢によって衰えやすい機能はどれか。
1. 記銘力　　　2. 洞察力　　　3. 判断力　　　4. 統合力

━━ 解答・解説 ━━

【1】　1　2：中年期の発達課題。3：青年期の発達課題。4：中年期の発達課題。
【2】　3　高齢者では膵臓からのインスリンの分泌が低下するため、空腹時血糖値が比較的高くなる。
【3】　3　関節周囲の組織変性（関節軟骨の減少など）により、足関節の可動域が狭小し、すり足歩行になりやすい。
【4】【5】4　老年期の身体機能の変化として、以下がみられる。視野は50歳前後から次第に狭まる。味覚閾値の上昇により、味覚が鈍感になる。唾液量は減少する。体内の水分量の割合は成人に比べて低くなる。このため脱水を生じやすい。胸腺は、10代前後で30～40gに達するが、その後は急速に萎縮する。加齢に伴い、内耳の蝸牛の有毛細胞の損傷や細胞数が減少し、高音域の聴力が低下する。
【6】　3　結晶性知能とは経験によって得られた知識や判断力、洞察力のことで、年齢による影響を受けにくく、容易には衰えない。
【7】　1　記銘力とは新しく体験したことを記憶する力で、加齢とともに低下する。

Ａ　家族の機能①

[解答]

1 情緒的な親密さ
2 2
3 情緒　4 生殖
5 社会化
6 経済

7 発達段階
8 システム

9 役割

10 協力

■ 家族関係

□□□　家族とは、絆を共有し、[1 　　　　　　　　] で結びついた、しかも家族であると自覚している [2 　　] 名以上の成員をいう（フリードマンの定義）。

□□□　家族の機能には、①[3 　　　　] 機能（家族員の心理的安定）、②[4 　　　　　　] （再生産）機能（次世代の育成）、③[5 　　　　　] （養育・教育）機能（しつけなどの教育）、④ヘルスケア（福祉）機能、⑤[6 　　　　] （生産）機能がある。ただしこれらは時代や状況によって変容し、常に一定ではない。

□□□　家族を理解し支援していくための理論には、家族 [7 　　　　　　] 論、家族 [8 　　　　　] 論、家族ストレス理論などがある。（7 8 順不同）

□□□　患者の家族関係を理解するうえでは、患者の基礎的情報に加え、家族構成、患者の家庭内 [9 　　　]、これまでの家族生活、家族に対する患者の思い、患者に対する家族の思いなどを把握することが必要となる。

□□□　看護師は、患者が本来もっている力が十分に引き出されるように、患者と家族が [10 　　　] し合って疾病や障害を受容し、乗り越えるための家族関係を調節する役割をもつ。

1 世帯
2 親族　3 非親族
4 単独

5 核
6 三世代
7 核家族

8 減少

■ 家族構成員　　　　　　　　　　　　　▶国試によく出る

□□□　同一の住居に起居し、生計を同じくする者の集団を [1 　　　] といい、大きく [2 　　　] 世帯（親族のみが同居する世帯）、[3 　　　] 世帯（親族ではないものが同居する世帯）、[4 　　　] 世帯（一人暮らしの世帯）の3つからなる。

□□□　親族世帯はさらに、「夫婦のみ」または「夫婦とその子ども」あるいは「ひとり親とその子ども」からなる [5 　　　] 家族と、それ以外の親族の組み合わせからなる「その他の親族世帯」（主に [6 　　　] 世帯）に分けられる。

□□□　世帯構造別にみると、[7 　　　] 世帯が全世帯の6割程度（59.1%）を占め、そのうち夫婦のみの世帯は増加傾向にある。（令和3年国民生活基礎調査）

□□□　わが国の令和3年の1世帯当たりの平均世帯人員は2.37人で [8 増加／減少] 傾向にあり、家族規模の縮小傾向が続いている。（令和3年国民生活基礎調査）

1 分離
2 判断

3 きょうだいまたは同胞
4 発達

■ 疾病が患者・家族に与える心理・社会的影響

□□□　子どもの入院による影響として、以下のようなことが考えられる。

- 子どもは家族との [1 　　　] により不安やさみしさからパニックを起こす。
- 家族は子どもを心配するあまり、冷静な [2 　　　] や行動をとることが難しくなる。
- 両親の関心が病児に強く向き、病児の [3 　　　　　] が我慢を強いられたりさみしい思いをする。
- 病児の [4 　　　] 課題が妨げられることがある。

□□□
家族関係

必修 94回 AM9、103回追 PM9

【1】 患者を支えるための望ましい家族関係はどれか。
1．依　存　　　　2．干　渉　　　　3．協　力　　　　4．従　属

□□□
家族成員

必修 112回 PM9

【2】 家族成員の最少人数はどれか。
1．4　人　　　　2．3　人　　　　3．2　人　　　　4．1　人

□□□
核家族

必修 113回 AM9

【3】 核家族はどれか。
1．兄弟姉妹のみ　　　　　　　　2．夫婦と子ども夫婦
3．夫婦と未婚の子ども　　　　　4．夫婦とその親と夫婦の子ども

□□□
核家族世帯

必修 101回 AM9 改、104回 PM8 改

【4】 令和3年（2021年）国民生活基礎調査で、世帯総数における核家族世帯の割合はどれか。
1．19.1%　　　　2．39.1%　　　　3．59.1%　　　　4．79.1%

□□□
単独世帯

必修 103回 PM6 改

【5】 令和3年（2021年）の国民生活基礎調査で、単独世帯の占める割合はどれか。
1．9.5%　　　　2．29.5%　　　　3．49.5%　　　　4．69.5%

□□□
平均世帯人数

必修 109回 AM7 改

【6】 令和3年（2021年）の国民生活基礎調査における平均世帯人数はどれか。
1．1.37　　　　2．2.37　　　　3．3.37　　　　4．4.37

□□□
介護者の続柄

必修 107回 PM8 改

【7】 令和元年（2019年）の国民生活基礎調査で、要介護者からみた主な介護者の続柄で割合が最も多いのはどれか。
1．同居の父母　　　　　　　　　2．別居の家族
3．同居の配偶者　　　　　　　　4．同居の子の配偶者

Ⅱ

看護の対象および看護活動の場と看護の機能について基本的な知識を問う

─【 解答・解説 】─

【1】 3　家族が協力し合うことは、患者を支えるうえで不可欠な要素である。1：患者の自立が阻害され、患者本来の力が引き出されない。2：患者の自主性を奪うことになる。4：公平・平等な関係とはいえず不適切である。
【2】 3　家族成員の最少人数は2人であるとされる。
【3】 3　核家族は、夫婦のみ、夫婦と未婚の子ども、父親または母親とその未婚の子ども、である。
【4】 3　令和3（2021）年の核家族世帯総数は約3067万世帯（全世帯の59.1%）で、内訳は、「夫婦と未婚の子のみの世帯」約1427万世帯（27.5%）、「夫婦のみの世帯」約1271万世帯（24.5%）、「ひとり親と未婚の子のみの世帯」約369万世帯（7.1%）となっている。
【5】 2　令和3（2021）年の単独世帯の占める割合は29.5%であり、世帯数でみると増加傾向にある。
【6】 2　令和3（2021）年の平均世帯人員は2.37人である。
【7】 3　令和元（2019）年の国民生活基礎調査によると、主な介護者の要介護者等との続柄は、「同居の配偶者」の割合が最も高く23.8%であり、次いで「同居の子」20.7%となっている。

Ⓐ 家族の機能②

■ 疾病が患者・家族に与える心理・社会的影響（つづき）

□□□　入院が長期化した場合や生命の危険が予測される場合には、家族内での [**5**　　　] の交代を余儀なくされる。患者自身が経済的な主柱であれば [**6**　　　] が得られなくなったり、主婦であれば代行する人が必要になるなど、家族関係に緊張が生じる。

□□□　家族が在宅で療養する場合には、実際的な [**7**　　　] の負担や、患者の生命の危機をそばで支えるという心理的負担が生じる。

□□□　家族の障害受容に影響する因子には、以下のようなものがある。

> ● 障害の [**8**　　　] 度や性質：家族の介護負担に直結する。
> ● 家族の対処能力：適応できない場合には様々な問題が生じる。
> ● 家族の障害に対する価値観：家族構成員内で必ずしも [**9**　　　] しない。

□□□　看護師は、患者の家族の [**10**　　　] 機能の向上を助け、家族全体の意思決定を促進し、家族が患者のよきサポーターとなれるよう、家族の対処意欲を高めたり、家族が患者の疾患や障害を受容する過程が阻害されないよう支援することが大切である。

Ⓑ 家族形態の変化

■ 家族の多様性

□□□　近年では、少子高齢化や社会情勢の変化を背景にした [**1**　　　] 家族世帯の多様化や [**2**　　　] 世帯の減少、高齢者世帯の著しい増加がみられる。

□□□　近年では、子どもをもつ親同士の再婚などで [**3**　　　] のない親子やきょうだいの集合としての家族や、婚姻関係をもたず、[**4**　　　] 婚によって子どもをもつカップル、非婚で子どもをもつ女性（[**5**　　　　　　　　]）、意図的に子どもをもたず共働きをする夫婦（[**6**　　　　]（DINKS））、同性のカップル、志を同じくする者が同居し、共に生活を営む [**7**　　　　　　] など、家族の形態は多様化している。

□□□　家族の多様化の背景には、未婚化や [**8**　　　] 化、個人の [**9**　　　] 観の多様化、それを受容する社会的変化、女性の社会進出などによる [**10**　　　] 分業の否定など、複数の要素が関係しているといわれている。

■ 構成員の変化

□□□　家族の多様化に伴い、血縁や [**1**　　　] 関係をもたずに世帯を形成するなど、従来の世帯の形態に当てはまらない構成員の変化が生じている。

□□□　少子高齢化を背景にした家族構成員の変化は、祖父母が孫の面倒をみたり、成人した子どもが親の介護をしたりといった [**2**　　　　　] 機能（福祉機能、扶助機能）の低下を招いている。また、このことは、母親が家庭内や地域で育児に対する支援を受けられず孤立し、[**3**　　　] 虐待などに至るケースが増加していることに現れているように、[**4**　　　　] 機能の低下の一因にもなっている。

【8】　娘夫婦と3人暮らしの寝たきり高齢者。会話は可能。介護している娘は交換後の
　　　オムツをベッド上に放置している。娘は「最近世話をしているとイライラする。
　　　夫とろくに話をする時間がない。もう母の顔も見たくない」と訪問看護師に訴え
　　　た。
　　　介護者の状況で最も考えられるのはどれか。
　　1．夫への不満
　　2．強度の心身の疲労
　　3．母への身体的虐待
　　4．オムツを購入できない経済状況

【1】　近年の家族形態の変化で誤っているのはどれか。
　　1．晩婚化の進行
　　2．家庭の養育力の低下
　　3．単独世帯の減少
　　4．育児の孤独化

【2】　家族成員の最少人数はどれか。
　　1．4　人
　　2．3　人
　　3．2　人
　　4．1　人

Ⅱ

看護の対象および看護活動の場と看護の機能について基本的な知識を問う

─◆ 解答・解説 ◆─

【8】　2　一般問題としての出題であるが、ここでみておこう。介護者である娘の訴えからは、介護のストレスが蓄積していると判断で
　　　きる。介護ストレスは、いくつかの肉体的・精神的要因が組み合わさって生じるものである。

【1】　3　家族形態の変化として、未婚化や晩婚化、女性の高学歴化や社会進出、家庭の養育力の低下、育児の孤独化、世帯数では三世
　　　代世帯の減少傾向、核家族世帯（うち、夫婦のみ世帯、ひとり親と未婚の子のみの世帯）や単独世帯の増加傾向があげられる。

【2】　3　家族看護学者フリードマンの定義：「絆を共有し、情緒的な親密さによって互いに結びついた、しかも家族であると自覚してい
　　　る2人以上の成員」。

Ⓐ 看護活動の場と機能・役割①

［解答］

1 医療法
2 病院
3 20
4 都道府県知事
5 特定機能
6 400
7 16

■ 病　院

□□□　医療提供施設の開設および管理、整備の推進のために必要な事項が定められている法律は［**1**　　　　］である（第1条）。

□□□　［**2**　　　　　］とは、医師または歯科医師が、公衆または特定多数人のために医業または歯科医業を行う場所で、［**3**　　　］人以上の患者を入院させるための施設を有するものをいう。開設には［**4**　　　　　　　］の許可が必要である。

□□□　［**5**　　　　　　　］病院とは、厚生労働大臣の承認を得て、通常以上の医療従事者や施設により高度な医療を提供する能力を有する病院で、［**6**　　　］床以上の病床をもち、原則定められた［**7**　　　］の診療科をもつ病院である。

□□□　病床の種類による区分と看護職員の人員配置基準は下表のとおりである。

8 精神病床

9 療養病床

10 一般病床

病　床	定　義	人員配置*
［**8**　　　　　］	精神疾患を有する者を入院させるための病床	4：1**
感染症病床	感染症法に規定される1類、2類、および新感染症の患者などを入院させるための病床	3：1
結核病床	結核の患者を入院させるための病床	4：1
［**9**　　　　　］	上記以外で、主として長期にわたり療養を必要とする患者を入院させるための病床	4：1
［**10**　　　　　］	上記以外の病床	3：1***

＊患者対看護師の比率　　＊＊大学病院等では3：1　　＊＊＊特定機能病院の人員配置は2：1

■ 診療所

1 診療所
2 入院施設
3 19

□□□　［**1**　　　　　　　］とは、医師または歯科医師が、公衆または特定多数人のために医業または歯科医業を行う場所で、［**2**　　　　　］をもたないか、または［**3**　　　］人以下の入院施設を有するものをいう。

■ 助産所

1 助産師
2 正常分娩　　**3** 10
4 嘱託医

□□□　助産所とは、［**1**　　　　　　］が公衆または特定多数人のための業務（［**2**　　　　　］にまつわる業務）を行う場所で、妊婦・産婦・褥婦［**3**　　　］人以上の入所施設を有さないものをいう。開設には［**4**　　　　　］が必要である。

■ 訪問看護ステーション

1 訪問看護ステーション
2 老人訪問看護
3 健康保険法

4 介護保険法　**5** 1
6 高齢者の医療の確保に関する法律
7 1
8 健康保険法
9 3

□□□　［**1**　　　　　　　　　　　］は、看護職による訪問看護提供事業所であり、1992（平成4）年に［**2**　　　　　　　］制度としてスタートし、その後の1994（平成6）年に［**3**　　　　　　］の改正で高齢者以外にも対象が拡大された。現在、訪問看護ステーションを規定する法律は、利用者によって以下のように3つに分けられる。

1）［**4**　　　　　　　　　］：要介護認定を受けた者。自己負担は原則として［**5**　　　］割。

2）［**6**　　　　　　　　　　　　］：要介護認定を受けていない後期高齢者。自己負担は原則として［**7**　　　］割。

3）［**8**　　　　　　　］：1）、2）以外で訪問看護を必要とする者。自己負担［**9**　　　］割（小児は2割）。

【1】【2】はまとめて解いてね。

□□□
病院・診療所の定義

必修 102回 AM10

【1】 医療法において、病院とは□□人以上の患者を入院させるための施設を有するものと規定されている。□□に入るのはどれか。
1. 10　　　　　　　　　　　2. 20
3. 50　　　　　　　　　　　4. 100

□□□
病院・診療所の定義

必修 105回 PM8 改、109回 PM10 改、113回 AM10

【2】 医療法に規定されている診療所とは、患者を入院させるための施設を有しないもの又は（　　）人以下の患者を入院させるための施設を有するものをいう。（　　）に入るのはどれか。
1. 17　　　　　　　　　　　2. 18
3. 19　　　　　　　　　　　4. 20

□□□
医療提供施設の種類

必修 106回 AM9

【3】 医療法で「地域の医療従事者の資質の向上を図るための研修を行わせる能力を有すること」と定められているのはどれか。
1. 助産所　　　　　　　　　2. 診療所
3. 特定機能病院　　　　　　4. 地域医療支援病院

□□□
医療提供施設の種類

必修 110回 PM9

【4】 医療法に基づき高度医療の提供とそれに関する研修を実施する医療施設はどれか。
1. 診療所　　　　　　　　　2. 特定機能病院
3. 地域医療支援病院　　　　4. 臨床研究中核病院

□□□
看護職員の配置基準

必修 107回 AM9

【5】 一般病床の看護職員の配置基準は、入院患者〔　　〕人に対して看護師及び准看護師1人と法令で定められている。〔　　〕に入るのはどれか。
1. 2　　　　2. 3　　　　3. 4　　　　4. 6

─〈 解答・解説 〉─

【1】2 【2】3　医療法の規定により、病院は「20人以上の患者を入院させるための施設を有するもの」とされている。診療所は「患者を入院させるための施設を有しないもの又は19人以下の患者を入院させるための施設を有するもの」とされている。
【3】　　　4　医療法の第4条に、地域医療支援病院の規定項目がある。
【4】　　　2　特定機能病院は厚生労働大臣の承認を得る。
【5】　　　2　看護職員の人員配置基準は医療法に規定されている。一般病床における看護職員の配置は入院患者3人に対して看護師および准看護師1人以上と定められている。一般病床以外でも感染症病床・精神病床（大学付属病院等）は患者3人に1人以上、大学病院等以外の精神病床・療養病床・結核病床は患者4人に1人以上、特定機能病院は患者2人に1人以上である。※厚生労働省発表では、「正解した受験者については採点対象に含め、不正解の受験者については採点対象から除外（理由：問題として適切であるが、必修問題としては妥当でないため）」

Ⅱ

看護の対象および看護活動の場と看護の機能について基本的な知識を問う

Ⓐ 看護活動の場と機能・役割②

【解 答】

■ **訪問看護ステーション（つづき）**

□□□ 訪問看護ステーションは、行政や医療法人、看護協会などが設置し、これを運営する管理者は常勤の［**10**　　　］もしくは看護師でなければならない。

10 保健師

□□□ 訪問看護ステーションの開設には、常勤換算方法で［**11**　　　］人以上の看護職員が必要である。

11 2.5

□□□ 訪問看護ステーションの従事者は、保健師、看護師、准看護師、［**12**　　　］、作業療法士、［**13**　　　］である。（**12 13**順不同）

12 理学療法士
13 言語聴覚士

□□□ 訪問看護ステーションがサービスを提供する際には、主治医の［**14**　　　］が必要である。また、サービス提供後には報告書を主治医に提出する。

14 訪問看護指示書

□□□ サービス内容は、［**15**　　　］法および介護保険法に準じた内容とする。

15 保健師助産師看護師

■ **介護保険施設**

□□□ 介護保険施設とは、［**1**　　　］法に基づいてサービスを提供する介護施設で、［**2**　　　］（特別養護老人ホーム）、［**3**　　　］（老人保健施設）、介護療養型医療施設（療養病床）、介護医療院からなる。
これらの施設サービスの対象者は特別養護老人ホームを除き、要介護［**4**　　　～　　　］の利用者であり、特別養護老人ホームは原則、要介護3以上である。

1 介護保険
2 介護老人福祉施設
3 介護老人保健施設
4 1〜5

□□□ 介護保険施設の概要は下表のとおりである。

	指定介護老人福祉施設（特別養護老人ホーム）	介護老人保健施設	指定介護療養型医療施設 *2023年度末で廃止	介護医療院（平成30年4月創設）
基本的性格	要介護高齢者のための生活施設	要介護高齢者が在宅復帰を目指すリハビリテーション施設	重医療・要介護高齢者の長期療養施設	医療の必要な要介護高齢者の長期療養・生活施設
対象とサービス内容	可能な限り在宅復帰できることを念頭に、常時介護が必要な方の入所を受け入れ、入浴や食事などの日常生活の支援、リハビリテーション、療養上の世話などを提供（平成27年度から新規入居者は原則、要介護3以上）	病状が安定期で入院治療の必要はなく、在宅復帰を目指している方の入所を受け入れ、入所者が可能な限り自立した日常生活を送ることができるよう、リハビリテーション、看護、介護などを提供する	常時医療管理が必要で、病状が安定期の方を受け入れ、医療、機能訓練、看護、介護などを提供する	日常的な医学管理や看取り・ターミナルケアなどの医療機能と、生活施設としての機能とを兼ね備える（重篤な要介護者が入居するⅠ型と、安定した容体の要介護者が入居するⅡ型がある）

＊平成29年度末で廃止予定だったが、法改正（平成29年6月公布）でさらに6年間延長

□□□ 老人保健施設は、治療と介護を必要とする高齢者の増加に伴い、医療施設と福祉施設の［**5**　　　］として1988（昭和63）年に老人保健法（当時）によって設置され、その後、介護保険の施行により2000（平成12）年から［**6**　　　］に根拠法が移行し、［**7**　　　］となった。

5 中間施設
6 介護保険法
7 介護老人保健施設

□□□
訪問看護ステーションの職員配置基準

必修 111回 PM10

【6】 指定訪問看護ステーションには常勤換算で（　　）人以上の看護職員を配置することが定められている。
（　　）に入るのはどれか。
1. 1.0　　　　2. 1.5　　　　3. 2.0　　　　4. 2.5

□□□
訪問看護ステーションの管理者

必修 94回 AM10 改、101回 AM24、107回 PM9 改

【7】 訪問看護ステーションの管理者となることができるのはどれか。
1. 医　師　　　　2. 看護師　　　　3. 薬剤師
4. 管理栄養士　　5. 社会福祉士

□□□
訪問看護を行う職種

必修 104回 PM9

【8】 介護保険法に基づき訪問看護を行うことができる職種はどれか。
1. 医　師　　2. 薬剤師　　3. 理学療法士　　4. 介護福祉士

□□□
介護老人保健施設

必修 106回 PM9

【9】 介護老人保健施設の設置目的が定められているのはどれか。
1. 介護保険法　　2. 健康保険法　　3. 地域保健法　　4. 老人福祉法

□□□
介護老人保健施設

必修 100回 AM7

【10】 介護老人保健施設はどれか。
1. 医業を行い、20名以上の患者が入院できる施設
2. 医業を行い、患者が入院できるための施設が無い施設
3. 要介護者が入所し、必要な医療や日常生活の援助を受ける施設
4. 認知症の要介護者が共同生活をしながら、日常生活の援助を受ける施設

□□□
要介護者のための施設

必修 104回 AM8 改、108回 PM10

【11】 要介護者に対し、看護・医学的管理の下で必要な医療や日常生活上の世話を行うのはどれか。
1. 介護老人保健施設　2. 短期入所生活介護　3. 保健センター　4. 有料老人ホーム

―◖ 解答・解説 ◗―

【6】　4　【7】　2　訪問看護ステーションは常勤換算で2.5人以上の看護職員が必要である。管理者は保健師または看護師である。
【8】　　　　3　医師、薬剤師、介護福祉士は、訪問看護ステーションの管理者にも従事者にもなれない。
【9】　　　　1　以前は老人保健法（現・高齢者の医療の確保に関する法律）に規定されていたが、介護保険の導入に伴い介護保険法に移行した。
【10】　　　3　選択肢はそれぞれ、1：病院、2：無床診療所、4：認知症対応型共同生活介護（グループホーム）の説明である。
【11】　　　1　介護老人保健施設は、医師による医学的管理のもと、看護・介護ケアやリハビリテーション、日常生活上の世話を併せて提供する施設である。

A 看護活動の場と機能・役割③

│解　答│
8 自立
9 リハビリテーション
10 ショートステイ

11 7分の2
12 7分の5

1 権利擁護
2 介護予防

3 市町村

4 保健師
5 社会福祉士

1 地域保健
2 対人保健サービス
3 市町村

4 健康診査

5 市町村保健センター

6 保健所

1 地域保健
2 公衆衛生

3 保健所

■ 介護保険施設（つづき）

□□□　高齢者の［**8**　　　　　］を支援し、居宅での生活への復帰を目指す施設である。

□□□　主なサービスの内容は［**9**　　　　　　　　　］と日常生活の援助である。また、介護保険法の居宅サービスにおいて、［**10**　　　　　　　］（短期入所療養介護）や、通所リハビリテーション（デイケア）は同施設を利用できる。

□□□　介護老人保健施設における看護・介護職員配置数は利用者3人に対し1人以上、また看護職員数は、看護・介護職員の総数の［**11**　　　　　］程度、介護職員数は看護・介護職員の総数の［**12**　　　　　］程度と規定されている。

■ 地域包括支援センター

□□□　地域包括支援センターは、2005（平成17）年の介護保険法改正により創設（施行は2006年）された、高齢者の総合相談支援、虐待防止などの［**1**　　　　　］事業、包括的・継続的ケアマネジメント支援、［**2**　　　　　］ケアマネジメント（介護予防ケアプランの作成等）などを総合的に担う中核機関である。

□□□　地域包括支援センターの運営主体は、［**3**　　　　　］、在宅介護支援センターの運営法人、その他市町村から委託を受けた法人である。

□□□　地域包括支援センターの職員体制は、［**4**　　　　　］、主任ケアマネジャー、［**5**　　　　　］の3つの専門職またはこれらに準ずる者とされる。

■ 市町村

□□□　市町村保健センターは、［**1**　　　　　］法に規定された、地域住民に総合的な［**2**　　　　　］を提供することを目的とする施設である。

□□□　市町村保健センターは、行政機関ではなく、［**3**　　　　　］レベルにおける健康づくりを推進する場であり、各市町村に1か所以上設置することを目標として整備が進んでいる。

□□□　市町村保健センターの業務は、地域住民のニーズに応じて各市町村が設定できるが、具体的には、健康相談、保健指導、小児予防接種、［**4**　　　　　］、乳幼児健診などの一次的なサービスを提供する役割をもつ。

□□□　地域保健の直接的サービス（一次的なサービス）を［**5**　　　　　］が担い、より専門的なサービス（二次的なサービス）を［**6**　　　　　］が担う。

■ 保健所

□□□　保健所は、［**1**　　　　　］法に規定された地域保健の専門機関であり、疾病の予防、健康増進、環境衛生などの［**2**　　　　　］活動を行う中心的な機関である。

□□□　地域保健法は、従来の［**3**　　　　　］法の改正によって生まれた法律で、地域保健対策を総合的に推進し、その強化を図る目的で1994（平成6）年に制定された。

地域包括支援センターの
業務は p.28 の図を
参考にしてね。

【14】【15】はまとめて解いてね。

□□□
地域包括支援セン
ター

【12】 地域包括支援センターの機能はどれか。2つ選べ。
1. 介護報酬の支給
2. 訪問介護の実施
3. 要介護認定審査
4. 高齢者虐待の相談
5. 介護予防ケアマネジメント

□□□
地域包括支援セン
ター

【13】 地域包括支援センターを設置できるのはどれか。
1. 国　　　　　　　　　　2. 都道府県
3. 市町村　　　　　　　　4. 健康保険組合

□□□
市町村保健センタ
ーの業務

【14】 地域保健法に規定されている市町村保健センターの業務はどれか。
1. 病気の治療
2. 住民の健康診査
3. 看護師免許申請の受理
4. 専門的で広域的な健康課題への対応

□□□
市町村保健センタ
ーの業務

【15】 市町村保健センターの業務はどれか。
1. 廃棄物の処理　　　　　　2. 人口動態統計調査
3. 看護師免許申請の受理　　4. 地域住民の健康づくり

□□□
地域保健法に基づ
く施設

【16】 地域保健法に基づき設置されているのはどれか。
1. 診療所
2. 保健所
3. 地域包括支援センター
4. 訪問看護ステーション

Ⅱ
看護の対象および看護活動の場と看護の機能について基本的な知識を問う

───《 解答・解説 》───

【12】 4、5　1：介護報酬の支給は市町村が行う。2：訪問介護を実施するのは都道府県知事から認可された指定介護サービス事業者
である。3：要介護認定審査は、市町村に設置される介護認定審査会で行われる。

【13】 3　　地域包括支援センターは市町村が設置できる。また在宅介護支援センターの運営法人や、包括的支援事業の実施の委託を
受けた者も包括的支援事業等を実施するためにセンターを設置できるとされている。

【14】 2　　市町村保健センターは、地域保健の直接的サービスを担う。4：保健所の業務である。

【15】 4　　市町村保健センターは、前問【14】のとおり地域保健の直接的サービスを担う、地域住民の健康づくりを推進する場であ
る。

【16】 2　　1：医療法、3：介護保険法、4：健康保険法などに基づく。

Ⓐ 看護活動の場と機能・役割④

［解答］

4 都道府県
5 指定都市

■ 保健所（つづき）

□□□　保健所の設置主体は、［**4**　　　　　　　　］、［**5**　　　　　　　　　］、中核市、政令市、特別区（東京23区）であり、2019（平成31）年4月1日現在、472か所の保健所が設置されている。地域保健法に基づく保健所の業務は以下のとおりである。

6 人口動態
7 食品衛生
8 環境の衛生

9 保健師

10 精神保健

11 疾病の予防

1）地域保健に関する思想の普及および向上に関する事項
2）［**6**　　　　　　　　］統計その他地域保健にかかわる統計に関する事項
3）栄養の改善および［**7**　　　　　　　　］に関する事項
4）住宅、水道、下水道、廃棄物の処理、清掃その他の［**8**　　　　　　　　］に関する事項
5）医事および薬事に関する事項
6）［**9**　　　　　　　］に関する事項
7）公共医療事業の向上および増進に関する事項
8）母性および乳幼児ならびに老人の保健に関する事項
9）歯科保健に関する事項
10）［**10**　　　　　　　　］に関する事項
11）治療方法が確立していない疾病その他の特殊の疾病により長期に療養を必要とする者の保健に関する事項
12）エイズ、結核、性病、伝染病その他の［**11**　　　　　　　　］に関する事項
13）衛生上の試験および検査に関する事項
14）その他地域住民の健康の保持および増進に関する事項

■ 学　校

1 健康教育

□□□　学校における看護の役割には、［**1**　　　　　　　　］、衛生管理、養護に関するものがある。

2 養護教諭
3 医療的ケア

□□□　保健師の資格を活かし［**2**　　　　　　　　］として活動するほかに、特別支援学校において［**3**　　　　　　　　］を担う看護師の配置が広がっている。

■ 企　業

□□□　雇用形態の変化、経済や産業構造の変化、技術革新などによって労働者を取り巻く環境は大きく変化している。

1 メンタルヘルス
2 産業看護師

□□□　こうした社会状況のなかで従業員は職場においてストレスを感じており、個人・集団に対して［**1**　　　　　　　　］も含めた健康管理・増進を行う産業保健師や［**2**　　　　　　　　］の役割は重要性を増している。

【17】【18】はまとめて解いてね。

□□□
保健所の事業

必修 95回 AM9

【17】 地域保健法に基づく保健所の事業で誤っているのはどれか。
1. 環境衛生
2. 健康増進
3. 疾病予防
4. 要介護認定

□□□
保健所の業務

予想

【18】 地域保健法に基づく保健所の業務で誤っているのはどれか。
1. 保健指導
2. 福祉用具の貸与
3. 人口動態統計
4. 感染症検査

□□□
保健所の設置主体

必修 105回 AM9

【19】 保健所の設置主体で正しいのはどれか。
1. 国
2. 都道府県
3. 社会福祉法人
4. 独立行政法人

□□□
地域保健業務

予想

【20】 地域住民に対する保健・福祉サービスを提供する施設でないのはどれか。
1. 保健所
2. 都道府県ナースセンター
3. 市町村保健センター
4. 地域包括支援センター

Ⅱ
看護の対象および看護活動の場と看護の機能について基本的な知識を問う

── 解答・解説 ───

【17】 4　要介護認定については介護保険法（第27条）に定められており、市町村に設置された介護認定審査会の審査・判定を基に、市町村が行う。

【18】 2　福祉用具の貸与は介護保険法に規定があり、在宅の要介護者等について、指定を受けた介護保険事業者から提供される。

【19】 2　保健所は、地域保健法に基づき、都道府県、指定都市、中核市などに設置されている。

【20】 2　都道府県ナースセンターは、「看護師等の人材確保の促進に関する法律」に規定されており、看護職の離職防止や再就業促進のための事業を行う。地域住民へのサービスを行う施設ではない。

Ⓐ 看護活動の場と機能・役割⑤

解答

1 疾病

2 セルフケア

■ 訪問看護 ･･･

□□□ 訪問看護の目的は、[**1**　　　　　]や障害があっても、住み慣れた地域において人生の終点まで自分らしく生きることができるように支援することである。

□□□ 訪問看護の機能は、在宅療養者の自立や[**2**　　　　　]を支援し、療養者の心身機能の維持・回復を促し、病状の悪化を予防することである。同時に、介護を担う家族の健康や生活にも配慮する必要がある。

■ チーム医療 ･･･

1 主体
2 対等

□□□ チーム医療とは、保健医療福祉に携わる様々な専門職者が、健康上の問題を抱える人（患者）に対し、相互の連携をとりながらそれぞれに[**1**　　　]性を発揮し、[**2**　　　]かつ協調的に医療を行う医療関係モデルをいう。

□□□ 医療に関連する法定職種には、下表のようなものがある。

3 厚生労働

4 都道府県知事

領　域	職　種	資　格
医業者	医師、歯科医師	国家資格（[**3**　　　　　]大臣が免許交付者）
医療補助者	薬剤師、保健師、助産師、看護師、診療放射線技師、臨床検査技師、衛生検査技師、理学療法士、作業療法士、視能訓練士、言語聴覚士、歯科衛生士、歯科技工士、臨床工学技士、義肢装具士、救急救命士	国家資格（厚生労働大臣が免許交付者）
	准看護師	[**4**　　　　　]が免許交付者
保健医療福祉関係者	あん摩マッサージ指圧師、はり師、きゅう師、柔道整復師、精神保健福祉士、社会福祉士、介護福祉士、管理栄養士	国家資格（厚生労働大臣が免許交付者）
	栄養士、介護支援専門員	都道府県知事が免許交付者

5 患者または患者や家族

6 コーディネーター

7 クリニカルパスまたはクリティカルパス

8 バリアンス

□□□ チーム医療の構造の中心は[**5**　　　　　]であることを踏まえ、治療計画に共に参画できるよう働きかける。

□□□ 看護師には、専門職としてのかかわりのほか、各職種間の[**6**　　　　　]としての役割が期待される。

□□□ [**7**　　　　　　　　　]とは、医療チームで共有する医療スケジュール計画書であり、患者に対して統一的な医療を提供するのに役立つ。

□□□ チーム医療においては、[**8**　　　　　]の有無を確認することも重要である。

【2】【3】はまとめて解こう！

□□□
医療関連職種

必修 104回 PM10

【1】 嚥下困難のある患者への嚥下訓練において連携する職種で最も適切なのはどれか。
　1．歯科技工士　　　　　　　　2．言語聴覚士
　3．義肢装具士　　　　　　　　4．臨床工学技士

□□□
チーム医療

必修 103回追 PM10

【2】 チーム医療に重要なのはどれか。
　1．看護師主体で構成する。　　　　2．医師の指示を無条件で受け入れる。
　3．チームメンバーの協力体制がある。4．チームメンバーの能力が均一である。

□□□
チーム医療

必修 110回 PM10

【3】 チーム医療で適切なのはどれか。
　1．他施設との間で行うことはできない。
　2．チームメンバー間で目標を共有する。
　3．チームリーダーは看護師に固定する。
　4．経験年数が同等の者でチームを構成する。

□□□
チーム医療

必修 105回 AM10

【4】 チーム医療で正しいのはどれか。
　1．国家資格を持つ者で構成される。
　2．リーダーとなる職種を固定する。
　3．他施設との間で行うことはできない。
　4．メンバー間で情報を共有して意思決定をする。

□□□
治療・ケアの計画
書

必修 101回 PM18

【5】 治療・ケアが疾患別に時系列で示されているのはどれか。
　1．熱型表　　　　　　　　　　2．クリニカルパス
　3．問題志向型叙述記録　　　　4．フォーカスチャーティング

─◀ 解答・解説 ▶─

【1】　　2　1：歯科技工士は、歯科医療用の補綴物等の作成、修理、加工を行う。3：義肢装具士は、義肢および装具の装着部位の採寸・採型、製作および身体への適合等の業務を行う。4：臨床工学技士は、人工心肺装置、血液透析装置などの生命維持管理装置の操作と保守点検を行う。

【2】3【3】2　チーム医療では、メンバー間で情報や目標を共有しながら各専門職が主体性を発揮し、協調的に医療を行うことを基本とする。

【4】　　4　チーム医療では、多職種が連携してカンファレンスなどにより、情報共有、意見交換、意思決定を行い、適切なケアを提供する。

【5】　　2　1：体温を経時的に記録した表。体温表、フローシートなどともよばれる。3：POS（問題志向型システム）における看護記録の構成要素である。4：経過記録の形式の一つである。

A 看護活動の場と機能・役割⑥

解答

■ チーム医療（つづき）

□□□ チームにおける看護師の役割には、以下のようなことがあげられる。

> 1）チームの一員としての看護専門職としての役割
> ● 人々の生活支援のプロセスにおいて、看護的視点に基づき、看護の専門的立場から働きかける
> 2）専門職間のコーディネーターとしての役割
> ● 必要に応じてチームメンバーに連絡・相談する
> ● 問題に応じてそれぞれの専門部門に紹介する
> ● [**9**   ] を開催し、医療看護計画を立てる
> ● 患者の [**10**   ] を統合し、医療サービスをコーディネートする
> 3）保健医療チームの中核としての仲介的・調整的役割
> ● 対象者（患者）を中心に、対象者のニーズに応じて必要なメンバーを構成する
> ● 社会資源を積極的に活用する（必要時は神父や僧侶、ボランティアなどを含む）

9 カンファレンス
10 ニーズ

■ 退院調整

□□□ 退院後の生活に対する対象の不安・心配および意向を把握して、退院後の生活に必要となる [**1**   ]・物理的環境に対して、支援者となりうる人や機関などと連絡を取り、各支援者の [**2**   ] が対象にとって最適なものとなるように支援体制を整えることである（『看護行為用語分類』2005年）。

1 人的
2 役割

■ 入院のオリエンテーション（入院相談）

□□□ 入院のオリエンテーションは、入院後なるべく早く行い、患者が新しい環境に適応できるように援助する。

□□□ 看護師は患者が今回の入院や治療についてどのように [**1**   ] しているかを把握し、患者に質問や不安があればていねいに説明する。

1 認識

■ 地域医療連携

□□□ 医療施設から地域へと患者に必要な医療が継続されるためには、それぞれの場で活動する職種の [**1**   ] が不可欠である。

□□□ 病院と介護老人保健施設の連携、医療機関と福祉施設の連携など、様々なサービス主体間で連携のネットワークをつくることが必要となっている。

1 連携

■ 家族との調整

□□□ 闘病するうえで家族は大事なサポーターである。同居者だけでなく直接的に協力してくれる家族や親戚を把握する必要がある。また、時には家族以外に [**1**   ] となる人物がいる場合もある。

□□□ 在宅において障害者や高齢者などを介護している家族に、家族を支援する者が介護を一時的に代替することにより、家族が心身の疲労を回復させリフレッシュを図れるように支援することを [**2**   ] という。

1 キーパーソン

2 レスパイトケア

□□□
クリニカルパス

一般 93回 AM61

【6】 クリニカルパス（クリティカルパス）の特徴で正しいのはどれか。
1．多種の疾患をもつ患者の診察に有用である。
2．医療チームで共有できる医療管理計画である。
3．経済性を最優先した標準計画である。
4．詳細な看護計画は不要である。

□□□
看護師の役割

予想

【7】 チームにおける看護師の役割で誤っているのはどれか。
1．各専門職種の独立性を高める。
2．チーム内の連絡・調整を行う。
3．カンファレンスを開催する。
4．社会資源を積極的に活用する。

□□□
チーム医療

予想

【8】 チーム医療を推進していくうえで適切でないのはどれか。
1．それぞれの専門職が協働してかかわる。
2．すべて医師の指示のもとに行動する。
3．それぞれが主体的にかかわる。
4．看護師がリーダーになるケースもある。

□□□
退院支援

一般 101回 AM46

【9】 病院内の退院調整部署による退院支援について正しいのはどれか。
1．65歳以上の高齢者を対象とする。
2．医師が退院日を決めてから、支援を開始する。
3．退院調整看護師は、訪問看護導入の要否を検討する。
4．退院調整部署の設置は診療報酬の算定要件ではない。

□□□
レスパイトケア

必修 109回 AM8

【10】 レスパイトケアの目的はどれか。
1．介護者の休息　　　　　　　　2．介護者同士の交流
3．介護者への療養指導　　　　　4．療養者の自己決定支援

─(解答・解説)─

【6】 2　1：複数の疾患をもつ患者では、治療・ケアの標準化が図りにくいため対象になりにくい。
【7】 1　それぞれの職種の専門性を尊重しながら、職種間の仲介（コーディネート）を行う。
【8】 2　チーム医療を推進していくうえでは、それぞれの専門職が協働して主体的にかかわり、その時々に応じてチームリーダーになる職種が変わる。
【9】 3　退院調整看護師は退院へ向け、介護保険ほか利用可能なサービスの説明や利用のための支援、在宅での社会資源活用の調整などを行う。
【10】 1　レスパイトケアは介護者の休息を目的とする。

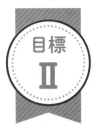

Ⅱ-【4】

子どもの発達・発育で正しいのはどれか。

1．身体各部の発達の臨界期は一定である。
2．脳神経系は乳幼児期に急速に発達する。
3．基本的な運動発達は脚部から上方へ向かう。
4．新生児期には遺伝よりも環境の影響が大きい。

Ⅱ-【1】

フィンクの危機モデルで最後の段階はどれか。

1．ショック
2．適応
3．承認
4．防御的退行

Ⅱ-【5】

乳児期の特徴はどれか。

1．分離不安
2．第一次反抗期
3．ギャングエイジ
4．自我同一性の確立

Ⅱ-【2】

乳児で IgG 抗体量が最も少なくなる時期はどれか。

1．生後0〜2か月
2．生後3〜6か月
3．生後7〜9か月
4．生後10〜12か月

Ⅱ-【6】

先天異常のうち、染色体異常に分類されるのはどれか。

1．ダウン症候群
2．血友病
3．先天性風疹症候群
4．フェニルケトン尿症

Ⅱ-【3】

エリクソン，E. H. Erikson, E. H. の乳児期の心理・社会的発達段階で正しいのはどれか。

1．親　密
2．同一性
3．自主性
4．基本的信頼

Ⅱ-【7】

原始反射はどれか。

1．手掌把握反射
2．視性立ち直り反射
3．パラシュート反射
4．Landau〈ランドー〉反射

Ⅱ-【8】

離乳食完了期頃の調理形態はどれか。

1. つぶし粥
2. 歯茎でかめる固さ
3. 舌でつぶせる固さ
4. 歯茎でつぶせる固さ

Ⅱ-【12】

第二次性徴が発現し始めた思春期に関心が向くのはどれか。

1. 善悪の区別
2. 仕事と家庭の両立
3. 自己の身体の変化
4. 経済力の確保と維持

Ⅱ-【9】

乳幼児で人見知りが始まる時期はどれか。

1. 生後1〜2か月
2. 生後6〜8か月
3. 生後18〜24か月
4. 生後36〜42か月

Ⅱ-【13】

老化に伴う視覚の変化で正しいのはどれか。

1. 視野が狭くなる。
2. 近くが見やすくなる。
3. 色の識別がしやすくなる。
4. 明暗順応の時間が短縮する。

Ⅱ-【10】

セリエ，H． Selye, H. が提唱した理論はどれか。

1. 危機モデル
2. ケアリング
3. セルフケア
4. ストレス反応

Ⅱ-【14】

老年期の身体的な特徴で正しいのはどれか。

1. 尿量の増加
2. 味覚の感度の向上
3. 体温調節能の低下
4. 外来抗原に対する抗体産生の亢進

Ⅱ-【11】

思春期にある人が親密な関係を求める対象はどれか。

1. 教 師
2. 祖父母
3. 友 人
4. 両 親

Ⅱ-【15】

ハヴィガースト，R．J．Havighurst, R. J. が提唱する老年期の発達課題はどれか。

1. 子どもを育てる。
2. 退職と収入の減少に適応する。
3. 社会的責任をともなう行動を望んでなしとげる。
4. 男性あるいは女性としての社会的役割を獲得する。

Ⅱ-【16】

法的に診療所に入院させることのできる患者数の上限はどれか。

1. 9人
2. 19人
3. 29人
4. 39人

Ⅱ-【20】

機能別看護方式の説明で正しいのはどれか。

1. 1人の看護師が毎日異なる患者を受け持つ。
2. 内容別に分類した看護業務を複数の看護師が分担して実施する。
3. 1人の看護師が1人の患者を入院から退院まで継続して受け持つ。
4. 患者をいくつかのグループに分け、各グループを専属の看護師チームが受け持つ。

Ⅱ-【17】

特定機能病院で正しいのはどれか。

1. 地域の医療従事者の資質向上のための研修を行う能力を有する。
2. 高度の医療技術の開発および評価を行う能力を有する。
3. 300人以上の患者を入院させるための施設を有する。
4. 都道府県知事の承認を得て設立される。

Ⅱ-【21】

診療報酬における7対1入院基本料の条件はどれか。

1. 患者7人に看護職員1人
2. 看護職員7人に医師1人
3. 看護職員7人に看護補助者1人
4. 日勤看護職員7人に夜勤看護職員1人

Ⅱ-【18】

介護老人保健施設について正しいのはどれか。

1. 医師は非常勤でよい。
2. 患者が入院できるための設備がない。
3. 認知症要介護者の日常生活の援助を支援する。
4. 法的根拠は介護保険法である。

Ⅱ-【22】

プライマリナーシングの説明で正しいのはどれか。

1. 1人の看護師が毎日異なる患者を担当する。
2. 看護業務を内容別に分類し、複数の看護師が分担して実施する。
3. 1人の患者を1人の看護師が入院から退院まで継続して受け持つ。
4. 患者をいくつかのグループに分け、看護師がチームを組織して受け持つ。

Ⅱ-【19】

訪問看護ステーションで正しいのはどれか。

1. 利用者は高齢者に限定される。
2. 24時間体制を義務付けられている。
3. 常勤換算で2.5名以上の看護職員が必要である。
4. サービスの提供は看護職員でなければならない。
5. 勤務する看護職員は臨床経験5年以上と定められている。

Ⅱ-【23】

国家資格の保健医療福祉関係職種はどれか。

1. 栄養士
2. 臨床心理士
3. 社会福祉士
4. 養護教諭

解答・解説

Ⅱ-【1】
解答：2

フィンクの危機モデルは、障害受容のプロセスモデルである。衝撃（ショック）→防御的退行→承認→適応の４つの段階があり、適応は第４段階として、残存機能の発揮により自己のアイデンティティを再認識し、新たな価値観を構築する時期である。

Ⅱ-【2】
解答：2

母体由来のIgG（免疫グロブリンG）は、生後３～６か月頃に最も少なくなる。児が自ら産生する自己由来のIgGは、出生後から徐々に産生されるようになる。

Ⅱ-【3】
解答：4

１：親密は成人初期、２：同一性は青年期、３：自主性は幼児後期である。

Ⅱ-【4】
解答：2

脳神経は６歳までに急速に発達するとされる。１：身体各部で臨界期は異なる。３：運動発達の方向は頭から下肢へ、中枢から末梢へ向かう。４：新生児期には環境よりも遺伝的な影響のほうが大きい。

Ⅱ-【5】
解答：1

乳幼児では、入院などで家族（母親）と離れた際に、分離不安から、泣いたり拒否的な態度をとるなどの反応がみられる。分離不安は、乳児が親に情緒的に執着するようになる頃に起こる。２：幼児期、３：学童期、４：青年期の特徴である。

Ⅱ-【6】
解答：1

２の血友病はＸ連鎖潜性遺伝に、３の先天性風疹症候群は妊娠初期に母体を通じて有害な因子によって起こる胎芽病に、４のフェニルケトン尿症は常染色体潜性遺伝に、それぞれ分類される。

Ⅱ-【7】
解答：1

手掌把握反射は、新生児の手掌を刺激すると反射的に握りしめる反射。出生時よりみられる原始反射の１つである。

Ⅱ-【8】
解答：2

１：離乳初期、３：離乳中期、４：離乳後期の調理形態の目安である。

Ⅱ-【9】
解答：2

いつも近くにいる人とそうでない人の区別ができ、「恐れ」の情緒が発達する生後６～８か月頃から、人見知りが始まる。

Ⅱ-【10】
解答：4

カナダの生理学者セリエは、ストレスを生じさせる刺激をストレッサーと定義し、ストレッサーにより引き起こされる生体の反応をストレスとよび、三期に分けられるとした。

Ⅱ-【11】
解答：3

思春期では、親の保護から離れ、友人や先輩との結びつきを重視するようになる。

Ⅱ-【12】
解答：3

第二次性徴により様々な身体の変化が起こることで、自己の身体の変化に関心が向く。

Ⅱ-【13】
解答：1

加齢に伴い視野は狭くなる。近くは見づらくなる。色の識別能は低下する。明暗順応の時間は延長する。

Ⅱ-【14】
解答：3

高齢者では内部環境の恒常性維持機能が低下するため、体温調節能は低下する。

Ⅱ-【15】
解答：2

老年期の発達課題は、退職や引退と、それに伴う減収へ対応することとされる。

Ⅱ-【16】
解答：2

医療法により、診療所とは「医師又は歯科医師が、公衆又は特定多数人のため医業又は歯科医業を行う場所であつて、患者を入院させるための施設を有しないもの又は19人以下の患者を入院させるための施設を有するものをいう」と規定されている。

Ⅱ-【17】
解答：2

１：地域医療支援病院を説明している。３：特定機能病院の病床数の条件は400床以上である。４：特定機能病院は厚生労働大臣の承認を得る。

Ⅱ-【18】
解答：4

１：医師は常勤でなければならない。２：これは無床診療所である。医療法に規定されている。３：認知症の要介護者を対象とした施設は、認知症対応型共同生活介護（グループホーム）である。

Ⅱ-【19】
解答：3

最低要件として、常勤換算で2.5人以上の看護職員が必要である。１：訪問看護ステーションの利用者は、介護保険法、高齢者の医療の確保に関する法律、健康保険法により規定されており、条件によって小児から高齢者まで利用できる。２：24時間での体制もあるが、義務づけられてはいない。４：サービス提供者は、看護職（保健師、看護師、准看護師）のほか、理学療法士、作業療法士、言語聴覚士である。５：看護職員の臨床経験年数に規定はない。

Ⅱ-【20】
解答：2

１は患者受け持ち方式、３はプライマリーナーシング、４はモジュール型継続受け持ち方式である。

Ⅱ-【21】
解答：1

７対１とは患者数に対する看護師の配置数で、患者７人に対して看護職１人が実質的に配置されていることを示す。

Ⅱ-【22】 解答：3	プライマリーナーシングは、患者の個別性に合わせた看護実践ができるというメリットがある。

Ⅱ-【23】 解答：3	1：栄養士は都道府県知事が免許交付者である。2：臨床心理士は協会認定資格、4：養護教諭は教職課程を有している大学・短期大学等で必要単位を修得し、都道府県教育委員会から教員免許状を授与される。

III

看護に必要な
人体の構造と機能
および健康障害と
回復について
基本的な知識を問う

Contents

A 人体の基本的な構造と正常な機能①

［解答］

1ホメオスタシス

2自律神経
3内分泌
4フィードバック
5受容器　**6**効果器

7負のまたはネガティブ
8正のまたはポジティブ
9サーカディアンリズムまたは概日リズム

1中枢　**2**末梢

3脳　**4**脊髄

5硬膜　**6**クモ膜
7軟膜
8脳脊髄液または髄液

9大脳　**10**脳幹

■ 内部環境の恒常性

□□□　［**1**　　　　　　　　　］（恒常性）とは、身体の内外の変化にかかわらず、身体の内部環境が常に一定の状態に保たれていることである。

□□□　ホメオスタシスの機能は主に［**2**　　　　　］系（神経系）と［**3**　　　　　　］系が関与する［**4**　　　　　　　］機構によって維持されている。

□□□　フィードバック機構は、［**5**　　　　　］が生体の変化を感知して調節中枢に情報を伝え、調節中枢はその情報を判断して［**6**　　　　　　］に神経刺激やホルモンの形で伝達することによって生じる。

□□□　体温の上昇時に発汗がみられるのは、気化熱放射によって体温を低下させ、一定に保とうとする［**7**　　　　　　　］フィードバックの作用である。

□□□　分娩時には、子宮の収縮によってオキシトシンというホルモンが分泌され、子宮壁をさらに収縮させて分娩を促す方向に働く。このような作用のことを［**8**　　　　　　］フィードバックという。

□□□　ヒトがもつ概ね1日（約24時間）の生体リズムのことを［**9**　　　　　　　　］という。睡眠と覚醒を司る体内時計であり、ホメオスタシスの維持に関与している。

■ 神経系

□□□　神経系は［**1**　　　　　］神経系と［**2**　　　　　　］神経系に大別される。（**1 2**順不同）

● 中枢神経系

□□□　中枢神経系は［**3**　　　　　］と［**4**　　　　　　］（脊柱管内に存在する）に分けられる。

□□□　中枢神経は、外側から［**5**　　　　　］、［**6**　　　　　　］、［**7**　　　　］の3層からなる脳脊髄膜（髄膜）に保護されている。［**6**　　　　　　］と［**7**　　　　　　］の間にはクモ膜下腔があり、［**8**　　　　　　　］（脳室の脈絡叢で産生され、クモ膜顆粒から静脈に吸収される）で満たされている。

□□□　脳は、［**9**　　　　　］、間脳、中脳、橋、延髄（中脳、橋、延髄を合わせて［**10**　　　　　］という（間脳を含める場合もある））、小脳に区分される。

脳と髄膜

間脳［視床／視床下部
9
下垂体
小脳
第四脳室
中脳　橋　延髄
10
4

頭皮
頭蓋骨
5
6　髄膜
7
クモ膜下腔
クモ膜顆粒

【5】の問題は、98回と99回では一般問題として出題されたものが、106回では必修問題で登場したよ。

【3】【4】はまとめて解いてから解答・解説を確認しよう！

□□□
フィードバック機構

【1】 フィードバック機構で正しいのはどれか。
　1．ホメオスタシスには正のフィードバック機構が重要である。
　2．環境変化の影響をより強める方向に働く。
　3．身体の各器官系が独立して働くように作用する。
　4．受容体が生体の変化を感知して調節中枢に情報伝達する。

□□□
正のフィードバック機構

【2】 正のフィードバック機構はどれか。
　1．血圧上昇時の心拍数減少　　　　2．体温上昇時の発汗
　3．分娩時の子宮収縮　　　　　　　4．多飲時の尿量増加

□□□
サーカディアンリズム

【3】 サーカディアンリズムの周期はどれか。
　1．90分　　　　　2．12時間
　3．24時間　　　　4．28日

【4】 サーカディアンリズムの周期はどれか。
　1．約8時間　　　　2．約12時間
　3．約24時間　　　　4．約48時間

□□□
神経伝達物質

【5】 神経伝達物質はどれか。
　1．アルブミン　2．フィブリン　3．アセチルコリン　4．エリスロポエチン

Ⅲ
看護に必要な人体の構造と機能および健康障害と回復について基本的な知識を問う

神経細胞の構造

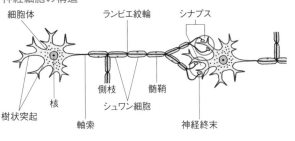

脳脊髄液の循環

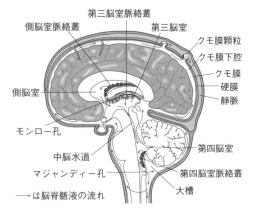

━● 解答・解説 ●━

【1】　4　1：負のフィードバックも必要である。2：身体内外の環境変化にかかわらず、内部環境を常に一定の状態に保つ方向に働く。3：身体の各器官系が協調して働くことで、ホメオスタシスが保たれる。

【2】　3　1：血圧上昇時には、心拍数を減少させて循環血液量を減らすことで血圧を低下させる。負のフィードバックである。4：多飲により増えた体内の水分を尿として体外へ排出させ、水分量を調節する。負のフィードバックである。

【3】【4】　3　サーカディアンリズムは概日リズムともいい、おおむね1日（約24時間）のリズムのことである。

【5】　3　神経伝達物質には様々な種類があり、アセチルコリン、ノルアドレナリン、グルタミン酸、GABA、ドパミン、セロトニンなどがあげられる。

Ⓐ 人体の基本的な構造と正常な機能②

【解 答】

11 灰白質
12 白質

13 運動
14 ブローカ野
15 感覚または知覚
16 後頭葉　17 側頭葉
18 ウェルニッケ野
19 視床　20 感覚
21 自律
22 瞳孔
23 姿勢
24 三叉　25 外転
26 顔面
27 脳幹網様体

28 舌咽　29 迷走
30 舌下　31 呼吸
32 嚥下

33 筋　34 運動

35 反射弓
36 脊髄反射
37 膝蓋

38 12　39 31
40 体性　41 自律

42 8　43 12
44 5　45 5　46 1

47 自律神経
48 交感
49 拮抗

■ 神経系（つづき）

□□□　大脳の表面は大脳皮質とよばれ、[11　　　　　] で構成される。大脳皮質の下には神経線維が集まる [12　　　　] が広がる。その内部には大脳基底核とよばれるニューロンが集まった灰白質で構成される部位がある。

□□□　大脳の前頭葉には [13　　　　] 野や運動性言語中枢（[14　　　　　　　]）が、頭頂葉には [15　　　　] 野が、[16　　　　　] には視覚野が、[17　　　　] には聴覚野や感覚性言語中枢（[18　　　　　　　]）がそれぞれ存在し、機能を司っている。

□□□　間脳は、[19　　　　] と視床下部からなる。視床は [20　　　　] 神経の伝導路であり、聴覚や視覚の中継核でもある。視床下部は [21　　　　] 神経の統合中枢であり、体温や食欲、睡眠、性欲、情動行動などを調節している。

□□□　中脳は、動眼神経、滑車神経の神経核を有する。視覚の反射中枢で [22　　　　] 反射を司る。身体の平衡や [23　　　　] の保持にも関与している。

□□□　橋は、延髄と中脳の中間にあり、[24　　　　] 神経、[25　　　　] 神経、[26　　　　] 神経、内耳神経の神経核を有する。（24〜26 順不同）

□□□　橋の背側には網目状の神経線維（[27　　　　　　]）があり、意識の保持（覚醒）に関与している。

□□□　延髄は、[28　　　　] 神経、[29　　　　] 神経、[30　　　　] 神経、副神経の神経核を有し、[31　　　　]、心臓反射、血管運動、唾液分泌、[32　　　　]、嘔吐、咳嗽の中枢として機能している。（28〜30／31 32 それぞれ順不同）

□□□　小脳は、橋と延髄の背面に位置し、3対の小脳脚で、中脳、橋、延髄と連絡している。[33　　　] 緊張や身体の平衡に関与している。障害を受けると [34　　　] 失調をきたす。

□□□　脊髄では、大脳皮質を介さず、[35　　　　　] を介して感覚神経からの刺激を運動神経に伝える [36　　　　　]（意思とは無関係の不随意の反射）が起こる。

□□□　脊髄反射には、伸張反射（代表例：[37　　　　] 腱反射）、屈曲反射（痛みから逃避する方向に働く反射）、内臓反射（排尿反射、射精反射など）がある。

● 末梢神経系

□□□　末梢神経系は、[38　　　] 対の脳神経と、[39　　　] 対の脊髄神経からなる。機能的には、[40　　　] 神経（運動神経、感覚神経）と [41　　　] 神経（交感神経、副交感神経）に分けられる。

□□□　脊髄神経は、頸神経（[42　　　] 対）、胸神経（[43　　　] 対）、腰神経（[44　　　] 対）、仙骨神経（[45　　　] 対）、尾骨神経（[46　　　] 対）に分けられる。

□□□　[47　　　　　　] は、無意識的かつ反射的に、生命維持にかかわる働き（呼吸、循環、消化、分泌、代謝など）を調整する神経系で、[48　　　　] 神経と副交感神経に分けられ、これらはおおむね [49　　　] 的(反対方向)に作用する。

□□□　自律神経の作用例は下表のとおりである。

神　経	心拍数	気管支	消化管運動	消化液分泌	末梢血管	瞳　孔
交　感	増加	拡張	抑制	低下	収縮	散大
副交感	減少	収縮	促進	亢進	拡張	縮小

【7】【8】は
まとめて解いてみよう！

□□□
脳　幹

必修 113回 AM12

【6】　脳幹に含まれる部位はどれか。
　　1．延　髄　　　　　2．小　脳　　　　　3．下垂体　　　4．松果体

□□□
言語中枢

必修 97回 AM14

【7】　言語中枢があるのはどれか。
　　1．大　脳　　　　　2．小　脳　　　　　3．橋　　　　　4．延　髄

□□□
言語中枢

必修 108回 PM11

【8】　運動性言語中枢はどれか。
　　1．中心後回　　　　　　　　　　　2．大脳基底核
　　3．Broca〈ブローカ〉野　　　　　4．Wernicke〈ウェルニッケ〉野

□□□
中枢神経系

一般 95回 PM5

【9】　中枢神経系で正しいのはどれか。
　　1．大脳の表面は白質と黒質とからなる。　2．小脳の下端に下垂体が位置する。
　　3．脳幹は延髄と脊髄とからなる。　　　　4．間脳は視床と視床下部からなる。

□□□
小脳の機能

必修 106回 AM14

【10】　小脳失調でみられるのはどれか。
　　1．下肢の麻痺が認められる。　　　　2．姿勢保持が困難になる。
　　3．血圧が不安定になる。　　　　　　4．体がこわばる。

□□□
交感神経

必修 95回 AM10

【11】　交感神経の緊張状態はどれか。
　　1．瞳孔の収縮　　　2．気管支の収縮　　　3．心拍数の減少　　　4．末梢血管の収縮

Ⅲ
看護に必要な人体の構造と機能および健康障害と回復について基本的な知識を問う

─◆ 解答・解説 ◆─

【6】　　1　脳幹は中脳、橋、延髄からなる。
【7】　1　【8】　3　言語中枢は大脳に存在する。運動性言語中枢は大脳の前
　　　　　　頭葉に、感覚性言語中枢は側頭葉にある。頭頂葉には感
　　　　　　覚（知覚）中枢がある。後頭葉には視覚中枢（視覚野）
　　　　　　がある。中心後回は頭頂葉にあり、大脳基底核は大脳髄
　　　　　　質にある。ブローカ野は前頭葉下部、ウェルニッケ野は
　　　　　　側頭葉にある。
【9】　　4　1：大脳の表面は灰白質で覆われている（大脳皮質）。
　　　　　　2：間脳の視床下部の下に下垂体がぶら下がっている。
　　　　　　3：脳幹は、中脳、橋、延髄からなる。
【10】　　2　小脳は、中脳、橋、延髄と連絡していて、身体の平衡や
　　　　　　姿勢の保持にも関与している。
【11】　　4　交感神経の緊張状態では、末梢血管は収縮して血液を深部に集め、心臓のポンプ機能は促進されて心拍数は増加する。

中心溝　一次感覚野
中心前回　中心後回
一次運動野　頭頂葉
前頭葉　感覚性言語中枢
後頭葉
運動性言語中枢
一次視覚野
小脳
一次聴覚野　味覚野
側頭葉

Ⓐ 人体の基本的な構造と正常な機能③

解答

■ 神経系（つづき）

□□□ 脳神経は主に肩より上に分布するが、[50　　　　]神経のみ胸腹部の内臓にまで分布する。脳神経の種類と主な働きは下表のとおりである。

50 迷走

名　称	神経線維の種類と特徴
Ⅰ　嗅神経	感覚神経：嗅覚
Ⅱ　視神経	感覚神経：視覚
Ⅲ　動眼神経	運動神経：眼球運動（内側直筋、上直筋、下直筋、下斜筋）、上眼瞼の挙上（上眼瞼挙筋） 副交感神経：縮瞳（瞳孔括約筋）
Ⅳ　滑車神経	運動神経：斜め下を見る眼球運動（上斜筋）
Ⅴ　[51　　]神経	眼神経、上顎神経、下顎神経の三枝に分かれる 感覚神経：顔面・口腔・歯の感覚 運動神経：咀嚼運動―下顎神経
Ⅵ　外転神経	運動神経：横を見る眼球運動（外側直筋）
Ⅶ　[52　　]神経	感覚神経：舌前2/3の味覚 運動神経：顔面の運動（表情筋） 副交感神経：唾液分泌（舌下腺・顎下腺）
Ⅷ　内耳神経	感覚神経：聴覚（蝸牛神経）、平衡覚（前庭神経）
Ⅸ　舌咽神経	感覚神経：舌後1/3の味覚 運動神経：嚥下 副交感神経：唾液分泌（耳下腺）
Ⅹ　[53　　]神経	感覚神経：頸・胸腹部内臓の感覚 運動神経：嚥下 副交感神経：胸腹部臓器の運動・分泌
Ⅺ　副神経	運動神経：首の運動（僧帽筋、胸鎖乳突筋）
Ⅻ　舌下神経	運動神経：舌の運動（舌筋）

51 三叉

52 顔面

53 迷走

■ 運動系

●骨

□□□ 骨は全身におよそ[1　　　　]個あり、体重の20%程度を占める。

1 200

□□□ 骨の役割として、身体の[2　　　]、内臓の[3　　　]、関節運動の補助、[4　　　　]の貯蔵、造血がある。

2 支持　**3** 保護

4 カルシウム

□□□ 骨は、内側から[5　　　]（骨髄で満たされており、造血を担う）、[6　　　]、[7　　　　]（骨の新生・再生に関与）で構成されている。

5 髄腔　**6** 骨質

7 骨膜

□□□ 骨髄には[8　　]色骨髄と[9　　]色骨髄がある。造血機能を有するのは[8　　]色骨髄で、成長とともに[9　　]色骨髄に置換される。

8 赤　**9** 黄

□□□ 女性ホルモンの[10　　　　　]には、骨量の維持に働き、骨吸収を抑制する（骨の破壊を抑制する）作用がある。

10 エストロゲン

●筋

□□□ 筋肉の両端のうち、身体の中心に近い骨への付着部を[11　　　]といい、遠いほうを[12　　　]という。筋の起始・停止部では、筋は[13　　　]（結合組織線維の束）となる。筋組織には以下のようなものがある。

11 起始

12 停止　**13** 腱

[14　　]筋	骨格筋	骨格の運動	随意筋（運動神経支配）
	心筋	心臓壁	[16　　]筋（自律神経
[15　　]筋	消化管や血管、尿管など	支配）	

14 横紋

15 平滑　**16** 不随意

脳神経

【12】　嚥下に関わる脳神経はどれか。
　　1．嗅神経　　　2．外転神経　　　3．滑車神経　　　4．迷走神経

脳神経

【13】　三叉神経の機能はどれか。
　　1．視　覚　　　2．眼球の運動　　　3．顔面の知覚　　　4．表情筋の運動

副交感神経の作用

【14】　副交感神経の作用で正しいのはどれか。
　　1．瞳孔散大　　　2．気管支拡張　　　3．心拍数の増加　　　4．消化液分泌の促進

副交感神経の作用

【15】　副交感神経系の作用はどれか。2つ選べ。
　　1．瞳孔の収縮　　　2．発汗の促進　　　3．気管支の拡張
　　4．唾液分泌の亢進　　　5．消化管運動の抑制

椎　骨

【16】　脊柱で椎骨が5個なのはどれか。
　　1．頸　椎　　　2．胸　椎　　　3．腰　椎　　　4．尾　骨

上肢の骨

【17】　前腕の図を示す。矢印で示す骨はどれか。
　　1．腓　骨
　　2．橈　骨
　　3．脛　骨
　　4．尺　骨

Ⅲ

看護に必要な人体の構造と機能および健康障害と回復について基本的な知識を問う

──（　解答・解説　）──

【12】　4　嚥下には舌、咽頭、喉頭の筋の働きが不可欠であり、迷走神経は咽頭の筋を支配する。1：嗅神経（Ⅰ）は鼻腔にある嗅
　　　　　上皮で受容した嗅覚情報を、大脳皮質の一部である嗅球に伝える知覚神経線維で構成される。2：外転神経（Ⅵ）は、眼
　　　　　球を動かす筋のうち外側直筋を支配し、眼球を外転させる。3：滑車神経（Ⅳ）は、眼球を動かす筋のうち上斜筋を支配
　　　　　し、眼球を下に向ける。
【13】　3　視覚は視神経に、眼球運動は動眼神経、外転神経、滑車神経に、表情筋の運動は顔面神経に支配される。
【14】　4　1、2、3：交感神経の作用である。
【15】　1、4　副交感神経が優位にあるときは、身体はリラックス状態となる。瞳孔は収縮（縮小）し、唾液分泌も亢進する。2：発汗
　　　　　促進、3：気管支拡張、5：消化管運動抑制はいずれも交感神経の働きである。
【16】　3　脊柱は32〜34個の椎骨からなる。頸椎（7個）、胸椎（12個）、腰椎（5個）、仙椎（5個）、尾椎（3〜5個）。
【17】　2　2、4：尺骨は橈骨と対になって存在する前腕の骨であり、橈骨は母指側に位置する骨である。1、3：腓骨、脛骨は対
　　　　　になって存在する下腿の骨である。

A　人体の基本的な構造と正常な機能④

17 40〜50

■ 運動系（つづき）

□□□　筋肉は全身におよそ400個あり、体重の[**17**　　〜　　]％を占める。

□□□　骨格をつくる骨には下表のようなものがある。

18 頸椎　**19** 胸椎
20 腰椎　**21** 仙椎
22 尾椎

頭蓋	脳頭蓋	前頭骨、頭頂骨、後頭骨、側頭骨、蝶形骨、篩骨		
	顔面頭蓋	鼻骨、涙骨、鋤骨、下鼻甲介、上・下顎骨、頬骨、□蓋骨、舌骨		
体幹	脊柱	[**18**　　　](7)、[**19**　　　](12)、[**20**　　　](5)、 [**21**　　　](5)、[**22**　　　](3〜5)		
	胸郭	胸椎（12）、肋骨（12対）、胸骨（1）		
上肢	上肢帯	鎖骨、肩甲骨		
	自由上肢	上腕骨、尺骨、橈骨、手根骨（8）、中手骨（5）、手の指骨		
下肢	下肢帯	寛骨（腸骨、恥骨、坐骨）		
	自由下肢	大腿骨、膝蓋骨、脛骨、腓骨、足根骨（7）、中足骨（5）、足の指骨		

関節の種類　　球関節
蝶番関節
車軸関節
鞍関節
平面関節

23 関節包

□□□　2つ以上の骨が連結する部分を関節という。関節の周囲は[**23**　　　　]という膜に覆われる。関節には、形態の違いから蝶番関節、車軸関節、球関節、鞍関節などの種類がある。

■ 感覚器系

1 体性感覚

□□□　感覚の種類には、特殊感覚、[**1**　　　　]、内臓感覚がある。

2 痛覚

3 視覚

□□□　感覚のうち、触覚、[**2**　　　　]、振動感覚など全身に広がる感覚を体性感覚とよび、[**3**　　　　]、聴覚、嗅覚、味覚など特定の場所にのみある感覚を特殊感覚とよぶ。

4 眼瞼

□□□　視覚器は眼窩内におさまる眼球を中心に[**4**　　　　]、涙器、眼筋などがある。

5 中耳　**6** 鼓膜

7 ツチ骨

□□□　耳は、外耳、[**5**　　　　]、内耳の3つに分けられる。外耳道から[**6**　　　　]を通過し中耳になる。中耳の中には鼓室があり、[**7**　　　　]、キヌタ骨、アブミ骨という耳小骨がある。

8 蝸牛神経

9 前庭神経

□□□　内耳神経は聴覚を司る[**8**　　　　]と平衡覚を司る[**9**　　　　]に分類される。

必修 107回 PM10

【18】 股関節の運動を図に示す。

内転はどれか。

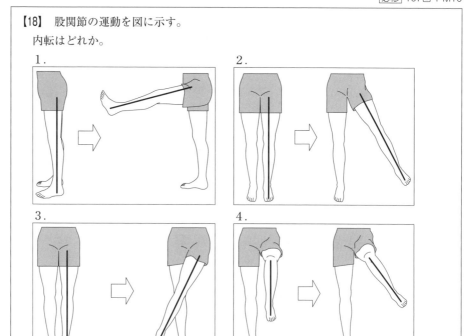

1. 　　2. 　　3. 　　4.

□□□
不随意筋

必修 105回 PM11

【19】 不随意筋はどれか。

1．心　筋　　2．僧帽筋　　3．大殿筋　　4．ヒラメ筋

□□□
肘関節の筋

必修 113回 AM11

【20】 肘関節を伸展させる筋肉はどれか。

1．三角筋　　2．大胸筋　　3．上腕三頭筋　　4．上腕二頭筋

□□□
関節の種類

必修 109回 AM10

【21】 球関節はどれか。

1．肩関節　　2．膝関節　　3．下橈尺関節　　4．手根中手関節

◀ 解答・解説 ▶

【18】 3　大腿内側にある内転筋群による運動である。1：屈曲である、2：外転である、4：内旋である。

【19】 1　心筋は自分の意志では動かすことができない不随意筋である。2、3、4：いずれも骨格筋であり、自分の意志で動かすことができる随意筋である。

【20】 3　肘関節を伸展さるのは上腕三頭筋。屈曲させるのは上腕二頭筋。

【21】 1　膝関節は蝶番関節、下橈尺関節は車軸関節、手根中手関節は鞍関節である。

A　人体の基本的な構造と正常な機能⑤

解答

■ 循環器系 ·· ● 国試によく出る

□□□　心臓は、手拳大（200～300ｇ）の縦隔中部にある臓器で、2重の［**1**　　　］性の心膜（臓側心膜、壁側心膜）に覆われている。また、2心房2心室に分けられ、心臓壁は3層構造（内側から、心内膜、心筋層、心外膜）で、全身へ血液を送り出す［**2**　　　］の壁は右心室の壁の3倍の厚さがある。

1漿膜

2左心室

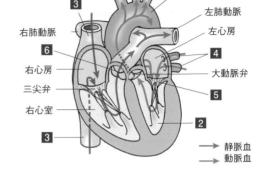

心臓の構造

□□□　右心房には、上下の［**3**　　　］および冠状静脈洞が、左心房には上下2本ずつ左右から［**4**　　　］が流入している。

□□□　心臓には4つの弁（房室弁：三尖弁、［**5**　　　］／動脈弁（半月弁）：大動脈弁、［**6**　　　］）があり、血液の逆流を防いでいる。

□□□　心臓の栄養血管は左右の［**7**　　　］で、左冠状動脈は［**8**　　　］と［**9**　　　］（前室間枝）に分岐する。

□□□　心臓の役割は全身の血液循環を担うポンプであり、心臓の自律性と協調性は［**10**　　　］系によって司られる。

□□□　刺激伝導系のうち、［**11**　　　］が歩調取り（ペースメーカー）となり、［**12**　　　］➡［**13**　　　］➡ 右脚・左脚➡ プルキンエ線維へと刺激が伝えられ、心室が収縮する。1回の心拍（心室の収縮）によって左心室から駆出される血液量（1回拍出量）は成人でおよそ［**14**　　　］mLである。

3大静脈
4肺静脈
5僧帽弁
6肺動脈弁
7冠状動脈または冠動脈　**8**回旋枝
9前下行枝
10刺激伝導
11洞結節または洞房結節
12房室結節
13ヒス束　**14**70

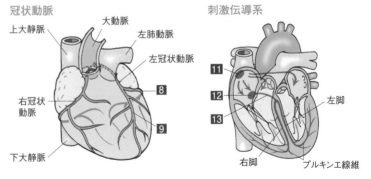

冠状動脈　　　　　刺激伝導系

□□□　動脈・静脈の血管は、内側から［**15**　　　］、［**16**　　　］、［**17**　　　］の3層で構成されており、動脈では中膜が最も［**18**厚／薄］く、伸展性に富んでいる。一方、静脈では中膜が最も［**19**厚／薄］く、1mm以上の静脈には血液の逆流を防ぐ［**20**　　　］がついている。また、骨格筋の収縮（筋肉ポンプ）が静脈の還流を助けている。

15内膜　**16**中膜
17外膜　**18**厚
19薄
20弁

□□□　毛細血管は［**21**　　　］層構造で、血液と組織との間で物質交換を行っている。

211

□□□
血液循環

必修 106回 AM11

【22】 大動脈に血液を送り出す部位はどれか。
　　1．左心室　　　　　　　　　2．右心室
　　3．左心房　　　　　　　　　4．右心房

□□□
血液循環

必修 103回 AM24 改、111回 PM11

【23】 左心室から全身に血液を送り出す血管はどれか。
　　1．大静脈　　　　　　　　　2．大動脈
　　3．肺静脈　　　　　　　　　4．肺動脈

□□□
血液循環

必修 95回 AM11

【24】 部位と流れる血液との組合せで正しいのはどれか。
　　1．肺動脈 —— 動脈血　　　　2．肺静脈 —— 静脈血
　　3．右心房 —— 動脈血　　　　4．左心室 —— 動脈血

□□□
血液循環

必修 93回 AM11

【25】 全身からの静脈血が戻る心臓の部位はどれか。
　　1．右心房　　　　　　　　　2．右心室
　　3．左心房　　　　　　　　　4．左心室

□□□
ペースメーカー

一般 100回 PM82

【26】 心臓の模式図を示す。
　　　通常のペースメーカーはどれか。

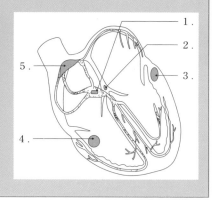

―〔 解答・解説 〕―

【22】　1　【23】　2　左心室は大動脈につながる。左心室から大動脈を通り、全身に血液が送り出される。

【24】　　　4　血液循環路には体循環と肺循環がある。体循環は左心室から動脈血を全身の組織に送り、静脈血を右心房に返す経路、
　　　　　　　肺循環は右心室から静脈血を肺に送り、酸素化された血液（動脈血）を左心房に送る経路である。

【25】　　　1　全身からの血液は、上大静脈と下大静脈の2本の大静脈となって右心房に還る。

【26】　　　5　洞房結節を指している。1：房室結節は、何らかの障害により洞房結節が機能できなくなった場合にペースメーカー
　　　　　　　として働く。

Ⓐ 人体の基本的な構造と正常な機能⑥

■ 循環器系（つづき） ●国試によく出る

□□□ 血液循環路には、体循環（全身に血液を供給する、[22]　　　] から [23]　　　] の回路）と、肺循環（肺に血液を供給し、血液を酸素化する [24]　　　] から [25]　　　] の回路）がある。

22 左心室　**23** 右心房

24 右心室
25 左心房

右心房 左心房
右心室 左心室
Start
肺循環　静脈血が流れる＝肺動脈
肺静脈＝動脈血が流れる
体循環　静脈血が流れる＝大静脈
大動脈＝動脈血が流れる
CO_2 肺 O_2
CO_2 組織 O_2

□□□ 心臓は交感神経（心拍数・心拍出量の増加など心機能を [26]　　　] する）と副交感神経（迷走神経。心機能を [27]　　　] する）による2重支配を受けている。

26 促進
27 抑制

□□□ 胎児期の循環路（胎児循環）で、胎盤と胎児をつなぐ臍帯には [28]　　　] 本の臍静脈（酸素や栄養を含んだ [29]　　　] を胎児側へ運ぶ）と [30]　　　] 本の臍動脈（老廃物や二酸化炭素に富んだ血液を胎盤へ戻す）が通っている。その他、肺動脈と大動脈を連絡する [31]　　　]（ボタロー管）や、左右の心房をつなぐ [32]　　　] などの短絡路が存在する。

28 1
29 動脈血　**30** 2

31 動脈管
32 卵円孔

■ 血液、体液 ●国試によく出る

●血 液

□□□ 人体の血液量は体重の約 [1]　　　]％（1/13）を占める（体重60kgの人では約5L）。

1 8

□□□ 動脈血の [2]　　　] 分の1、静脈血の [3]　　　] 分の1の量を失うと生命の危機に陥る。

2 4　**3** 2

□□□ 血液のpHは [4]　　　] 〜 [5]　　　]、比重は1.055〜1.066である。

4 7.35　**5** 7.45

□□□ 血液に抗凝固薬を加えて遠心分離すると、[6]　　　] 成分（液体成分）と血球成分（有形成分）に分かれる。

6 血漿

□□□ 血漿成分（液体成分）が55%、血球成分（有形成分）が45%で、[7]　　　] からフィブリノゲンを除いたものを [8]　　　] という。

7 血漿
8 血清

□□□ 血漿のうち91%は [9]　　　] である。血漿中には多くのタンパク質が含まれるが、最も多いのが [10]　　　] で、血漿膠質浸透圧の維持に働く。次に多いのがグロブリンである。グロブリンにはα、β、γがあり、γ－グロブリンは免疫反応の際に用いられる抗体の成分である。それ以外に重要なのが [11]　　　]（線維素原）で、血液凝固に働く。

9 水
10 アルブミン

11 フィブリノゲン

□□□ 血球成分は、ガスの運搬を担う [12]　　　]、生体の防御に働く [13]　　　]、止血に関与する [14]　　　] からなる。

12 赤血球　**13** 白血球
14 血小板

□□□ 赤血球（基準値：男性500万/μL、女性450万/μL）は、円盤状の核のない血球で、[15]　　　] で生成され、脾臓・肝臓で破壊される。寿命は約 [16]　　　] 日。

15 骨髄　**16** 120

□□□ 赤血球は [17]　　　] を含み（体内の鉄の60%は17の成分として存在する）、酸素の運搬に関与する。酸素不足時には腎臓から [18]　　　] が分泌され、赤芽球の分裂が促進されて赤血球数が増加する。

17 ヘモグロビン
18 エリスロポエチン

□□□
胎児循環

【27】 胎児の卵円孔の位置で正しいのはどれか。
1．右心房と左心房の間　　　　2．右心室と左心室の間
3．大動脈と肺動脈の間　　　　4．門脈と下大静脈の間

□□□
胎児循環

【28】 胎児循環で酸素を最も多く含む血液が流れているのはどれか。
1．肺動脈　　　2．肺静脈　　　3．臍動脈　　　4．臍静脈

□□□
胎児循環

【29】 胎児循環で胎児から胎盤に血液を送るのはどれか。
1．総頸動脈　　　2．肺動脈　　　3．臍動脈　　　4．臍静脈

□□□
血液凝固

【30】 血液凝固に関連するのはどれか。
1．ヘモグロビン　　　　　　2．フィブリノゲン
3．マクロファージ　　　　　4．エリスロポエチン

□□□
酸素化ヘモグロビン

【31】 血液中の総ヘモグロビンに対する酸素化ヘモグロビンの割合を表すのはどれか。
1．酸素飽和度　　　　　　　2．動脈血酸素分圧
3．ヘマトクリット値　　　　4．ヘモグロビン濃度

□□□
赤血球

【32】 成人の正常な赤血球の説明で正しいのはどれか。
1．球状の細胞である。　　　　2．腎臓で破壊される。
3．寿命は約60日である。　　　4．酸素の輸送を担っている。

□□□
白血球の働き

【33】 白血球の働きはどれか。
1．生体防御　　　　　　　　2．血液凝固
3．酵素の運搬　　　　　　　4．ホルモンの運搬

─〈 解答・解説 〉─

【27】　1　卵円孔は右心房から左心房への孔で、混合血が流れる。出生後は卵円窩となる。
【28】　4【29】　3　臍静脈は酸素や栄養を含んだ動脈血を胎児側へ運び、臍動脈は老廃物や二酸化炭素に富んだ血液を胎盤へ戻す。
【30】　2　フィブリノゲンは血漿中に含まれるタンパク質で、フィブリン線維となって血液を凝固させる働きをもつ。
【31】　1　血中の酸素のうちの酸素化ヘモグロビンの割合のことを酸素飽和度（SaO_2）という。通常は95％以上となる。なお、酸素飽和度を、パルスオキシメータを用いて経皮的に簡易に測定した値を経皮的酸素飽和度（SpO_2）という。2：動脈血酸素分圧（PaO_2）は、血漿中（動脈血）に溶け込んでいる酸素の量を示すもの。
【32】　4　1：円盤状である。2：主に脾臓・肝臓で破壊される。3：寿命は120日程度である。
【33】　1　白血球は主に生体の防御（異物や細菌の排除など）に関与する細胞である。2：血小板、3、4：血漿の働きである。

A　人体の基本的な構造と正常な機能⑦

■ 血液、体液（つづき） ……………………………………… ▶国試によく出る

□□□　白血球（基準値：4000〜8000/μL）は、核をもつ不定形の血球で、骨髄で生成され、脾臓で破壊される。[19]　　　　　　]球、[20]　　　　　　]球、単球に大別され、寿命は顆粒球が6〜8時間、リンパ球は約7日である。（19 20 順不同）

□□□　顆粒球には、白血球の50〜75%を占め貪食作用をもつ[21]　　　　　　]、アレルギー反応に関与する[22]　　　　　]（1〜4%）、[23]　　　　　]（0.5%）がある。好中球は[24]　　　　　　　　　　　]によって産生が促進される。

□□□　リンパ球は[25]　　　　　]の20〜40%を占め、胸腺の影響で成熟するTリンパ球と、[26]　　　　　]で産生されるBリンパ球がある。

□□□　単球は、白血球の3〜7%を占め、白血球中最も大きく、組織内に入って成熟し、[27]　　　　　　　　　]となり抗原提示細胞として機能する。

□□□　血小板（20万〜40万/μL）は、核のない不定形の細胞で、[28]　　　　　　　]に関与する。骨髄で生成され脾臓で破壊される。寿命は7〜10日。血小板の分化には肝臓で産生される[29]　　　　　　　　　]が関与している。

血液の成分と血球の種類

血漿成分（55%）

白血球、血小板（1%以下）

血球成分（45%）

赤血球（45%）

[12]

[21]　　　　リンパ球

[22]

[23]　　　　単球

[14]

□□□　[30]　　　　　　　　　]（Ht；血液中の赤血球の占める容積率）の基準値は男性40〜50%、女性35〜45%である。

□□□　[31]　　　　　]（Hb；酸素と結合する赤血球内のタンパク質）の基準値は、男性14〜16g/dL、女性12〜15g/dLである。

□□□　[32]　　　　　]速度（赤血球が血液中を沈降する速度）の基準値は、男性1〜7mm/時、女性3〜11mm/時である。

●体液、電解質

□□□　成人の全体液は、体重の約[33]　　]%を占め、そのうち細胞外液は20%（組織間液15%、脈管内（血漿など）5%）、細胞内液は[34]　　]%である。

□□□　細胞外液には[35]　　　　　]イオン（Na^+）や塩化物イオン（Cl^-）、重炭酸イオン（HCO_3^-）、カルシウムイオン（Ca^{2+}）などが多く含まれている。

□□□　細胞内液には[36]　　　　　]イオン（K^+）、リン酸水素イオン（HPO_4^{2-}）、マグネシウムイオン（Mg^{2+}）などの電解質が多く含まれている。

[解答]

19 顆粒　20 リンパ

21 好中球　22 好酸球
23 好塩基球
24 顆粒球コロニー刺激因子
25 白血球
26 骨髄

27 マクロファージ
28 血液凝固

29 トロンボポエチン

30 ヘマトクリット

31 ヘモグロビン

32 赤血球沈降

33 60
34 40
35 ナトリウム

36 カリウム

【37】【38】はまとめて解こう！

□□□
白血球

必修 112回 AM11

【34】 健康な成人の白血球の中に占める割合が高いのはどれか。
　1．単　球　　　　2．好酸球　　　　3．好中球　　　　4．リンパ球

□□□
血小板の機能

必修 94回 AM11

【35】 血小板の機能はどれか。
　1．抗体産生　　　　　　　　　　2．浸透圧調節
　3．酸素の運搬　　　　　　　　　4．血液凝固

□□□
貪食を行う細胞

一般 99回 AM81

【36】 貪食を行う細胞はどれか。2つ選べ。
　1．単　球　　　　　　　　　　2．赤血球
　3．好中球　　　　　　　　　　4．Tリンパ球
　5．Bリンパ球

□□□
成人の体内水分量

必修 102回 PM10

【37】 健常な成人の体重における水分の割合に最も近いのはどれか。
　1．20%　　　　2．40%　　　　3．60%　　　　4．80%

□□□
高齢者の体内水分量

必修 105回 AM13

【38】 高齢者の体重に占める水分量の割合に最も近いのはどれか。
　1．45%　　　　2．55%　　　　3．65%　　　　4．75%

□□□
細胞内外のイオン組成

必修 101回 AM10

【39】 細胞外液に比べて細胞内液で濃度が高いのはどれか。
　1．カルシウム　　　2．ナトリウム　　　3．カリウム　　　4．クロール

□□□
成人の体液の割合

必修 108回 PM9

【40】 成人の体重に占める体液の割合で最も高いのはどれか。
　1．血　漿　　　2．間質液　　　3．細胞内液　　　4．リンパ液

III

看護に必要な人体の構造と機能および健康障害と回復について基本的な知識を問う

──《 解答・解説 》──

【34】　　3　白血球の多くを占めるのは、貪食作用をもつ好中球である。
【35】　　4　血液凝固には、血小板や血漿中の血液凝固因子が関与している。
【36】　1、3　単球も好中球も、外来細菌などを貪食する働きをもち、生体防御に寄与している。なお、単球は血管内から組織内に出るとマクロファージとなる。
【37】 3【38】 2　体重に対する水分量の割合（目安）は右表のとおり。

新生児・乳児	成人	高齢者
70～75%	約60%	50～55%

【39】　　3　細胞外液にはNa^+、Cl^-、重炭酸イオン（HCO_3^-）、Ca^{2+}が、細胞内液にはK^+、HPO_4^{2-}、Mg^{2+}などが多く含まれる。
【40】　　3　成人の体液は体重の60%を占める。細胞内液が40%、細胞外液が20%で、細胞外液のうち血漿やリンパ液をあわせて5%、間質液（細胞間液）が15%である。

Ⓐ 人体の基本的な構造と正常な機能⑧

解答

1 非特異　**2** 特異

3 皮膚

4 マクロファージ
5 ナチュラルキラー
6 炎症
7 細胞
8 液または体液
9 抗原
10 抗体
11 細胞
12 キラー
13 ヘルパー
14 マクロファージ
15 抗原提示
16 液または体液

17 免疫グロブリン

18 IgG

19 IgM

■免疫系

□□□　生体の防御機構は、[**1**　　　　　] 的防御機構と [**2**　　　　　] 的防御機構（免疫系）の2つに大別される。

□□□　非特異的防御機構には、①[**3**　　　　　] や粘膜のバリアによる機械的防御（皮膚表面の弱酸性、粘液や線毛運動など）、②体内の特殊な細胞や化学物質による防御（好中球や [**4**　　　　　　　] などの食細胞、抗原非特異性の [**5**　　　　　　　] 細胞（NK細胞）による殺傷など）、③[**6**　　　　　] 反応による修復（障害物質の拡大を防ぎ、治癒を促進する）がある。

□□□　特異的防御機構（免疫系）には、[**7**　　　　　] 性免疫と [**8**　　　　　] 性免疫があり、相互に密接にかかわっている。

□□□　免疫反応を引き起こす原因となる生体外物質（非自己）を [**9**　　　　　]、これを排除する働きを有する生体内のタンパクを [**10**　　　　] という。

□□□　[**11**　　　　　] 性免疫とは、T細胞が関与する免疫機構のことで、抗体を介さずT細胞自身が抗原を攻撃する。T細胞には [**12**　　　　　] T細胞（直接抗原を処理する）、[**13**　　　　　] T細胞（抗体産生を促す）、サプレッサーT細胞（抗体産生を抑制する）がある。[**14**　　　　　　　] は貪食した抗原物質をT細胞に提示する役割をもっている（これを [**15**　　　　　] という）。

□□□　[**16**　　　　　] 性免疫は、B細胞が抗体（免疫グロブリン；Ig）を産生する機構をいい、産生された抗体が抗原を攻撃する。

□□□　血漿に含まれるγ-グロブリンは、5つの [**17**　　　　　　　]（IgG、IgA、IgM、IgD、IgE）により構成されている。

□□□　免疫グロブリンのうち、[**18**　　　　] は血漿中に最も多く存在し（75％以上）、胎盤を通過する性質をもつ。

□□□　免疫グロブリンのうち、[**19**　　　　] は、抗原刺激により最初に産生される抗体で、血漿中には10％程度存在する。

液性免疫

①体内に侵入した抗原を、マクロファージや樹状細胞が貪食する。　②マクロファージや樹状細胞が抗原提示細胞に進化し、ヘルパーT細胞に抗原を提示する。　③ヘルパーT細胞は抗原を認識すると、B細胞を活性化し、B細胞は形質細胞に分化して抗体を放出して抗原を中和する。

抗原提示細胞となる　　抗原断片の提示　　サイトカイン　　液性免疫

抗原　貪食　　　　　　　　　　　　　　　　　　　　　　分化　増殖　　抗体産生　　　抗原

マクロファージ、樹状細胞　　抗原提示細胞（マクロファージ、樹状細胞）　　ヘルパーT細胞　　B細胞　　形質細胞　　抗原抗体複合体

細胞性免疫

①細胞傷害性（キラー）T細胞が、感染細胞やがん細胞を直接傷害する。　②ヘルパーT細胞によって細胞傷害性（キラー）T細胞やマクロファージが活性化され、さらに感染細胞やがん細胞を攻撃する。

ウイルスなどの抗原が細胞の中に入ると、液性免疫では排除できない

細胞傷害性免疫　　サイトカイン　　細胞傷害物質

抗原提示細胞（マクロファージなど）　　ヘルパーT細胞　　細胞傷害性（キラー）T細胞　　ウイルス感染した細胞

【41】 免疫機能に関与する細胞はどれか。
　　1．血小板　　　　　　　　　2．白血球
　　3．網赤血球　　　　　　　　4．成熟赤血球

【42】 免疫担当細胞とその機能の組合せで正しいのはどれか。
　　1．好中球　　　　　—— 抗原の提示
　　2．肥満細胞　　　　—— 補体の活性化
　　3．形質細胞　　　　—— 抗体の産生
　　4．ヘルパーT細胞 —— 貪　食

【43】 細菌感染による急性炎症で最初に反応する白血球はどれか。
　　1．単　球　　　　　2．好酸球　　　　　3．好中球
　　4．好塩基球　　　　5．リンパ球

【44】 健康な成人の血液中に最も多い抗体はどれか。
　　1．IgA　　　　　　　　　　2．IgE
　　3．IgG　　　　　　　　　　4．IgM

【45】 抗体のうち胎盤通過性があるのはどれか。
　　1．IgG　　　　　　　　　　2．IgM
　　3．IgA　　　　　　　　　　4．IgE

Ⅲ

看護に必要な人体の構造と機能および健康障害と回復について基本的な知識を問う

—（ 解答・解説 ）—

【41】　2　　1：血小板は血液凝固にかかわる。3：網赤血球は赤血球の前身細胞である。4：（成熟）赤血球は酸素を運搬する。
【42】　3　　形質細胞とは、B細胞（Bリンパ球）が抗体産生のために分裂し活性化したもので、プラズマ細胞ともいう。1：抗原提示を
　　　　　　担当するのはマクロファージである。2：肥満細胞はⅠ型アレルギーに関与する。4：ヘルパーT細胞は活性化されるとサイ
　　　　　　トカインを産生し、これによってB細胞が刺激されて形質細胞への分化が起こる。抗体産生を促す働きをもつ。
【43】　3　　急性炎症では好中球が、慢性炎症ではリンパ球やマクロファージが増加する。
【44】　3　　血中の免疫グロブリンの量はIgG＞IgA＞IgM＞IgD＞IgEである。
【45】　1　　IgGは胎盤通過性の抗体で、血漿中の含有量が最も多い。

A 人体の基本的な構造と正常な機能⑨

解答

20 IgA

21 IgE

22 IgD

1 咽頭　2 喉頭

3 気管支

4 喉頭蓋

5 反回

6 声帯

7 輪状

8 右　9 左

10 右

11 杯

12 線毛

13 肺胞

14 横隔膜　15 呼吸

16 ガス

17 右肺葉

18 左肺葉　19 右

20 気管支　21 肺

22 外呼吸

23 内呼吸　24 拡散

25 延髄

26 化学

27 酸素　28 低下

29 二酸化炭素

30 上昇

■ 免疫系（つづき）

□□□　免疫グロブリンのうち、[20　　　]は、初乳や唾液、気道や腸管に含まれ感染防御を担う。血漿中には10〜20%存在する。

□□□　免疫グロブリンのうち、[21　　　]はⅠ型アレルギー反応に関与している。また [22　　　]は生理的意義が明らかにされていない。これらは共に血漿中に微量含まれている。

■ 呼吸器系

□□□　呼吸器の全景を右図に示す。

□□□　肺に出入りする空気が通る器官を総称して気道といい、鼻腔から[1　　　]・[2　　　]を上気道、気管から[3　　　]・細気管支までを下気道という。

呼吸器系

鼻腔
1
2
気管
主気管支
17
18
終末細気管支
呼吸細気管支
14
細気管支
13
肺胞管
肺胞嚢

□□□　喉頭には、誤嚥を防ぐための軟骨（[4　　　]）がある。また、[5　　　]神経支配の筋で構成された発声器官である[6　　　]がある。

□□□　気管（長さ10〜12cm）は[7　　　]軟骨の下縁から始まり、第5胸椎付近で左右気管支に分かれる。分岐角度は[8 右／左]側が25°、[9 右／左]側が45°で、分岐角度が小さくかつ太い[10 右／左]側に誤嚥物（異物）が入りやすい。

□□□　気管支の上皮組織には粘液を分泌する[11　　　]細胞が存在し、粘液によってほこりや細菌が捕らえられ、[12　　　]運動によって咽頭へ押し出される。

□□□　細気管支はさらに、終末細気管支➡呼吸細気管支となり、肺胞管、肺胞嚢を経て実際にガス交換を行う[13　　　]に達する。

□□□　肺は、胸腔（胸郭と[14　　　]によって形成される空間）に位置し、[15　　　]運動と[16　　　]交換を主機能とする1対の臓器である。

□□□　肺は、右肺葉と左肺葉に分けられ、[17　　　]は上葉・中葉・下葉の3葉、[18　　　]は上葉・下葉の2葉で、[19 右／左]肺葉のほうが容積は大きい。

□□□　肺葉はさらに区域に分けられ、右が10区域、左が9区域に分けられる。

□□□　肺の栄養血管は[20　　　]動静脈、機能血管は[21　　　]動静脈である。

□□□　肺胞で行われるガス交換（酸素と二酸化炭素の交換）のことを[22　　　]、組織でのガス交換のことを[23　　　]という。ガス交換は[24　　　]現象によって行われる。

□□□　呼吸中枢は[25　　　]にある。また、呼吸運動は血中のガス濃度による調節を受けており、これを[26　　　]的調節という。

□□□　[27　　　]の[28　　　]に反応する末梢化学受容器として大動脈小体と頸動脈小体がある。[29　　　]の[30　　　]には延髄の腹側にある中枢化学受容器が反応する。

□□□
母乳中の免疫グロ
ブリン

【46】　母乳中に含まれている免疫グロブリンで最も多いのはどれか。
1．IgA　　　　　　　　　　　　2．IgE
3．IgG　　　　　　　　　　　　4．IgM

□□□
気管支

【47】　気管支の構造で正しいのはどれか。
1．左葉には 3 本の葉気管支がある。
2．右気管支は左気管支よりも長い。
3．右気管支は左気管支よりも直径が大きい。
4．右気管支は左気管支よりも分岐角度が大きい。

□□□
呼吸器の構造

【48】　斜線部が左肺の下葉を示すのはどれか。
1．　　　　　　2．　　　　　　3．　　　　　　4．

□□□
呼吸中枢

【49】　呼吸中枢があるのはどれか。
1．間　脳　　　　　　　　　　　2．小　脳
3．大　脳　　　　　　　　　　　4．脳　幹

□□□
呼吸中枢

【50】　呼吸中枢の存在する部位はどれか。
1．大　脳　　　　　　　　　　　2．小　脳
3．延　髄　　　　　　　　　　　4．脊　髄

Ⅲ

看護に必要な人体の構造と機能および健康障害と回復について基本的な知識を問う

━〈 解答・解説 〉━

【46】　　1　IgA は特に初乳中に多く含まれており、新生児の感染を予防する。
【47】　　3　右気管支のほうが、分岐角度が小さく、太く短い。1：葉気管支は、左側が 2 本、右側が 3 本である。
【48】　　3　左肺葉は上葉・下葉の 2 葉からなり、斜裂で上葉と下葉に分かれる。
【49】　4　【50】　3　呼吸の中枢は、脳幹の延髄にある。

A 人体の基本的な構造と正常な機能⑩

【解答】

31 肋間
32 吸気
33 呼気

34 収縮

35 弛緩

■ 呼吸器系（つづき）

□□□ 呼吸運動は、呼吸筋（横隔膜（C3〜C5の横隔神経支配）や [31　　　] 筋など）や肺の弾力性が担っている。呼吸筋は主に [32　　　] に対して働き、[33　　　] は呼吸筋や横隔膜の弛緩、肺の弾力性収縮によって受動的に生じる（下表）。

		横隔膜	肋間筋	気道内圧	肺胞圧	胸腔内圧
吸　気		[34　　] （下がる）	外肋間筋収縮	陰圧	陰圧	陰圧 （−6〜7cmH$_2$O）
呼　気		[35　　] （上がる）	外肋間筋弛緩	陽圧	陽圧	陰圧 （−2〜4cmH$_2$O）

■ 消化器系

● 消化管

1 食道

2 胃

3 噴門
4 幽門
5 小腸

□□□ 消化管は、**口腔**から**咽頭**→ [1　　　]（約25cmで、3か所の生理的狭窄部をもつ。自律神経の支配を受け、蠕動運動を行う）→ [2　　　]（蠕動運動・分節運動を行う。食道との境に [3　　　]、十二指腸との境に [4　　　] を有する）→ [5　　　]（全長6〜7m、十二指腸・空腸・回腸からなる）→ **大腸**（全長1.5m、盲腸・結腸〈上行結腸、横行結腸、下行結腸、S状結腸〉・直腸からなる。下行結腸で便が形成される）→ **肛門**までをいう。

消化管

口腔　咽頭　1　3　2　4　十二指腸　空腸 5　回腸　横行結腸　上行結腸　下行結腸　盲腸　S状結腸　直腸　肛門　大腸

6 消化酵素

□□□ 食物は、消化液に含まれる [6　　　] によって化学的に分解される。消化管で吸収可能な物質にまで食物を分解する過程を [7　　　] という。

7 消化

□□□ 三大栄養素の消化酵素は下表のとおりである。

消化液	三大栄養素		
	糖　質（炭水化物）	タンパク質	脂　質
唾　液	アミラーゼ（プチアリン）	——	——
胃　液	——	ペプシン	——
膵　液	アミラーゼ	トリプシン、キモトリプシン	リパーゼ
腸　液	マルターゼ、スクラーゼ、ラクターゼ	アミノペプチダーゼ	——

□□□
1回換気量

【51】 健康な成人の1回換気量はどれか。
1．約150mL　　　　　　　2．約350mL
3．約500mL　　　　　　　4．約1,000mL

□□□
嚥　下

一般 95回 PM11

【52】 嚥下で正しいのはどれか。
1．嚥下運動は不随意運動である。
2．食塊は口腔 → 喉頭 → 食道と移動する。
3．軟口蓋は気管と食道との交通を遮断する。
4．食塊は蠕動運動によって食道内を移送される。

□□□
吸　収

必修 109回 PM11

【53】 大腸で吸収されるのはどれか。
1．脂　質　　　　　　　　2．水　分
3．糖　質　　　　　　　　4．蛋白質

□□□
糖質分解酵素

予想

【54】 糖質分解酵素はどれか。
1．ペプシン　　　　　　　2．プチアリン
3．セクレチン　　　　　　4．トリプシン

□□□
タンパク質分解酵素

予想

【55】 タンパク質分解酵素はどれか。
1．アミラーゼ　　　　　　2．ペプシン
3．リパーゼ　　　　　　　4．マルターゼ

□□□
消化酵素

必修 100回 AM9

【56】 膵リパーゼが分解するのはどれか。
1．脂　肪　　　　　　　　2．蛋白質
3．炭水化物　　　　　　　4．ビタミン

Ⅲ

看護に必要な人体の構造と機能および健康障害と回復について基本的な知識を問う

─〔 解答・解説 〕─

【51】 3　1回換気量は450〜500mL 程度である。※厚生労働省発表では、「正解した受験者については採点対象に含め、不正解の受験者については採点対象から除外（理由：問題として適切であるが、必修問題としては妥当でないため）」
【52】 4　1：嚥下運動は随意運動である。2：食物は口腔→ 喉頭→ 食道へと移動する。3：気管と食道との交通を遮断するのは喉頭蓋である。
【53】 2　栄養素は小腸で吸収される。大腸では主に水分が吸収される。
【54】 2　プチアリン（アミラーゼ）は唾液に含まれ、でんぷんを麦芽糖に分解する。1：ペプシンはタンパク質をペプトンまで分解する。3：セクレチンは消化管ホルモンである。4：トリプシンはペプトンをポリペプチドにまで分解する。
【55】 2　3：リパーゼは脂肪を分解する。4：マルターゼは麦芽糖をブドウ糖にまで分解する。
【56】 1　膵液に含まれる消化酵素の膵リパーゼは、脂肪をグリセリンと脂肪酸に分解する。

A　人体の基本的な構造と正常な機能⑪

■ 消化器系（つづき）

8 消化管ホルモン

□□□　消化液の分泌や消化管運動は、[**8** 　　　　　] によって調節されている（下表）。

分泌臓器	消化管ホルモン	主なホルモンの作用
胃	[**9** 　　　　]	胃酸分泌促進
上部小腸	インクレチン GIP（グルコース依存性インスリン分泌刺激ポリペプチド）、GLP-1（グルカゴン様ペプチドⅠ）	胃の運動抑制、胃液分泌抑制、インスリン分泌促進
十二指腸	セクレチン	消化酵素の少ない膵液の分泌促進、胃運動抑制
	[**10** 　　　　　　]	消化酵素の多い膵液の分泌促進、胆嚢収縮、胃運動抑制

9 ガストリン

10 コレシストキニン

● 肝・胆・膵

11 門脈　**12** 肝静脈
13 肝動脈

□□□　肝臓は重量約1.2kg の人体最大の臓器で、右葉と左葉に分けられる。消化器系の血液はすべて [**11** 　　　　] （肝臓の機能血管）に集まって肝臓へ入り、[**12** 　　　　] から下大静脈に注ぐ。また、肝臓の栄養血管は [**13** 　　　　] である。

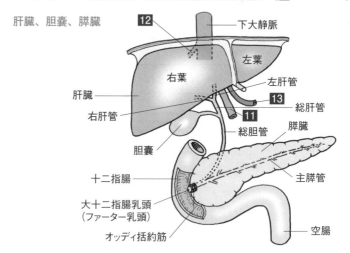

肝臓、胆嚢、膵臓

14 グリコーゲン

15 コレステロール

16 尿素

17 プロトロンビン

□□□　肝臓の機能は以下のとおりである。

1．糖質代謝（[**14** 　　　　　] の合成と分解）
2．胆汁の生成とビリルビン代謝
3．脂質代謝（脂肪酸を分解し、[**15** 　　　　] を産生）
4．タンパク質代謝（アルブミン、α・β グロブリンなどの産生、アンモニアから [**16** 　　] を生成する）
5．余剰ホルモンの破壊
6．有害物質の解毒（無毒化し胆汁へ排出）
7．血液凝固因子の生成（[**17** 　　　　　] やフィブリノゲンの産生）
8．血液、ビタミン B$_{12}$ の貯蔵
9．（胎児期）造血

□□□
栄養素と消化酵素

一般 99回 PM27

【57】 栄養素と消化酵素の組合せで正しいのはどれか。
1. 炭水化物 —— リパーゼ
2. 蛋白質 —— トリプシン
3. 脂 肪 —— マルターゼ
4. ビタミン —— アミノペプチダーゼ

□□□
胃液の pH

必修 103回 PM9

【58】 正常な胃液の pH はどれか。
1. pH 1〜2
2. pH 4〜5
3. pH 7〜8
4. pH 10〜11

□□□
消化管ホルモン

必修 110回 AM12

【59】 胃から分泌される消化管ホルモンはどれか。
1. ガストリン
2. セクレチン
3. 胃抑制ペプチド
4. コレシストキニン

□□□
有害物質を無毒化
する臓器

必修 111回 AM12

【60】 有害物質を無毒化し排泄する臓器はどれか。
1. 胃　　2. 肝 臓　　3. 膵 臓　　4. 大 腸

□□□
胆汁の作用

必修 108回 AM12

【61】 胆汁の作用はどれか。
1. 殺 菌　　2. 脂肪の乳化　　3. 蛋白質の分解　　4. 炭水化物の分解

□□□
肝臓で合成される
物質

一般 100回 AM85

【62】 肝細胞で合成されるのはどれか。2つ選べ。
1. アルブミン　　2. ガストリン　　3. セクレチン
4. γ‐グロブリン　　5. コレステロール

─◀ 解答・解説 ▶─

【57】　2　4：アミノペプチダーゼ（エレプシン）は腸液に含まれ、ポリペプチドをアミノ酸まで分解する。
【58】　1　体液は正常では pH7.35〜7.45で、値が小さいほど酸性に、大きいほどアルカリ性に傾く。胃液は強酸性で、pH は 1〜2である。
【59】　1　セクレチンとコレシストキニンは十二指腸、胃抑制ペプチドは空腸から分泌される。
【60】　2　肝臓は、有害物質を無毒化する機能をもっている。
【61】　2　胆汁の主成分である胆汁酸は、脂肪を乳化させるはたらきがある。
【62】　1、5　2：ガストリンは幽門粘膜から分泌される。3：セクレチンは十二指腸粘膜から分泌される。4：γ‐グロブリン（免疫グロブリン）は、リンパ球の B 細胞が分化した形質細胞で合成される。肝臓で合成されるのは α、βグロブリンである。

A　人体の基本的な構造と正常な機能⑫

［解答］

18 胆汁
19 胆嚢
20 オッディ括約筋

21 膵液

22 血糖

1 代謝

2 4　3 4
4 9
5 基礎代謝

6 青年

1 右腎　2 左腎
3 20〜25
4 皮質
5 腎小体またはマル
　ピギー小体
6 髄質　7 ネフロン

8 糸球体
9 ボウマン嚢

■ 消化器系（つづき）

□□□　[18　　　　] は肝臓で1日800〜1000mLつくられ、濃縮された形で胆嚢（容量約70mL）に貯蔵される。食物が十二指腸を通過すると [19　　　　] が収縮し、ファーター乳頭の [20　　　　　　　] が緩んで胆汁は十二指腸に放出される。胆汁酸と胆汁色素が含まれている。

□□□　膵臓は長さ約15cmの実質臓器で、[21　　　　] を十二指腸に分泌する外分泌機能、グルカゴン（α細胞）やインスリン（β細胞）、ソマトスタチン（δ細胞）などの主に [22　　　] を調節するホルモンを血中に分泌する内分泌機能を有する。

■ 栄養と代謝系　　　　　　　　　　　　　　　　　　▶ 国試によく出る

□□□　体外から物質を取り入れ、それを分解してエネルギーを取り出すことにより生命を維持する過程を [1　　　　] という。体内には糖代謝やタンパク質代謝、脂質代謝などの代謝経路がある。

□□□　栄養素1gを摂取したとき、吸収された分が体内で燃焼して発生するエネルギーは、糖質 [2　　　] kcal、タンパク質 [3　　　] kcal、脂質 [4　　　] kcalである（アトウォーター係数）。

□□□　[5　　　　　　] とは、心身が安静な状態で消費するエネルギー代謝量で、生きていくうえで必要な最小エネルギー代謝量をいう。年齢や性別、体格、体温、ホルモン量、季節、月経などの影響を受けて人によって異なり、[6　　　] 期で最も多い。

■ 泌尿器系

□□□　腎臓は1対のソラマメ型の実質臓器で、後腹壁の第12胸椎上縁から第3腰椎の高さにあり、[1 右腎／左腎] は [2 右腎／左腎] に比べ、やや低い位置にある。腎臓には心拍出量の [3　　〜　　] %の血液が流れ込む。

□□□　腎実質は、外層の [4　　　　　]（[5　　　　　　　　　] と尿細管を含む）と、内層の [6　　　　]（ヘンレループと集合管が腎錐体を形成している）に分けられる。

□□□　1つの腎小体と1本の尿細管で構成される腎臓の機能単位を [7　　　　　　]（腎単位）といい、1個の腎臓におよそ100万個が存在する。

□□□　腎小体は、毛細血管の集合体である [8　　　　　] と、それを包む [9　　　　　] からなる。

腎臓の機能単位

腎動脈／被膜／腎盂／腎静脈／尿管／8／5／9／4／近位尿細管／遠位尿細管／6／集合管／ヘンレループ

□□□
消化器の構造

必修 113回 PM12

【63】 膵管と合流して大十二指腸乳頭（Vater〈ファーター〉乳頭）に開口するのはどれか。
　1．肝　管　　　　2．総肝管　　　　3．総胆管　　　　4．胆嚢管

□□□
膵　臓

一般 105回 AM29

【64】 膵臓から分泌されるのはどれか。
　1．ガストリン　　　　　　　　　2．カルシトニン
　3．アルドステロン　　　　　　　4．ソマトスタチン

□□□
エネルギー量

必修 98回 PM1

【65】 脂質1gが体内で代謝されたときに生じるエネルギー量はどれか。
　1．4 kcal　　　　2．9 kcal　　　　3．14kcal　　　　4．19kcal

□□□
基礎代謝量

必修 111回 PM8

【66】 次の時期のうち基礎代謝量が最も多いのはどれか。
　1．青年期　　　　2．壮年期　　　　3．向老期　　　　4．老年期

□□□
後腹膜器官

必修 110回 PM12

【67】 後腹膜器官はどれか。
　1．胃　　　　2．肝　臓　　　　3．空　腸　　　　4．腎　臓

□□□
腎機能の指標

必修 96回 AM12

【68】 腎機能の指標はどれか。
　1．AST（GOT）　　　　　　　　2．尿ビリルビン
　3．尿素窒素（BUN）　　　　　　4．血清アミラーゼ

□□□
腎臓の機能

予想

【69】 腎臓の機能でないのはどれか。
　1．尿の生成を行う。　　　　　　2．エリスロポエチンを分泌する。
　3．ビタミンAの活性化を行う。　　4．酸塩基平衡の調整を行う。

―（ 解答・解説 ）―

【63】　3　総胆管は膵臓の膵頭部内で主膵管と合流し、大十二指腸乳頭から十二指腸に開口する。
【64】　4　ソマトスタチンは膵臓のδ細胞から分泌される。
【65】　2　栄養素1gのおおよその燃焼エネルギーは、糖質4 kcal、タンパク質4 kcal、脂質9 kcalである。
【66】　1　基礎代謝量が最も大きいのは15～17歳（約1,610kcal/日）で、18歳以降は徐々に低下していく（日本人の食事摂取基準2020年版）。
【67】　4　後腹膜器官は後腹壁の壁側腹膜より後ろにある器官をいう。
【68】　3　尿素窒素（BUN）は腎機能の指標の一つ。腎機能が低下すると尿素窒素が血液中に増加することを利用した検査である。
【69】　3　腎臓はビタミンDを活性化する働きを有する。

A 人体の基本的な構造と正常な機能⑬

解答

10 糸球体濾過量

11 原尿
12 近位尿細管
13 遠位尿細管
14 集合管
15 99
16 ブドウ糖またはグルコース

17 アルドステロン

18 抗利尿ホルモンまたは ADH、バソプレシン

19 水　20 レニン
21 アンジオテンシンⅡ
22 エリスロポエチン
23 プロスタグランジン
24 ビタミン D
25 膀胱

26 生理的狭窄部

27 直腸
28 子宮

29 骨盤内臓

30 16〜18
31 3〜4

1 体温

2 低い

■ 泌尿器系（つづき）

□□□　糸球体での血液の濾過量を [10　　　　　　　]（GFR）といい、腎機能の指標とされる。基準値はおよそ110mL/分である。

□□□　糸球体で濾過された濾液を [11　　　] といい、ボウマン嚢から [12　　　] を通り、ヘンレループを介して [13　　　　　] に達し、[14　　　] に集まって腎盂・尿管に注ぎ、尿として膀胱に貯留される。

□□□　原尿の量は1日150〜170Lに達するが、尿細管でそのうちの [15　　　] ％が再吸収され、実際に尿として排泄されるのは1〜1.5L/日ほどである。

□□□　糸球体では、赤血球とアルブミン以外の物質が濾過される。近位尿細管では [16　　　　　] とアミノ酸、ビタミンが100％再吸収され、ヘンレループで水や Na⁺、Cl⁻ が再吸収される。集合管では、[17　　　　　　　] の作用により Na⁺ が再吸収され、一方で K⁺ や H⁺ が分泌される。また、下垂体後葉の [18　　　　　　] の働きで [19　　　] の再吸収が促進される。

□□□　腎臓には、尿生成機能以外にも機能がある。血圧低下の際に傍糸球体装置から [20　　　　] （酵素の一種）が分泌され、[21　　　　　　　] の産生を促して血管を収縮させ、血圧を上昇させる。また貧血や低酸素状態の際に [22　　　　　　　] の産生が増加し、骨髄での赤血球の産生を促す。

□□□　腎臓の働きにはほかに、尿生成を介した有害物質の排泄・水分出納の調整・酸塩基平衡の調整、[23　　　　　　]（血圧低下に作用する生理活性物質）の産生、[24　　　　] の活性化（腸管での Ca 吸収の促進）などがある。

□□□　尿管は、腎盂と [25　　　] をつなぐ尿の通路であり、膀胱壁を貫いて左右別々に開口している。3か所の [26　　　　　]（腎盂から始まる所、腸骨動静脈をまたぐ所、膀胱に注ぐ所）をもつ。

□□□　膀胱は恥骨結合のすぐ後ろにあり、男性では [27　　　] の前面、女性では [28　　　] の前面に位置する袋状の臓器である。容積は約500mLで、尿が150〜200mL貯留されると、膀胱壁の伸展刺激が [29　　　　　] 神経より脳に伝わって尿意を生じる。

□□□　尿道は膀胱内の内尿道口から外尿道口に続く細い管で、男性は [30　〜　] cm、女性は [31　〜　] cmである。男性では精路をかねている。

腎臓と尿路

■ 体温調節

□□□　[1　　　] とは、環境温度が変わっても変化しない、身体内部の核心温度のことをいう。個人差や日差（1℃以内で、深夜〜明け方が最低、夕方が最高となる）、年齢差（高齢者では [2 高い、低い]）がある。（詳細は p.220「バイタルサインの観察」を参照）

【73】【74】はまとめて解こう！

□□□
レニン

【70】 レニンが分泌される臓器はどれか。
　　1．下垂体　　　　　　　　　2．心　房
　　3．副　腎　　　　　　　　　4．腎　臓
　　5．肝　臓

□□□
成人の1日尿量

【71】 健康な成人における1日の平均尿量はどれか。
　　1．100mL　　　　2．500mL　　　　3．1,500mL　　　　4．2,500mL

□□□
膀胱の容量

【72】 成人の膀胱の平均容量はどれか。
　　1．100mL　　　　2．500mL　　　　3．1,000mL　　　　4．1,500mL

□□□
体温調節中枢

【73】 体温変化をとらえ、体温調節の指令を出すのはどれか。
　　1．橋　　　　　　　　　　　2．小　脳
　　3．視床下部　　　　　　　　4．大脳皮質

□□□
体温調節中枢

【74】 体温調節中枢があるのはどれか。
　　1．橋　　　2．延　髄　　　3．小　脳　　　4．大脳皮質　　　5．視床下部

□□□
体温への影響

【75】 体温に影響しないのはどれか。
　　1．運　動
　　2．食　事
　　3．ふるえ
　　4．不感蒸泄
　　5．精神性発汗

Ⅲ

看護に必要な人体の構造と機能および健康障害と回復について基本的な知識を問う

──◀ 解答・解説 ▶──

【70】　　4　レニンは腎臓から分泌される。血圧が低下した場合に、傍糸球体装置から分泌され、血圧を上昇させる働きをもつ。
【71】　　3　健康成人の1日の平均尿量は1,500mL 程度である。
【72】　　2　成人の膀胱の容積は約500mLである。
【73】 3 【74】 5　体温調節中枢は間脳の視床下部にある。視床下部は自律神経系の最高中枢で、体温調節機能のほか、水代謝や睡眠、食欲などの本能行動を司る。
【75】　　5　精神性発汗は、体温や気温と関係なく精神作用によって起こるもので、体温には影響しない。

A 人体の基本的な構造と正常な機能⑭

解答

3 視床下部

4 放散

5 産生

6 筋肉

7 肝臓

8 骨

9 産生　10 末梢

11 放射　12 発汗

13 発汗　14 放射

1 フィードバック

2 ホメオスタシスまたは恒常性

3 ホルモン　4 導管

5 生理活性

6 下垂体前葉

■ 体温調節（つづき）

□□□ 体温調節中枢は、間脳の[3　　　　　　]にある。温中枢はその前部にあり、刺激により体熱の[4　　　]が起こる。冷中枢はその後部にあり、刺激により体熱の[5　　　]が起こる。これらにより体温調節が行われている。

□□□ 体熱の産生は、体内の組織や細胞の物質代謝によって生じる。このため代謝が活発な臓器で産生熱量が多く、最も多いのは[6　　　　]（特に骨格筋）、次いで[7　　　　]や腎臓、心臓などがあげられる。一方、産生熱量が少ないのは[8　　　]や結合組織、皮膚などである。

□□□ 寒冷環境では、甲状腺ホルモンやアドレナリンなどが分泌され、代謝が亢進して体熱[9　　　]が促される。また、交感神経の働きで、[10　　　]血管や立毛筋を収縮させ（これにより鳥肌が立つ）、体熱の放散を防ぐほか、骨格筋が収縮して起こるふるえにより熱が産生される。

□□□ 体熱の放散は、[11　　　　]（輻射）、伝導、対流、蒸散（不感蒸泄・[12　　　]）によってなされる。

□□□ 熱暑環境では、皮膚血管が拡張し、皮膚の血流量が増加し、交感神経が関与して[13　　　]が盛んとなり、体熱の[14　　　]が促される。

■ 内分泌系　　　　　　　　　　　　　　　▶国試によく出る

□□□ 内分泌系は[1　　　　　　　　　]機構をもち、自律神経系や免疫系と協同して[2　　　　　　　　]を維持している。

□□□ 内分泌腺とは、血中に[3　　　　　]を分泌する器官のことである。

□□□ 内分泌腺は分泌物を運ぶ[4　　　　]をもたず、直接血液中へ放出するのに対し、[4　　　　]をもつ腺を外分泌腺という。

□□□ ホルモンは、特定の器官で合成・分泌され、血液を介して体内を循環し、別の特定の器官（標的器官）でその効果を発揮する[5　　　　　　]物質である。

□□□ 視床下部は、[6　　　　　　　　　　]からのホルモンを制御する放出ホルモンを分泌する。これを受け、[6　　　　　　　]からは各臓器に作用するホルモンや、さらに下位の分泌細胞にホルモン分泌を促す刺激ホルモンが放出される（下位のホルモン分泌を抑える抑制ホルモンが上位から分泌される場合もある）。

主な内分泌器官

視床下部
下垂体
松果体
甲状腺
副甲状腺（上皮小体）
胸腺
副腎
膵臓
卵巣（女性）
精巣（男性）

□□□
体温の調節機構

必修 111回 PM15

【76】 低体温から回復するための生体の反応はどれか。
　1．発　汗　　　2．ふるえ　　　3．乳酸の蓄積　　　4．体表面への血流増加

□□□
体温の低下

必修 110回 PM13

【77】 体温低下を引き起こすのはどれか。
　1．カテコラミンの分泌亢進
　2．甲状腺ホルモンの分泌低下
　3．副甲状腺ホルモン〈PTH〉の分泌低下
　4．副腎皮質刺激ホルモン〈ACTH〉の分泌亢進

□□□
性周期とホルモン

一般 111回 PM62

【78】 性周期とホルモンについて正しいのはどれか。
　1．増殖期は基礎体温が上昇する。
　2．プロラクチンによって排卵が起こる。
　3．プロゲステロンは子宮内膜の増殖を促進する。
　4．排卵直前に黄体形成ホルモン〈LH〉値が高くなる。

□□□
内分泌器官

必修 105回 AM11、111回 PM12

【79】 内分泌器官はどれか。
　1．乳　腺　　　2．涙　腺　　　3．甲状腺　　　4．唾液腺

□□□
外分泌器官

必修 100回 PM11、103回追 PM11

【80】 外分泌器官はどれか。
　1．涙　腺　　　2．甲状腺　　　3．胸　腺　　　4．副　腎

□□□
ホルモンの作用

予想

【81】 体温の上昇に関与するホルモンはどれか。
　1．サイロキシン　　　　　　　　2．バソプレシン
　3．インスリン　　　　　　　　　4．アルドステロン

─〈 解答・解説 〉─

【76】 2　体温が低下すると、骨格筋が収縮してふるえを起こし、熱が産生される。また、皮膚の血管は収縮するため、血流は低下する。
【77】 2　甲状腺ホルモンは代謝を促進するホルモン。分泌低下で体温が低下する。
【78】 4　1：増殖期は低温相、2：排卵は黄体形成ホルモン、3：子宮内膜増殖の促進はエストロゲン。
【79】 3　甲状腺は甲状腺ホルモン（サイロキシン、トリヨードサイロニン）を分泌する内分泌器官である。1、2、4：いずれも導管を通って乳汁、涙液、唾液を分泌する外分泌器官である。
【80】 1　涙腺は涙液を分泌する外分泌腺である。2、3、4：これらは内分泌腺である。胸腺はリンパ性器官であるが、ホルモン分泌も行っている。
【81】 1　サイロキシンは新陳代謝を促進する作用があり、分泌が増えると体温が上昇する。

A　人体の基本的な構造と正常な機能⑮

解答

■内分泌系（つづき） ▶国試によく出る

□□□　視床下部および下垂体から分泌される主なホルモンは、下表のとおりである。

7視床下部
8下垂体前葉

分泌器官	種　類	働　き
[7　　]	甲状腺刺激ホルモン放出ホルモン（TRH）	いずれも [8　　　　] に作用する（TRH は TSH の、CRH は ACTH の、GH-RH は GH の、Gn-RH は FSH や LH の分泌を、それぞれ促す）
	副腎皮質刺激ホルモン放出ホルモン（CRH）	
	成長ホルモン放出ホルモン（GH-RH）	
	性腺刺激ホルモン放出ホルモン（Gn-RH）	
	ソマトスタチン	成長ホルモン抑制
	プロラクチン抑制ホルモン	プロラクチンの分泌を抑制する
下垂体前葉	成長ホルモン（GH）	[9　　　] の成長を促す
	甲状腺刺激ホルモン（TSH）	甲状腺ホルモン（T$_4$、T$_3$）の分泌を促す
	副腎皮質刺激ホルモン（ACTH）	副腎皮質ホルモン（電解質コルチコイド、糖質コルチコイド、アンドロゲン）の分泌を促す
	[10　　]ホルモン（FSH）	女性：卵巣内の卵胞の発育を促す　男性：精巣内の生殖細胞の分裂と成長を促す
	[11　　]ホルモン（LH）	女性：卵巣での排卵や黄体形成を促す　男性：精巣からの男性ホルモンの分泌を促す
	[12　　]	乳腺からの乳汁の産生・分泌を促す
下垂体後葉	[13　　]	子宮収縮作用、射乳作用
	バソプレシン（ADH）	抗利尿作用、それに伴う [14　　] 上昇作用

9骨

10卵胞刺激

11黄体形成
12プロラクチン
13オキシトシン
14血圧

□□□　その他の主な内分泌器官から分泌される主なホルモンは下表のとおりである。

分泌器官		種　類	主な働き、特徴
甲状腺（濾胞上皮細胞）		サイロキシン（T$_4$）	●ヨウ素を含む。●新陳代謝、エネルギー代謝を促進する。
		トリヨードサイロニン（T$_3$）	
甲状腺（傍濾胞細胞）		カルシトニン	●骨形成（骨から血中への Ca の再吸収抑制）を行う
副甲状腺（上皮小体）		副甲状腺ホルモン（[15　　]）	●骨吸収（骨から血中への Ca の再吸収促進）を行う
膵島（ランゲルハンス島）	α細胞	グルカゴン	●血糖上昇
	β細胞	[16　　]	●血糖低下
	δ細胞	ソマトスタチン	●グルカゴン、インスリンの分泌調節
副腎	皮質 球状帯	アルドステロン	●腎での Na 再吸収と K の排出促進、血圧上昇
	皮質 束状帯	コルチゾル、コルチコステロン、コルチコステロイド	●糖新生促進、血糖上昇
	皮質 網状帯	アンドロゲン	●二次性徴に関与
	髄質	アドレナリン	●心機能亢進、血糖上昇
	髄質	ノルアドレナリン	●血圧上昇
卵巣	卵胞	[17　　]	●二次性徴に関与
	黄体	プロゲステロン	●子宮内膜の肥厚化、受精卵の着床準備
精巣		テストステロン	●二次性徴に関与
心臓		心房性 Na 利尿ペプチド（ANP）	●腎での Na 再吸収抑制、血管拡張
		脳性 Na 利尿ペプチド（BNP）	●腎での Na・水再吸収抑制

15パラソルモン

16インスリン

17エストロゲン

118

□□□
ホルモン分泌

【82】 低血糖によって分泌が促進されるのはどれか。
1．アルドステロン 2．テストステロン
3．甲状腺ホルモン 4．副腎皮質刺激ホルモン

□□□
ホルモン分泌

【83】 ストレス下で分泌されるホルモンはどれか。
1．カルシトニン 2．アドレナリン
3．バソプレシン 4．エリスロポエチン

□□□
下垂体ホルモン

【84】 下垂体から分泌されるホルモンはどれか。
1．グルカゴン 2．プロラクチン
3．パラソルモン 4．テストステロン

□□□
甲状腺機能検査

【85】 甲状腺機能検査を受ける患者の検査食はどれか。
1．ヨード制限食 2．蛋白制限食
3．脂肪制限食 4．低残渣食

予想

□□□
ホルモンの作用

【86】 膵臓のβ細胞を刺激してインスリンの分泌を促進するホルモンはどれか。
1．カルシトニン 2．パラソルモン
3．インクレチン 4．テストステロン

> 腎臓や消化管でもホルモンは分泌される。インクレチンとよばれる消化管ホルモンのGIP（胃抑制ペプチド）とGLP-1（グルカゴン様ペプチド1）は、インスリンの分泌を促進するはたらきがある。

Ⅲ

看護に必要な人体の構造と機能および健康障害と回復について基本的な知識を問う

-(解答・解説)-

【82】 4 低血糖では下垂体から副腎皮質刺激ホルモンが分泌され、副腎皮質から糖質コルチコイド（コルチゾール）の分泌を促し、血糖値を上昇させる。

【83】 2 ストレス下では交感神経が働き、副腎髄質が刺激されてアドレナリンの分泌が増加する。

【84】 2 プロラクチンは下垂体前葉から分泌され、乳汁分泌に関連する。1：グルカゴンは膵島（ランゲルハンス島）から、3：パラソルモンは上皮小体（副甲状腺）から、4：テストステロンは精巣の間質細胞から、それぞれ分泌される。

【85】 1 甲状腺機能検査として、放射線同位元素の一つである^{123}I（ヨード123）を用いた甲状腺シンチグラフィがある。甲状腺は血液中からヨード（ヨウ素）を取り込み甲状腺ホルモンを合成しているが、これを利用し、摂取した^{123}Iを甲状腺がどの程度取り込むかをみることで、甲状腺機能を確認する。前処置としてヨード制限をしないと、正確な検査結果が得られない。

【86】 3 消化管ホルモンのインクレチンは膵臓に作用しインスリンの分泌を促進する。

A　人体の基本的な構造と正常な機能⑯

［解答］

1 精巣
2 前立腺
3 精細管
4 精巣上体
5 射精

■ 性と生殖器系 ･･

☐☐☐　男性の生殖器には［**1**　　　　］や精巣上体、精管、泌尿器と共有する尿道、陰茎などがある。また、付属腺である精嚢や［**2**　　　　］などがある。

☐☐☐　精子は、精巣の［**3**　　　　］でつくられ、［**4**　　　　］尾部に蓄えられ、［**5**　　　　］によって外尿道口から体外に排出される。

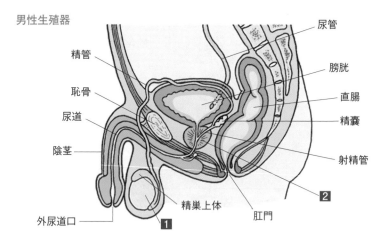

男性生殖器

6 卵巣　**7** 子宮

8 乳腺

9 胎生
10 減少

☐☐☐　女性の生殖器には、左右一対の［**6**　　　　］、卵管、［**7**　　　　］、腟、外陰部（恥丘、大陰唇、小陰唇、陰核、大前庭腺）がある。

☐☐☐　［**8**　　　　］は、女性生殖器の補助器官である。

☐☐☐　卵巣には、［**9**　　　　］期からすでに原始卵胞が蓄えられており、年齢とともに［**10** 増加／減少］する。

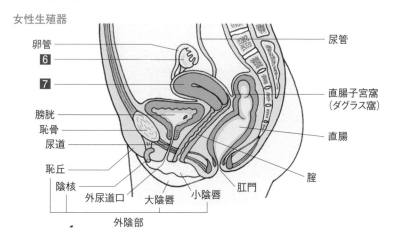

女性生殖器

11 X

12 XX　**13** XY

☐☐☐　精子は X 染色体または Y 染色体を有し、卵子の性染色体（［**11**　　　］染色体）と受精することで性別が決まる。［**12**　　　］では女性、［**13**　　　］では男性となる。

【87】 男性生殖器で正しいのはどれか。

1．精子は精細管で作られる。　　　　2．精索は血管と神経からなる。

3．陰茎には軟骨様組織がある。　　　4．前立腺はホルモンを分泌する。

【88】 精子形成を促進するのはどれか。

1．プロラクチン　　　　　　　　　　2．プロゲステロン

3．卵胞刺激ホルモン　　　　　　　　4．ヒト絨毛性ゴナドトロピン

【89】 精子形成の場はどれか。

1．精　管　　　　　　　　　　　　　2．精細管

3．間質細胞　　　　　　　　　　　　4．前立腺

【90】 精子の性染色体はどれか。

1．X 染色体 1 種類

2．XY 染色体 1 種類

3．X 染色体と Y 染色体の 2 種類

4．XX 染色体と XY 染色体の 2 種類

【91】 ヒトの染色体と性分化で正しいのはどれか。

1．常染色体は20対である。

2．女性の性染色体は XY で構成される。

3．性別は受精卵が着床する過程で決定される。

4．精子は減数分裂で半減した染色体を有する。

Ⅲ

看護に必要な人体の構造と機能および健康障害と回復について基本的な知識を問う

──〔 解答・解説 〕──

【87】 1　1つの精巣には250〜1000本もの精細管があり、精子を生成している。2：精索は、血管や神経のほか、精管リンパ管などによって構成される。3：陰茎は陰茎海綿体と尿道海綿体からなる。4：前立腺は精液の一部を占める前立腺液を分泌するが、ホルモン分泌は行わない。

【88】 3　卵胞刺激ホルモンは、女性では卵胞の発育を促進し、男性では精子の形成を促進する。

【89】 2　1：精管は精子の通路。3：間質細胞（ライディヒ細胞）は男性ホルモンを分泌する。

【90】 3　精子は X 染色体と Y 染色体の 2 種類をもつ。卵子は X 染色体の 1 種類で、受精して XX または XY となる。

【91】 4　生殖細胞は、2 回の分裂（減数分裂と成熟分裂）で形成される。1：常染色体は22対44本。2：女性の性染色体は XX。3：性別は、受精した瞬間、つまり受精卵が形成される過程で決定される。

A 人体の基本的な構造と正常な機能⑰

解答

1 卵管膨大部
2 受精卵　**3** 着床

4 排卵
5 72

6 ヒト絨毛性ゴナド
　　トロピン

7 胎児および付属物
8 280

9 22
10 37　**11** 42

12 36
13 1000

14 恥骨結合

15 臍高
16 剣状突起

17 ピスカチェック

18 15
19 臍帯　**20** 臍動脈
21 臍静脈
22 チャドウィック

23 モントゴメリー腺
24 11

25 タンパク
26 高血糖

27 静脈瘤

■ 妊娠・分娩・産褥の経過 ······················· ▶国試によく出る

□□□ 受精が、女性生殖器内の [**1**　　　　] で行われ、[**2**　　　　] が卵管から子宮腔（子宮体部）に移動し、子宮内膜に [**3**　　　　] することで妊娠が成立する。受精から着床開始까지はおよそ6〜7日である。

□□□ [**4**　　　　] は卵巣の卵胞期と黄体期の間に起こり、排卵後の卵子の受精能力は24時間程度保たれる。精子の受精能力は射精後おおよそ [**5**　　] 時間である。

□□□ [**6**　　　　　　　　　　　　] （hCG）は、子宮内の絨毛から分泌されるホルモンで、着床とともに大量に分泌され母体血中に入り、その後尿中に排泄されることから、妊娠の早期診断の指標に用いられる。

□□□ 妊娠期間とは、受精卵の着床から [**7**　　　　] が排出されるまでの期間をいい、最終月経の初日から起算して [**8**　　] 日目（40週0日）を分娩予定日としている。

□□□ 妊娠 [**9**　　] 週から37週未満での分娩（妊娠中絶）を早（期）産、妊娠 [**10**　　] 週から42週未満での分娩を正期産、妊娠 [**11**　　] 週以後の分娩を過期産という。

□□□ 子宮体部の長さは非妊時の約7cmから、妊娠末期には約 [**12**　　] cmになり、重量は非妊時の40〜70gから妊娠末期には [**13**　　　] gになる。

□□□ 妊娠週数の経過に応じた子宮底の高さの目安は下表のとおりである。

妊娠週数		子宮底の高さ
初期	12週頃	[**14**　　　] 上縁
中期	16週頃	臍と恥骨結合の中央
	20週頃	[**15**　　]
後期	28週頃	臍と [**16**　　　] の中央
	35週頃	剣状突起下2〜3横指
	39週頃	臍と剣状突起の中央

□□□ 着床部位は他の部分より早く発育するため、柔らかく膨隆し、子宮体部が左右非対称を示すことを [**17**　　　　] の徴候という。8〜12週目に明瞭になる。

□□□ 胎盤は妊娠 [**18**　　] 週末に完成する（母体は16週目から安定期に入る）。

□□□ 母児は [**19**　　　] を介して物質交換をしており、中には2本の [**20**　　] と1本の [**21**　　　] が通っている。

□□□ 腟が血流増加のために青っぽく見えることを [**22**　　　　　] の徴候（またはリビド一着色）といい、妊娠7週目以降に認められる。

□□□ 乳房は、乳輪部の [**23**　　　　　] が発達し顕著になる。

□□□ 妊娠全期間をとおしての体重増加の正常範囲はおおよそ [**24**　　] kg未満で、月2kg未満、週500g未満が目安である。

□□□ 代謝面では、血清 [**25**　　　] の減少、ナトリウムの組織への取り込みによる水分貯留傾向がみられる。また、耐糖能・脂肪代謝機能の低下により、[**26**　　　] や脂質異常症（高脂血症）をきたしやすい。

□□□ 子宮増大による骨盤内静脈圧迫から、静脈還流の減少、静脈うっ血が起こり、下肢や外陰部などに [**27**　　　] を生じやすくなる。

□□□
受精卵の着床部位

必修 100回 PM12

【92】 受精卵の正常な着床部位はどれか。
1．卵　巣　　　　2．卵　管　　　　3．子宮体部　　　　4．子宮頸部

□□□
受精から着床開始
までの期間

必修 104回 AM5

【93】 受精から着床開始までの期間はどれか。
1．1〜2日　　　　2．6〜7日　　　　3．13〜14日　　　　4．20〜21日

□□□
妊娠の診断

予想

【94】 妊娠の診断に利用するホルモンはどれか。
1．エストロゲン　　　　　　　　2．ヒト絨毛性ゴナドトロピン
3．オキシトシン　　　　　　　　4．プロゲステロン

□□□
分娩予定日

必修 98回 PM6 改、104回 AM11

【95】 月経周期が順調な場合、最終月経の初日を0日とすると分娩予定日はどれか。
1．240日目　　　　2．280日目　　　　3．320日目　　　　4．360日目

□□□
正期産

必修 96回 AM14 改、105回 AM6 改、113回 PM13

【96】 正期産となる出産時期はどれか。
1．妊娠35週0日から39週6日　　　　2．妊娠36週0日から40週6日
3．妊娠37週0日から41週6日　　　　4．妊娠38週0日から42週6日

□□□
胎盤の完成

必修 96回 AM7

【97】 胎盤が完成する妊娠週数はどれか。
1．12週　　　　2．16週　　　　3．20週　　　　4．24週

□□□
胎児心拍数

必修 94回 AM7 改

【98】 妊娠末期の胎児心拍数の正常範囲はどれか。
1．40〜80 bpm　　　　　　　　2．80〜120 bpm
3．110〜160 bpm　　　　　　　4．160〜200 bpm

Ⅲ 看護に必要な人体の構造と機能および健康障害と回復について基本的な知識を問う

─(解答・解説)─

【92】 3　卵管膨大部で受精が行われ、受精卵が形成される。受精卵は卵割を行いながら子宮内腔へ移行し、子宮内膜（子宮体部）に着床する。
【93】 2　受精卵は、受精後6〜7日に子宮内膜に着床を開始する。
【94】 2　妊娠初期に絨毛から分泌されるヒト絨毛性ゴナドトロピン（hCG）は、尿に排出されるため、尿検査による妊娠の診断に用いられる。
【95】 2　最終月経の初日を0日として40週0日、すなわち280日目が分娩予定日となる。
【96】 3　正期産は妊娠37週から42週未満での分娩をいう。
【97】 2　胎盤は妊娠5週頃より形成されはじめ、妊娠16週まで（15週末）には完成する。
【98】 3　胎児心拍数はおおよそ110〜160bpm が基準範囲である。

A 人体の基本的な構造と正常な機能⑱

妊娠・分娩・産褥の経過（つづき）　　　　　　　　　　　　　▶国試によく出る

解答

□□□ 消化器系の変化では、妊娠初期に [28　　　　]（悪心・嘔吐、流涎（りゅうぜん）などの一過性に起こる症状）が約半数の妊婦にみられる。また、子宮の増大やホルモンバランスの変化により [29　　　　] 傾向になる。

28 つわり

29 便秘

□□□ 妊娠 [30　　] 週以降になると、全例で胎児心音が聴取できるようになる。胎児の心拍数はおおよそ [31　　～　　] bpmである。

30 12

31 110〜160

□□□ 分娩の三要素とは、[32　　　　]、[33　　　　]（軟産道、骨産道）、[34　　　　] およびその付属物（娩出物）で、これらの相関により分娩経過が異なる。

32 娩出力　33 産道

34 胎児

□□□ 娩出力とは、[35　　　　]（不随意に反復して起こる子宮筋の収縮で、発作と間欠を繰り返す）と [36　　　　] のことである。

35 陣痛

36 腹圧

□□□ 軟産道は、分娩時に胎児およびその付属物の直接の通過管となる産道で、子宮下部、子宮頸部、腟、骨盤底筋群、外陰部および周囲軟部組織からなる。[37　　　　] は胎児娩出直前には全開大（約 [38　　] cm）となる。

37 子宮口

38 10

□□□ 骨産道は左右寛骨（腸骨、恥骨、坐骨）、仙骨、尾骨の4つの骨からなる。入口部は横長、出口部は縦長で、児頭の [39　　　　] と一致している。骨盤腔の中心を通る線を [40　　　　]（骨盤誘導線）といい、彎曲している。

39 回旋

40 骨盤軸

□□□ 胎児は、ほとんどが [41　　　　　　　]（第1頭位：児背が母体の左側に位置する頭位）または頭位第2胎向（第2頭位：児背が母体の右側に位置する頭位）で経過する。正常分娩時は [42　　　　] で娩出される。

41 頭位第1胎向

42 前方後頭位

□□□ その他の付属物とは、[43　　　　]（重量約500ｇ）、[44　　　　]（脱落膜、絨毛膜、羊膜からなる）、[45　　　　]（無色透明、弱アルカリ性、無菌）、臍帯（長さ50〜60cm）をいう。位置や動きにより分娩経過に影響を及ぼす。

43 胎盤　44 卵膜

45 羊水

□□□ 分娩の経過は下表のとおりである。

分娩第1期（開口期）	●分娩開始（陣痛発来）から [46　　　　　　] までの時期 ●子宮口全開大の時期に胎胞が破裂し、羊水が流出する状態を [47　　　　　] という ●平均所要時間：初産婦10〜12時間、経産婦4〜6時間 ●児頭は第1回旋および第2回旋初期
分娩第2期（娩出期）	●子宮口全開大から [48　　　　] 娩出までの時間 ●平均所要時間：初産婦1〜2時間，経産婦30分〜1時間 ● [49　　　　]（児頭が陣痛発作時に陰裂に露出し、陣痛間欠時には後退する状態）、[50　　　　]（児頭が陣痛間欠時にも陰裂に露出して後退しない状態）を経て、第3、4回旋が終了し娩出に至る
分娩第3期（後産期）	●胎児娩出から [51　　　　] 娩出および卵膜排出までの時期 ●平均所要時間：10〜15分 ●胎盤剝離面からの出血を伴う ●胎盤娩出様式：[52　　　　] 式（胎児面から排出）、[53　　　　] 式（母体面から排出）、混合式

46 子宮口全開大

47 適時破水

48 胎児

49 排臨
50 発露

51 胎盤

52 シュルツェ

53 ダンカン

□□□ 胎盤娩出後 [54　　] 時間を、分娩第4期ということもある。

54 2

□□□ 分娩第1〜4期の出血量は、[55　　　　] mL までが正常である。

55 500

□□□ 産褥とは、分娩終了後、妊娠分娩に伴う母体の生理的変化が [56　　　　　] の状態に戻るまでの期間をいう。分娩第4期終了から6〜8週間がこれに当たる。

56 非妊時または妊娠前

□□□
分娩の三要素

【99】 分娩の三要素に含まれ**ない**のはどれか。
1．娩出物　　　2．娩出力　　　3．産　道　　　4．体　格

□□□
胎　位

【100】 胎児の頭部が子宮口に最も近い胎位はどれか。
1．頭　位　　　2．斜　位　　　3．横　位　　　4．骨盤位

□□□
分娩の正常な経過

【101】 経腟分娩の正常な経過で最初に起こるのはどれか。
1．発　露　　　　　　2．排　臨　　　　　　3．胎盤の娩出
4．児頭の娩出　　　　5．子宮口の全開大

□□□
分娩第2期

【102】 分娩第2期はどれか。
1．陣痛開始から子宮口全開大まで　　2．排臨から発露まで
3．子宮口全開大から胎児娩出まで　　4．胎児娩出から胎盤娩出まで

□□□
分娩時に分泌亢進するホルモン

【103】 分娩時に分泌が亢進し、子宮筋を収縮させるホルモンはどれか。
1．エストロゲン　　　　　　　2．オキシトシン
3．バソプレシン　　　　　　　4．プロゲステロン

解答・解説

【99】　4　分娩の三要素とは、①娩出力（陣痛と腹圧）、②産道（軟産道と骨産道）、③娩出物（胎児およびその付属物）である。

【100】　1　胎位とは母体の縦軸と胎児の長軸との位置関係を指す。1、4：両者の縦軸と長軸が一致するものを縦位といい、このうち児頭が子宮口に向いている胎位を頭位、胎児の骨盤が子宮口に向かっている胎位を骨盤位という。2：母体の縦軸に対して胎児が斜めに交わる胎位、3：直角に交わっている胎位である。

【101】　5　分娩の順序としては、子宮口全開大→排臨→発露→胎児娩出→胎盤娩出という経過をたどる。

【102】　3　1：分娩第1期である。2：排臨と発露は分娩第2期にみられる状態である。4：分娩第3期である。

【103】　2　分娩時には子宮を収縮させ、陣痛を促す。1：女性性徴の発現や卵胞の発育、子宮内膜の増殖などを促す。3：集合管に働き、水の再吸収を促す。4：プロゲステロンは、エストロゲンとともに子宮内膜を肥厚させて着床準備を行う。

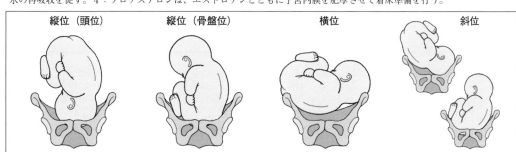

縦位（頭位）　　　　縦位（骨盤位）　　　　横位　　　　斜位

Ⓐ 人体の基本的な構造と正常な機能⑲

［解答］

■ 妊娠・分娩・産褥の経過（つづき）　　　　　　　　　　　　▶国試によく出る

□□□　産褥期の子宮の変化の目安は以下のとおりである。

産褥日数	子宮底長	子宮底の高さ	悪　露
分娩直後	恥骨結合上約12cm	臍下 [57]　横指	[58]　　　　　　悪露（血性）
1日目	約15cm	臍高	
2日目	約13cm	臍下2横指	
3日目	約12cm	臍下 [59]　横指	
4日目	約10cm	臍・恥骨上縁中央上2横指	
5日目	約9cm	臍・恥骨上縁中央上1横指	[60]　　　　　　悪露（漿液性）
6日目	約8cm	臍・恥骨上縁中央上	
7～10日目	約6cm	わずかに触知	
11日目～	測定不能	触知不能	黄色悪露
4～6週目	測定不能	触知不能	白色悪露

- 57　3
- 58　赤色
- 59　3
- 60　褐色

□□□　分娩後～3日間に起こる比較的規則正しい子宮収縮のことを [61]　　　　　と
いい、特に産褥1日目が強い。また、[62]　　　　　　に多くみられる。

□□□　子宮復古を促進する要因には、① 早期離床による [63]　　　　　排出促進、②
子宮底輪状マッサージ、③ 子宮底の [64]　　　　　　、④ 直腸・膀胱の充満防
止、⑤ 直接授乳の [65]　　　　　などがある。

□□□　乳汁分泌は、胎盤の娩出によりエストロゲン、プロゲステロンが消失すること
で、下垂体 [66]　　　　から [67]　　　　　　　　（泌乳ホルモン）が分泌
され、乳腺での乳汁産生が活発化することで生じる。

□□□　乳頭には15～20本の [68]　　　　　　　があり、初乳には児の免疫に関与する
[69]　　　　　　　　　やタンパク質、塩分が多く含まれる。

□□□　児の吸啜刺激により、下垂体 [70]　　　　から [71]　　　　　　　　（射乳
ホルモン）が分泌され、乳汁圧出量が増加するとともに、子宮収縮が [72]
　　　　　される。

□□□　分娩直後には児頭圧迫による膀胱神経障害や尿路屈曲が起こり、尿意の [73]
　　　　　　や [74]　　　　　が生じやすい。その後は数十時間で回復し、尿量は
[75]　　　　　傾向に転じる。また、腸壁の緊張低下、会陰部の創痛などにより
[76]　　　　　をきたしやすい。

□□□　褥婦の体重は、6週間で約8kg減少し、[77]　　　　か月前後でほぼ非妊時の状
態に戻る。

□□□　産褥2～3日目には、40～50回/分の [78]　　　　　をきたすことがある。こ
れを [79]　　　　　という。

□□□　月経は、産褥 [80]　　　　か月でおおよそ80%の女性に生じる（ただし授乳婦
は非授乳婦に比べて月経の再開が遅くなる傾向がある）。

- 61　後陣痛
- 62　経産婦
- 63　悪露
- 64　冷罨法
- 65　吸啜刺激
- 66　前葉
- 67　プロラクチン
- 68　乳管口
- 69　IgA または免疫グ
　ロブリンA
- 70　後葉
- 71　オキシトシン
- 72　促進　73　減弱
- 74　尿閉
- 75　増加
- 76　便秘
- 77　6
- 78　徐脈
- 79　産褥徐脈
- 80　6

■ 遺　伝

□□□　遺伝とは、[1]　　　　　によって親から子へと形質が伝わる現象のことをいう。

- 1　生殖

□□□
産褥の経過

予想

【104】 子宮底の高さが分娩直後と同じになるのはどれか。
　　1．産褥1日目　　2．産褥3日目　　3．産褥5日目　　4．産褥7日目

□□□
悪　露

予想

【105】 産褥1日目の悪露で正常なのはどれか。
　　1．赤色悪露　　　2．褐色悪露　　　3．黄色悪露　　　4．白色悪露

□□□
産褥の経過

予想

【106】 産褥3日目の状態で誤っているのはどれか。
　　1．子宮底は臍下3横指である。　　　2．徐脈傾向を示す。
　　3．後陣痛がピークとなる。　　　　　4．血性悪露を生じる。

□□□
産褥期の子宮収縮
促進

必修 93回 AM12

【107】 産褥期の子宮収縮を促すのはどれか。
　　1．安静臥床　　　2．温罨法　　　3．外陰部洗浄　　　4．直接授乳

□□□
乳汁分泌

予想

【108】 下垂体前葉から分泌され、乳汁の分泌に関与するホルモンはどれか。
　　1．プロラクチン　　2．エストロゲン　　3．プロゲステロン　　4．オキシトシン

□□□
子宮収縮

必修 109回 AM6

【109】 児の吸啜刺激によって分泌が亢進し、分娩後の母体の子宮筋の収縮を促すのは
　　　　どれか。
　　1．オキシトシン　　　　　　　　2．プロラクチン
　　3．テストステロン　　　　　　　4．プロゲステロン

□□□
母乳栄養

必修 112回 AM25

【110】 母乳栄養の児に不足しやすいのはどれか。
　　1．ビタミンA　　　　　　2．ビタミンB　　　　　　3．ビタミンC
　　4．ビタミンE　　　　　　5．ビタミンK

───く 解答・解説 ）───────────────────────────────────────

【104】 2　分娩直後の子宮底の高さは臍下3横指。産褥1日目で臍高、2日目で臍下2横指となり、3日目で分娩直後とほぼ同じ（臍下3横指）になる。

【105】 1　分娩直後～3日目頃までは赤色（血性）の悪露がみられ、次第に褐色、黄色、白色を呈するようになり、1か月半ほどで消失する。

【106】 3　後陣痛がピークになるのは産褥1日目である。2：産褥初期は徐脈傾向となり、また尿量が増加する。

【107】 4　乳頭への刺激が脳に伝わってオキシトシンが分泌され、その平滑筋収縮作用が子宮収縮を促す。1：過度の安静は悪露の停滞を招き、子宮収縮を遅らせるおそれがある。2：子宮収縮を促進するのは子宮底の冷罨法である。

【108】 1　胎盤の娩出によりエストロゲン、プロゲステロンが消失し、下垂体前葉から泌乳ホルモンであるプロラクチンが産生され、乳腺での乳汁産生が活発化する。4：オキシトシンは下垂体後葉から分泌される射乳ホルモンである。

【109】 1　オキシトシンは下垂体後葉から分泌され、子宮収縮や射乳を促す。

【110】 5　母乳はビタミンKの含有量が少ないため、母乳栄養で育った児はビタミンKが不足しやすい。

Ⓑ 人間の死

解答

1不可逆

2心停止
3呼吸停止
4瞳孔散大

1医師
2死亡診断書

1脳幹

2臓器の移植に関す
　る法律または臓器
　移植法
3意思　**4**不明

515
6優先
7深昏睡
8回復の見込み

9瞳孔
10脳幹

11自発呼吸

12医師　**13**6
1424
15死亡時刻

■ 死の三徴候

□□□ 死とは、すべての細胞が機能停止に至る過程のなかで、生命の存続に欠くことのできない心臓（循環）・肺（呼吸）・脳（中枢神経）が永久的・[**1**　　　]的に機能を停止した状態をいう。

□□□ [**2**　　　]、[**3**　　　]、[**4**　　　]・対光反射消失を「死の三徴候」という。心臓死を前提としている。（**2 3**順不同）

■ 死亡判定

□□□ 死亡判定は、一般的には [**1**　　　] が死の三徴候に基づいて行い、医師によって [**2**　　　] が作成されることで個体の死が認められる。

■ 脳　死

□□□ 脳死とは、[**1**　　　] を含む全脳機能の不可逆的停止をいい、人工呼吸器使用時だけに認められる特殊な状態における死のことである。

□□□ 脳死患者の臓器提供は、2009年に [**2**　　　　　　] が改正され（2010年施行）、①本人が生前に書面で臓器提供・脳死判定を拒否しない [**3**　　　] を示し、かつ家族が脳死判定を拒否しない、または家族がいない場合、②本人の意思が [**4**　　　] であっても、家族が脳死判定を行うことを書面で承諾する場合、に可能となった（改正前：本人の書面での意思表示が必須条件）。

□□□ 法改正により、家族の承諾のうえでの [**5**　　　] 歳未満（生後12週以上）の患者からの臓器提供や、親族に対する [**6**　　　] 提供が認められた。

□□□ 脳死判定基準は以下の6つであり、前提条件は、[**7**　　　] であること、原疾患が確実に診断されており、[**8**　　　　　] がないこととされる。

> ①深昏睡である（JCS300または GCS3）
> ②[**9**　　　]散大・固定（瞳孔両側とも4mm 以上）
> ③[**10**　　　]反射（対光反射、角膜反射、毛様脊髄反射、眼球頭反射、前庭反射、咽頭反射、咳嗽反射）の消失
> ④平坦脳波
> ⑤[**11**　　　]の消失（100％酸素で飽和した後、呼吸器をはずし、PaCO₂が60mmHg 以上に上昇することを確認。他臓器に影響を与えるため最後に実施）
> ⑥①〜⑤の5つの条件が満たされてから6時間以上経過しても変化がないこと。

□□□ 臓器移植を行う場合は、上記の条件について、脳死判定の経験があり、かつ臓器移植に関わりのない2名以上の [**12**　　　] が判定を行い、[**13**　　　] 時間以上（6歳未満では [**14**　　　] 時間以上）の経過をみて再度同じ所見が得られた際に脳死と判定する（2度目の判定時刻を [**15**　　　] とする）。

□□□
死の三徴候

【1】　死の三徴候に含まれるのはどれか。
1．体温の低下　　　　　　　　　2．心拍の停止
3．筋肉の硬直　　　　　　　　　4．角膜の混濁

【2】　死の三徴候に含まれるのはどれか。
1．呼名反応の消失　　　　　　　2．対光反射の消失
3．肛門緊張の消失　　　　　　　4．深部腱反射の消失

【3】　死の三徴候に含まれるのはどれか。
1．筋の弛緩　　　　　　　　　　2．角膜の混濁
3．呼吸の停止　　　　　　　　　4．呼名反応の消失

【4】　死の三徴候に含まれないのはどれか。
1．心停止　　　　　　　　　　　2．呼吸停止
3．瞳孔散大と対光反射の消失　　4．体温低下

□□□
脳死判定基準

【5】　臓器の移植に関する法律における脳死の判定基準で正しいのはどれか。
1．瞳孔径は左右とも3mm以上　　2．脳波上徐波の出現
3．微弱な自発呼吸　　　　　　　4．脳幹反射の消失
5．浅昏睡

【6】　脳死の判定基準に含まれないのはどれか。
1．深昏睡　　　2．心停止　　　3．瞳孔散大　　　4．自発呼吸の消失

□□□
脳死の状態

【7】　脳死の状態はどれか。
1．縮瞳がある。
2．脳波で徐波がみられる。
3．自発呼吸は停止している。
4．痛み刺激で逃避反応がある。

Ⅲ
看護に必要な人体の構造と機能および健康障害と回復について基本的な知識を問う

───◀ 解答・解説 ▶───

【1】【2】　2　【3】　3　【4】　4　　死の三徴候は、①心停止、②呼吸停止、③瞳孔散大・対光反射消失である。
【5】　4　【6】　2　【7】　3　　　心停止は脳死判定基準に含まれない。心臓は自身の自動性によって動くが、脳死状態ではやがて停止する。「死の三徴候」と「脳死判定基準」を混同しないよう注意して覚えよう。

Ⓐ 主要な症状と徴候①

解 答

[1]網様体賦活

[2]意識清明

[3]ジャパン・コー
マ・スケールまた
はJCS

[4]妄想　[5]直接因子

[6]誘発因子

[7]遷延

[8]意識レベル

[9]気道閉塞

[10]褥瘡

[11]体位変換

[12]ADL

■ 意識障害

□□□　意識を保つ中枢神経の機構は、脳幹の[1 　　　　　　　]系と視床下部が担う。意識の内容を保つ機能は大脳皮質全体が担っている。

□□□　見当識や注意・集中力、思考・判断力などの精神機能が正常に働いており、意識がはっきりと保たれている状態を[2 　　　　]という。

□□□　急性期の意識障害の評価には[3 　　　　　　　　　　]やグラスゴー・コーマ・スケールが用いられる（詳細は p.226「意識レベルの評価」参照）。

□□□　せん妄は、意識混濁のなかに[4 　　　]や思考混乱を伴う意識障害で、発症には[5 　　　]や[6 　　　　]がある。（[5][6]順不同）

□□□　意識障害が3か月以上にわたり回復しない状態を[7 　　]性意識障害といい、無動性無言、失外套症候群、閉じ込め症候群などがある。

□□□　**看護**：呼吸パターンや[8 　　　　]の推移を経時的に観察する。意識障害下では咽頭反射が低下し[9 　　　　]を生じやすいため、気道分泌物の吸引などを適宜行い、確実に気道を確保する。また、[10 　　]や、肺炎などの呼吸器合併症を予防するため、体動がみられない場合には2時間ごとに[11 　　　　]を行う。廃用症候群の予防や意識回復後の[12 　　]の低下を防ぐため、必要があれば他動運動や機能訓練を行う。

■ 嚥下障害

[1]三叉

[2]脳血管

[3]水飲み

[4]刻み食

[5]誤嚥性

□□□　嚥下運動には[1 　　　]神経（下顎神経）、迷走神経、舌下神経、舌咽神経などの神経が関与している。

□□□　嚥下障害とは、嚥下運動が何らかの原因で機能的、器質的に障害され、生理的運動が妨げられることによって物を飲み込むことが難しくなることである。

□□□　機能性嚥下障害では、構造上の異常はないが、嚥下をコントロールしている神経や、筋の異常障害に分類される。[2 　　　]障害に伴うものが多い。

□□□　器質性嚥下障害は、咽頭から食道に至る部位の構造上の異常による。

□□□　嚥下障害が考えられる場合は、[3 　　]テストや嚥下造影・嚥下内視鏡検査で嚥下の状態を評価する。その結果に応じて[4 　　　]やミキサー食などへの食形態の変更を検討する。

□□□　[5 　　　]肺炎は、嚥下機能障害のため唾液や食物、あるいは胃液などと一緒に細菌を気道に誤って吸引することにより発症する。

■ 言語障害

[1]高次脳機能

[2]ブローカ

[3]ウェルニッケ

□□□　失語は、いったん獲得された「聴く、話す、読む、書く」という言語機能が、中枢神経系の損傷によって損なわれる[1 　　　　]障害の一つである。

□□□　前頭葉を中心とした領域の損傷によって、非流暢なタイプの失語症（[2 　　]失語、運動性失語ともよばれる）が生じる。

□□□　側頭葉を中心とした領域の損傷によって、流暢性の保たれた失語（[3 　　]失語、感覚失語ともよばれる）が生じる。

□□□　非流暢性発話：言葉数が少なく、話す速度が遅く、つっかえつっかえ努力してやっと話をするような発話。

□□□
意識障害

予想

【1】 意識障害で<u>ない</u>のはどれか。
1．せん妄　　　2．傾　眠　　　3．昏　睡　　　4．感情鈍麻

□□□
せん妄

必修 106回 AM15

【2】 せん妄の誘発因子はどれか。
1．身体拘束　　2．心血管障害　　3．低栄養状態　　4．電解質バランス異常

□□□
嚥下障害

必修 102回 PM15

【3】 嚥下障害のある患者の食事介助で適切なのはどれか。
1．水分はとろみをつける。　　　　　2．頸部を伸展する。
3．一口量を多くする。　　　　　　　4．むせたときには水を飲ませる。

□□□
嚥下障害

必修 113回 PM14

【4】 器質的変化で嚥下障害が出現する疾患はどれか。
1．食道癌 esophageal cancer
2．脳血管疾患 cerebrovascular disease
3．筋強直性ジストロフィー myotonic dystrophy
4．Guillain-Barré〈ギラン・バレー〉症候群 Guillain-Barré syndrome

□□□
ブローカ失語

一般 101回 AM38

【5】 Broca＜ブローカ＞失語のある患者とのコミュニケーション方法で適切なのはどれか。
1．五十音表を使う。
2．患者の言い間違いは言い直すよう促す。
3．言葉で話しかけるよりもイラストを見せる。
4．「はい」、「いいえ」で答えられる質問をする。

─◀ 解答・解説 ▶─

【1】 4　感情鈍麻は感情が乏しく、反応しない状態。意識障害には当てはまらない。1：せん妄は意識混濁のなかに妄想や思考混乱を伴うもの。2：傾眠は刺激を与えれば覚醒する状態。3：昏睡は外界の事象にまったく反応しない状態。

【2】 1　せん妄の原因には誘発因子（促進因子）と直接因子がある。誘発因子として環境の変化、感覚遮断、身体拘束、心理的ストレスなどがあり、直接因子として頭部外傷、脳血管障害、けいれん発作、貧血、脱水、低酸素症、電解質異常、低血糖、高血糖、肝不全、薬物など多岐にわたる。※厚生労働省発表では、問題としては適切であるが、必修問題としては妥当でないとしている（不正解者は採点除外）。これは4も解答としてあり得ると解釈できる。4は直接因子ではあるが、せん妄が生ずる。そもそもこれらの区別を求める必要があるのか疑問である。

【3】 1　水分はむせやすいため、とろみをつける。

【4】 1　食道癌ではがんの進行により器質的に嚥下障害の症状が生じる。

【5】 4　「はい／いいえ」や2択などで答えられる質問（閉じた質問）が適切である。

Ⓐ 主要な症状と徴候②

[解答]

■ **言語障害（つづき）** ···

☐☐☐ 流暢性の保たれた発話：すらすらと速く話をすることができ、一息に長い文章を作り出せるが、誤った適切でない単語が混じる。

4発語

☐☐☐ 構音障害とは、神経や筋の疾患などによる［**4**　　　　］器官の障害によって、話し言葉が不明瞭になったり正常に発音できなくなるものである。言葉の理解は正常であり、書字や読書にも障害はないため、言語機能そのものが障害される［**5**　　　　］とは区別される。

5失語症

6延髄

☐☐☐ 球麻痺による構音障害は、［**6**　　　　］から出る下位運動ニューロン（第9、10、12脳神経）、あるいは構音筋そのものの障害により生じる。

☐☐☐ 第9、10、12脳神経を支配する上位運動ニューロン（皮質延髄路）が両側性に障害されて球麻痺と類似の症状が起こるものを［**7**　　　　］という。

7仮性球麻痺

■ **ショック** ···

1循環
2低酸素

☐☐☐ ショックとは、何らかの原因で急激な全身性の［**1**　　　　］障害が生じ、組織や臓器の血流量が減少して［**2**　　　　］状態となり機能不全を呈する病態をいう。

3冷汗　**4**脈拍
5呼吸

☐☐☐ ショックの5主徴には、①顔面蒼白、②虚脱、③［**3**　　　　］、④［**4**　　　　］触知不能、⑤［**5**　　　　］不全がある。

6低下

☐☐☐ その他の主な症状には、血圧の［**6**　　　　］、意識混濁、乏尿、アシドーシスなどがあるが、ショックの種類（下表）によっても症状は異なる。

7循環血液量

循環血液量減少性ショック		病態：［**7**　　　　］の減少
		原因：大量出血、熱傷、嘔吐、下痢、脱水など
血液分布異常性ショック	敗血症性ショック	病態：末梢神経の弛緩による末梢血管抵抗性の低下
		原因：グラム陰性桿菌感染（エンドトキシンショック）
	神経原性ショック	病態：交感神経の弛緩による末梢血管の拡張
		原因：脊髄損傷、恐怖や不安、疼痛、脊髄麻酔後
	［**8**　　　　］ショック	病態：Ⅰ型アレルギー反応による末梢血管抵抗性の低下
		原因：薬物、自然毒、造影剤など
［**9**　　　　］ショック		病態：心臓ポンプ機能失調による心拍出量の低下
		原因：心筋障害、弁膜症、不整脈など
心外閉塞・拘束性ショック		病態：体循環・肺循環の閉塞による心拍出量の減少
		原因：心タンポナーデ、重症肺塞栓症、緊張性気胸など

8アナフィラキシー

9心原性

10早期発見

☐☐☐ ショックは緊急事態であり、徴候の観察による［**10**　　　　］と、適切な初期治療（酸素投与、輸液・輸血、薬物投与など）が必要である。

11下半身または下肢

☐☐☐ ショックの応急的体位として、水平仰臥位で［**11**　　　　］のみ挙上する（骨盤高位）体位をとらせることがある。

□□□
細菌感染で起こる
ショック

必修 111回 PM14

【6】 細菌感染で起こるショックはどれか。
1．心原性ショック　　　　　　　　2．敗血症性ショック
3．アナフィラキシーショック　　　4．循環血液量減少性ショック

□□□
アレルギー反応に
よるショック

必修 105回 PM12

【7】 特定の抗原となる物質によって生じるアレルギー反応で引き起こされるショック
　　　はどれか。
1．心原性ショック　　　　　　　　2．出血性ショック
3．神経原性ショック　　　　　　　4．アナフィラキシーショック

□□□
心原性ショック

必修 103回 PM11

【8】 心原性ショックで直ちに現れる徴候はどれか。
1．血圧の上昇　　　　　　　　　　2．体温の上昇
3．尿量の増加　　　　　　　　　　4．脈拍数の増加

□□□
血液分布異常性シ
ョック

予想

【9】 血液分布異常性ショックの原因となるのはどれか。
1．大量出血　　　　　　　　　　　2．Ⅰ型アレルギー反応
3．脱　水　　　　　　　　　　　　4．下　痢

□□□
ショック時の体位

必修 100回 PM25

【10】 ショックを起こした患者に最も適切な体位はどれか。
1．腹臥位　　　　　　　　　　　　2．頭部挙上
3．下肢挙上　　　　　　　　　　　4．左側臥位

━◀ 解答・解説 ▶━

【6】　2　1：心原性ショックは心臓ポンプ機能失調により心拍出量が低下し、血圧が低下する。2：敗血症性ショックは細菌感染により、末梢神経が弛緩し末梢血管抵抗性が低下することで、引き起こされる。3：アナフィラキシーショックはⅠ型アレルギー反応による末梢血管抵抗性の低下によって引き起こされる。4：循環血液量減少性ショックは、大量出血などによる血液量の減少により血圧が低下する。

【7】　4　アナフィラキシーショックはⅠ型アレルギー反応（即時型アレルギー反応）で引き起こされる。アレルゲン（抗原）として、食物や薬物、ハチに刺されるなどがあり、血圧低下や意識障害をきたして生命危機の状態に陥ることもある。

【8】　4　心原性ショックでは、心臓のポンプ機能低下により心拍出量が低下し、血圧低下をきたす。全身への血液や酸素の供給を保とうとして代償的に脈拍数が増加する。体温は低下し、尿量は減少する。

【9】　2　Ⅰ型アレルギー反応は血液分布異常性ショックの一つであるアナフィラキシーショックを引き起こす。

【10】　3　ショック時の応急的体位としては、水平臥床位で下肢のみ挙上する体位が望ましい。

Ⓐ　主要な症状と徴候③

■ **高体温、低体温** ‥‥‥‥‥‥‥‥‥‥‥‥‥‥‥‥‥‥‥‥‥‥‥‥‥‥‥‥

● **高体温（発熱）**

□□□　平熱より［**1**　　　］℃以上体温が上昇した場合を［**2**　　　　］という。

□□□　疾病により特有の［**3**　　　　］を示す場合がある。以下に例を示す。

熱　型	特　徴	病　因
［**4**　　　］熱	日差1℃以内の高熱が続く	肺炎、腸チフス、粟粒結核など
［**5**　　　］熱	日差1℃以上で高熱が続く	敗血症、化膿性疾患など
間欠熱	高熱と平熱を繰り返す	マラリア、回帰熱など

（発熱の詳細は p.220「バイタルサインの測定」を参照）

□□□　体温上昇時は［**6**　　　　］を伴うため保温に努め、熱感があれば［**7**　　　　］
罨法などで冷却を図る。体力の消耗を避け、水分摂取を励行する。

● **低体温**

□□□　体温が［**8**　　　　］℃以下に低下した状態を低体温という。

□□□　33℃以下になると、ふるえなどの対寒反応が消失し、［**9**　　　　］障害や筋硬
直、血圧低下、徐脈・不整脈などを生じる。30℃以下になると錯乱や幻視など
が起こり、凍傷を生じたり心室細動を生じ、死亡率が上昇する。

□□□　低体温に対する急激な［**10**　　　　］は、心臓への負担が大きくショック症状を
招くおそれがあるため、少しずつゆっくり行うことが基本である。

■ **脱　水** ‥‥‥‥‥‥‥‥‥‥‥‥‥‥‥‥‥‥‥‥‥‥‥‥‥‥‥‥‥‥‥‥‥‥‥

□□□　脱水とは、体内の水および［**1**　　　　］が欠乏している状態をいう。

□□□　脱水は大きく、①高張性（［**2**　　　］欠乏性）脱水、②等張性（混合性）脱水、
③低張性（［**3**　　　　　　］欠乏性）脱水に分類される。

	［**4**　　　］性脱水	［**5**　　　］性脱水	低張性脱水
病　態	体液中の［**6**　　　　］が欠乏する	体液中の水分と Na がともに減少する	体液中の Na が欠乏する
原因／誘因	●水分摂取不足 ●尿崩症による尿量増加 ●不感蒸泄の増加	●消化液の喪失 ●嘔吐・下痢 ●糖尿病　　　など	●大量の消化液の喪失 ●大量の嘔吐・下痢 ●大量の発汗 ● Na 喪失性疾患 ●腎障害 ●腸閉塞などによる Na の体内貯留など
特徴的な症状	強い［**7**　　　　］、尿量の減少、頻脈、発熱	体重減少、頻脈、軽度の口渇	頻脈、低血圧、頭痛、痙攣、意識障害

□□□　渇中枢の感度低下、腎の尿濃縮力の低下、体液量の減少などから、［**8**　　　
　　　］では脱水を生じやすい。また、成人に比べ細胞外液の割合が高く、水分
必要量の多い［**9**　　　　］も同様に脱水を生じやすい。

□□□　**看護**：十分な［**10**　　　　］の励行、輸液、乾燥皮膚の保護などを行う。

必修 104回 PM13

【11】 低体温が起こるのはどれか。

1. 尿崩症 diabetes insipidus
2. 褐色細胞腫 pheochromocytoma
3. 甲状腺機能低下症 hypothyroidism
4. Cushing〈クッシング〉症候群 Cushing syndrome

□□□
発 熱

予想

【12】 弛張熱を生じるのはどれか。

1. マラリア
2. 敗血症
3. 肺 炎
4. 麻 疹

□□□
脱 水

必修 95回 AM12

【13】 水欠乏性脱水で低下するのはどれか。

1. 尿 量
2. 尿比重
3. 血漿浸透圧
4. 血清ナトリウム値

□□□
脱 水

必修 103回追 AM10

【14】 水欠乏性脱水症の初期の症状・徴候で正しいのはどれか。

1. 口 渇
2. めまい
3. 尿量増加
4. 血圧低下

□□□
脱 水

予想

【15】 高張性脱水で起こる症状で誤っているのはどれか。

1. 血圧低下
2. 徐 脈
3. 尿量減少
4. 意識障害

□□□
高齢者の脱水

一般 96回 AM105

【16】 高齢者が脱水になりやすい原因はどれか。

1. 心拍出量の減少
2. 尿濃縮機能の低下
3. 渇中枢の感受性上昇
4. 蛋白質摂取量の減少

───解答・解説───

【11】 3 甲状腺機能低下症では、甲状腺ホルモンが減少することで熱産生が低下し、低体温状態となる。1：尿崩症では視床下部や下垂体の障害により抗利尿ホルモンの分泌がなくなり、口渇、多飲、多量の低比重尿がみられる。2：褐色細胞腫では、カテコールアミンの産生増加により高血圧となる。4：グルココルチコイド過剰状態であり、中心性肥満がみられる。

【12】 2 1日の体温差が1℃以上である弛張熱（解熱しても平熱にはならない）は、敗血症などで生じやすい。

【13】 1 2：尿比重は上昇して濃縮尿となる。3、4：水欠乏性脱水では、細胞外液中の電解質に対する水の量が主に減少するため、血漿浸透圧・血清ナトリウム値はともに上昇する。

【14】 1 2：めまいは、ナトリウム喪失性脱水（低張性脱水）の際にみられる。3：細胞内液量が減少するため、尿が濃縮されて尿量は減少する。4：細胞外液量も減少するが軽度であり、血圧低下の程度も軽度である。

【15】 2 水分欠乏が原因となる高張性脱水では、循環血液量が減少し、乏尿、頻脈、意識障害などが起こる。

【16】 2 高齢者における脱水の原因として、①渇中枢の感度低下（脱水があっても水を欲しない）、②腎の尿濃縮力の低下（低比重で多尿となる）、③体液（細胞内液）量の減少（水分保有組織である筋組織の萎縮）、④ADL低下（機能障害などで飲水行動が不足する）がある。

Ⅲ
看護に必要な人体の構造と機能および健康障害と回復について基本的な知識を問う

A 主要な症状と徴候④

解答

1 ビリルビン

2 赤血球

3 直接

4 瘙痒 **5** 出血

6 灰白

7 自然光線

8 安静

9 感染予防

■ 黄 疸

□□□ 黄疸とは、血中の［**1**　　　　　　　］（基準値0.3〜1.2mg/dL）が2.0mg/dL
以上に増加することで、皮膚・粘膜・眼瞼結膜などが黄染した状態をいう。

□□□ 黄疸の分類には以下のようなものがある。

分　類	病　態	原　因
溶血性黄疸	［**2**　　　　　］の破壊亢進（間接ビリルビンの増加*）	自己免疫性溶血性貧血、遺伝性球状赤血球症
肝細胞性黄疸	肝細胞の障害（間接・直接ビリルビンの増加）	肝炎、肝硬変、肝がん
閉塞性黄疸	胆道系の閉塞（［**3**　　　　　］ビリルビンの増加）	胆石症、先天性胆道閉鎖症、膵頭部がん、胆管がん

＊間接ビリルビンは尿中に排泄されないので、尿中のビリルビンは（−）となる。

□□□ 随伴症状には、全身倦怠感や［**4**　　　　　］感、食欲不振、便秘、［**5**　　　　　］
傾向、肝性脳症などがある。

□□□ 閉塞性黄疸では、胆汁のうっ滞によりビリルビンが腸に排出されないため、便が
［**6**　　　　　］色になる。また、ビリルビン尿がみられる。

□□□ **看護**：黄疸の色調を正確に観察するために［**7**　　　　　　　］下で観察する。肝
臓の血流量を確保するため［**8**　　　　　］を保持する。アルブミンやグロブリン
の産生低下のため免疫機能が低下することから、［**9**　　　　　　　］に努める。
瘙痒感の緩和、皮膚・粘膜の保清・保護、便秘の予防に努める。

■ 頭 痛

1 一次

2 二次

3 片頭痛 **4** 緊張

□□□ 頭痛とは、眼窩外耳孔線より上部の痛みの総称であり、原因によって［**1**　　　　］性頭痛と［**2**　　　　　］性頭痛に大別される。

□□□ 一次性頭痛には、［**3**　　　　　］や［**4**　　　　　］型頭痛（筋緊張性頭痛）、群
発頭痛が含まれる。

□□□ 二次性頭痛には、頭頸部外傷や頭頸部の血管障害、感染症による頭痛などが含ま
れる。脳への影響が生じやすく、危険度の高い頭痛である。

□□□ 頻度の高い頭痛とその原因・特徴は下表のとおりである。

5 片頭痛

6 緊張

7 髄膜炎

種　類	特　徴
［**5**　　　　　］	脳血管の収縮‐拡張により生じる、一側性・拍動性の痛みを伴う
［**6**　　　］型頭痛	主に頭頸部の筋の血流低下などによる循環障害が生じ、ここから発痛物質が放出されることで生じる。精神的なストレスや眼精疲労などが要因となる
［**7**　　　　　］による頭痛	髄膜の炎症によって傷害された細胞から発痛物質が放出されることで生じる
クモ膜下出血による頭痛	血管の破裂によって、血管周囲の痛覚神経線維が興奮し、強烈な痛み（髄膜刺激症状）を生じる

8 ストレス

□□□ **看護**：最も頻度の高い緊張型頭痛に対しては［**8**　　　　　　］の緩和・除去、
薬物療法、マッサージや温罨法、低血圧の改善、環境の調整などを行う。

【18】【19】はまとめて解こう！

□□□
黄　疸

必修 102回 PM11

【17】　血中濃度が上昇すると黄疸となるのはどれか。
1．グルコース　　　　　　　　　2．ビリルビン
3．クレアチニン　　　　　　　　4．総コレステロール

□□□
黄疸の観察部位

必修 95回 AM13

【18】　黄疸を最も認めやすい部位はどれ
　　　か。
1．眼球結膜　　　2．爪　床
3．口　唇　　　　4．耳　朶

必修 100回 PM13 改、103回 AM12

【19】　黄疸で黄染を確認しやすい部位は
　　　どれか。
1．歯　　　　　　2．毛　髪
3．爪　床　　　　4．眼球結膜

□□□
黄疸の症状

必修 94回 AM13 改、111回 AM13

【20】　黄疸のある成人患者にみられる随伴症状はどれか。
1．動　悸　　　　2．難　聴　　　　3．関節痛　　　　4．瘙痒感

□□□
溶血性黄疸

予想

【21】　間接ビリルビン値が上昇するのはどれか。
1．新生児黄疸　　　　　　　　　2．胆石症
3．先天性胆道閉鎖症　　　　　　4．膵頭部がん

□□□
頭痛の原因

予想

【22】　髄膜が刺激されるために起こる頭痛の原因疾患はどれか。
1．クモ膜下出血　　　　　　　　2．二酸化炭素濃度上昇
3．脳腫瘍　　　　　　　　　　　4．緊張型頭痛

□□□
頭痛の原因

必修 104回 AM13

【23】　急性の頭痛を起こす可能性が最も高いのはどれか。
1．複　視　　　2．外斜視　　　3．緑内障 glaucoma　　　4．眼瞼下垂

Ⅲ
看護に必要な人体の構造と機能および健康障害と回復について基本的な知識を問う

─〈 解答・解説 〉

【17】　　2　血中のビリルビン値が2.0mg/dL 以上になると、黄疸が認められるようになる。
【18】　1　【19】　4　黄疸を観察しやすいのは眼球結膜である。爪床や口唇、耳朶はチアノーゼの有無を観察するのに適している。歯が黄
　　　　　　ばんだり変色するのは、色素沈着や加齢など、様々な原因がある。
【20】　　4　黄疸の随伴症状としての瘙痒感は、血中の胆汁酸が皮膚の末梢神経を刺激することで生じる。
【21】　　1　新生児では、肝臓の機能が未熟であるため、肝臓でのグルクロン酸抱合が十分にされず、間接ビリルビンが増加する。
　　　　　　2、3、4：これらの疾患によって生じる閉塞性黄疸では、直接ビリルビン値が上昇する。
【22】　　1　クモ膜下出血では髄膜刺激症状が起こり頭痛が生じる。2：二酸化炭素濃度の上昇による頭痛は、脳血管が拡張する
　　　　　　ために起こる。3：脳腫瘍では脳実質が圧迫されるために頭痛が生じる。4：緊張型頭痛は、ストレスなどで筋収縮
　　　　　　が強くなるために起こる。
【23】　　3　緑内障では、眼圧の上昇から眼痛や頭痛が起こりやすい。1、2：複視とは物が二重に見える視覚の異常である。外
　　　　　　斜視の症状として複視が表れることがある。4：眼瞼下垂では、上眼瞼を開きづらくなり、物理的な視野狭窄を生じ
　　　　　　ることがある。

A 主要な症状と徴候⑤

■ 咳嗽、喀痰 ……………………………………………………………………………

❶気道

□□□ 咳嗽とは、[**❶**　　　　　] 内の分泌物や異物を除去するために起こる生体防御反応である。

❷咳嗽

□□□ 喀痰（痰）とは、気道からの分泌物や滲出液に細菌や塵埃などが混入したものが、[**❷**　　　　　] とともに喀出されたものをいう。

❸湿性　❹乾性

□□□ 咳嗽には、喀痰を伴う [**❸**　　　　　] 咳嗽と、喀痰を伴わない [**❹**　　　　　] 咳嗽がある。咳嗽と喀痰の分類については下表のとおりである。

種　類	喀痰の性状	代表的な疾患
湿性咳嗽	漿液性（さらさらしている）	肺水腫、気管支喘息発作時
	粘液性（半透明で粘稠性）	気管支炎、咽頭・咽頭炎などの気道炎症
	血性（血液が混入している）	肺結核、肺がんなど
	膿性（黄緑色）	細菌性肺炎、肺化膿症、気管支拡張症など
	泡沫性血痰（泡が混入している）	左心不全（肺うっ血）、肺水腫など
乾性咳嗽	──	初期の上気道炎症、間質性肺炎、自然気胸など

❺湿度
❻体位ドレナージ
❼スクイージング

□□□ **看護**：気道の乾燥を防ぐため、適度な [**❺**　　　　　] を保つ。喀痰の粘稠度を低下させるため、含嗽や水分補給を促す。[**❻**　　　　　　　　　]（喀痰が貯留している部位を高くして重力を利用して排痰を促す）や [**❼**　　　　　　　　　]（喀痰の貯留している側の胸郭を、呼気時に圧迫して排痰を促す）を行う。咳嗽時には患者が安楽な体位（起座位など）をとらせる。

■ 吐血、喀血 ……………………………………………………………………………

❶吐血

□□□ [**❶**　　　　　] とは、消化管からの出血を吐き出すことをいう。

❷喀血
❸吐血
❹血痰

□□□ [**❷**　　　　　] とは、気管や気管支、肺などの呼吸器からの出血を吐き出すことをいう。[**❸**　　　　　] との鑑別が重要である。また、喀痰の一部に血液が混じる [**❹**　　　　　] とは区別される。

	吐　血	喀　血
排出時の状態	悪心・嘔吐、胃部不快感とともに排出される	[**❺**　　　] とともに排出される
色・性状	暗赤色、凝固性、コーヒー残渣様	[**❻**　　　] 色、流動性
ｐＨ	酸性	アルカリ性
下　血	[**❼**　　　] 便	なし
主な疾患	消化管潰瘍、食道静脈瘤破裂	肺がん、肺結核、気管支拡張症

❺咳嗽

❻鮮紅

❼タール

❽安静
❾下
❿窒息

□□□ **看護**：吐血に対しては、消化管の保護のため [**❽**　　　　　] と絶食を行う。喀血に対しては、患部を [**❾**　　　] にした体位をとり、血液が健側に流れ込まないようにする、[**❿**　　　　] の予防（気道の確保）、局所の冷罨法などを行う。吐血・喀血とも、口腔内の清潔や不安の緩和に努める。

□□□
乾性咳嗽

【24】 乾性咳嗽が出現するのはどれか。
1．気管支喘息　　　　　2．慢性気管支炎
3．自然気胸　　　　　　4．気管支拡張症

□□□
咳嗽を伴う疾患

必修 105回 PM13

【25】 咳嗽が起こりやすいのはどれか。
1．右心不全 right heart failure　　　2．左心不全 left heart failure
3．心筋梗塞 myocardial infarction　　4．肺梗塞 pulmonary infarction

□□□
喀　痰

予想

【26】 膿性痰を伴う疾患はどれか。
1．細菌性肺炎　　　　　2．肺うっ血
3．肺結核　　　　　　　4．気管支喘息

□□□
胃潰瘍患者の吐血

必修 97回 AM15

【27】 胃潰瘍の患者にみられる少量の吐血の特徴はどれか。
1．泡沫状　　　　　　　2．アルカリ性
3．アンモニア臭　　　　4．コーヒー残渣様

□□□
喀血の特徴

必修 110回 AM15

【28】 喀血の特徴はどれか。
1．酸性である。
2．泡沫状である。
3．食物残渣を含む。
4．コーヒー残渣様である。

□□□
喀　血

必修 106回 AM12

【29】 喀血が起こる出血部位で正しいのはどれか。
1．頭蓋内　　　　　　　2．気　道
3．食　道　　　　　　　4．胆　道

━〔解答・解説〕━

【24】 3　自然気胸時の咳嗽は喀痰を伴わず、胸痛とともに出現する。1、2、4：気道の炎症によって気道分泌物を生じるため、喀痰を伴う咳嗽（湿性咳嗽）がみられる。
【25】 2　左心不全では肺うっ血に伴い、呼吸困難、咳嗽、起座呼吸、湿性ラ音がみられる。4：肺梗塞では胸痛、失神、意識障害が起こりやすい。
【26】 1　細菌感染をした際には膿性痰を伴う。2：泡沫性血痰を伴う。3：血性痰を伴う。4：気管支喘息は漿液性痰を伴う。
【27】 4　胃内に停滞した出血中のヘモグロビンが、胃液中の塩酸と混合して褐色となり、コーヒー残渣様の吐血を呈する。
【28】 2　喀血はアルカリ性、鮮血色、泡沫を伴う。酸性でコーヒー残渣様、食物残渣を含むのは吐血。
【29】 2　喀血は、気管や気管支、肺などの呼吸器からの出血を吐き出すことをいう。

Ⓐ 主要な症状と徴候⑥

■ チアノーゼ

□□□ チアノーゼとは、血液中の脱酸素化ヘモグロビン（還元ヘモグロビン）の絶対量が増加した状態で、血液が暗色を帯びるために、皮膚や粘膜が青紫色に見える状態をいう。還元ヘモグロビン値 ［■1　　　］g/dL 以上で生じる。

1 5

□□□ チアノーゼは、［■2　　　］性チアノーゼ（低酸素血症などにより生じる）と ［■3　　　］性チアノーゼ（末梢循環不全により生じる）に大別される。

2 中心
3 末梢

□□□ 中心性チアノーゼでは、［■4　　　］や眼瞼、爪床や耳介などが青紫色に見える。末梢性チアノーゼでは、指先など循環不全を生じた部位にみられる。

4 口唇

□□□ ［■5　　　］ではヘモグロビン自体が減少しているため、チアノーゼは現れにくい。

5 貧血

■ 呼吸困難

□□□ 呼吸困難とは、ガス交換が十分に行えず、呼吸苦や不快感などの ［■1　　　］症状が生じ、努力性の呼吸をしている状態のことである。下表のような分類がある。

1 自覚

分　類	主な原因
吸気性呼吸困難	咽頭狭窄、気管・気管支狭窄
［■2　　　］性呼吸困難	気管支喘息、COPD（慢性閉塞性肺疾患）
混合性呼吸困難	肺・胸膜疾患、心臓疾患、横隔膜挙上、血液疾患、脳疾患、感染症

2 呼気

□□□ 呼吸困難の重症度を客観的に把握するために、［■3　　　　　　　］の分類と修正 MRC スケール（下表）が用いられている。

3 ヒュー - ジョーンズ

［■3　　　　　　　］の分類	
Ⅰ度	同年齢の ［■4　　　］ 者と同様の労作ができ、歩行、階段の昇降も健康者並みにできる（正常）
Ⅱ度	同年齢の健康者と同様に歩行できるが、坂、［■5　　　］ の昇降は健康者並みにできない
Ⅲ度	平地でさえ健康者並みに歩けないが、自分のペースでなら ［■6　　　］ km 以上歩ける
Ⅳ度	休みながらでなければ ［■7　　　］ m 以上歩けない
Ⅴ度	会話、着物の脱着にも息切れがする。息切れのため ［■8　　　］ できない
修正 MRC スケール	
Grade 0	激しい運動をしたときだけ息切れがある
Grade 1	平坦な道を ［■9　　　］ で歩く、あるいは緩やかな上り坂を歩くときに息切れがある
Grade 2	息切れがあるので、同年代の人よりも平坦な道を歩くのが遅い、あるいは平坦な道を自分のペースで歩いているとき、息切れのため立ち止まることがある
Grade 3	平坦な道を約 ［■10　　　］ m、あるいは数分歩くと息切れのために立ち止まる
Grade 4	息切れがひどく家から出られない、あるいは衣服の着替えをするときにも息切れがある

4 健康

5 階段

6 1.6
7 50
8 外出

9 早足

10 100

【32】【33】【34】はまとめて解こう!

□□□
チアノーゼ

必修 102回 AM12

【30】 チアノーゼの際の皮膚の色に最も近いのはどれか。
　1．青　　　2．赤　　　3．黄　　　4．白

□□□
チアノーゼ

必修 98回 PM7

【31】 チアノーゼを最も観察しやすいのはどれか。
　1．口　唇　　　2．耳　介　　　3．頭　皮　　　4．眼　球

□□□
チアノーゼ

必修 99回 AM13、101回 PM11 改　　　　必修 104回 PM14

【32】 増加によってチアノーゼをきたす
のはどれか。
　1．動脈血酸素分圧
　2．酸化ヘモグロビン
　3．還元ヘモグロビン
　4．動脈血酸素飽和度

【33】 チアノーゼが出現するのはどれか。
　1．血清鉄の増加
　2．血中酸素分圧の上昇
　3．血中二酸化炭素分圧の上昇
　4．血中還元ヘモグロビン量の増加

□□□
チアノーゼ

必修 108回 AM13

【34】 チアノーゼで増加しているのはどれか。
　1．血中酸素分圧　　　　　　　2．還元ヘモグロビン
　3．酸化ヘモグロビン　　　　　4．血中二酸化炭素分圧

□□□
呼吸困難

必修 104回 AM14

【35】 呼吸困難とはどれか。
　1．脈拍数の増加
　2．息苦しさの自覚
　3．動脈血酸素分圧〈PaO_2〉の低下
　4．経皮的動脈血酸素飽和度〈SpO_2〉の低下

□□□
呼吸困難

必修 93回 AM14 改、103回 PM12

【36】 呼吸困難がある患者の安楽な体位はどれか。
　1．起坐位　　　2．仰臥位　　　3．砕石位　　　4．骨盤高位

Ⅲ
看護に必要な人体の構造と機能および健康障害と回復について基本的な知識を問う

──《 解答・解説 》──

【30】　　　1　チアノーゼの際の皮膚は青みがかった紫色になる。
【31】　　　1　チアノーゼは口唇、耳介、爪床、指先などで観察されるが、このうち最も観察しやすいのは口唇である。
【32】 3 【33】 4 【34】 2　チアノーゼは還元ヘモグロビン（脱酸素化ヘモグロビン）の絶対量の増加で生じる。
【35】　　　2　呼吸困難とは、ガス交換が不十分となった際に、息苦しさなどの症状を自覚することである。
【36】　　　1　呼吸困難時は、ファーラー位や起座位などの体位をとり、横隔膜を下げて呼吸しやすいようにする。

Ⓐ 主要な症状と徴候⑦

【 解 答 】

11 40

12 60

13 無呼吸

14 腹式　**15** 起座

■ 呼吸困難（つづき）

□□□　酸素療法の絶対的適応は、動脈血酸素分圧（PaO_2）が [**11**　　　] mmHg 以下、相対的適応は [**12**　　　] mmHg 以下とされる（60mmHg 以下では呼吸不全状態となる）。重度の呼吸困難の患者に高濃度の酸素吸入を急激に行うと、[**13**　　　　　] を誘発することがあるため留意する。

□□□　**看護**：呼吸困難が増悪すると、生命に対する危機感をもったり疲労や不眠を伴うため、[**14**　　　　] 呼吸や口すぼめ呼吸を促し、不安を軽減する。[**15**　　　　] 位やファーラー位など安楽な体位をとらせ、呼吸の調整を促す。

1 胸痛

2 心筋

3 筋肉

4 心因

5 呼吸

■ 胸　痛

□□□　[**1**　　　　　] とは胸部の痛みの総称であり、循環器系疾患をはじめ、種々の原因によって生じる。

□□□　胸痛を生じる循環器系疾患には、狭心症、[**2**　　　　　] 梗塞、大動脈解離などがある。

□□□　胸痛を生じるその他の疾患には、肺炎や肺膿瘍などの呼吸器系疾患、心筋炎、リウマチ筋炎などの [**3**　　　　] の収縮に伴う胸痛、胆石症などがある。また、[**4**　　　　] 性にも生じることがある。

□□□　**看護**：随伴症状（[**5**　　　] 困難やチアノーゼ）の観察、バイタルサイン、心電図のチェック、安楽な体位の保持、不安の緩和などに努める。

1 洞結節または洞房結節

2 洞調律またはサイナスリズム

3 不整脈

■ 不整脈　　　　　　　　　　　　　　　　▶ 国試によく出る

□□□　刺激伝導系の [**1**　　　　　] で生じた電気刺激が正常に心室に伝えられたものを [**2**　　　　　] といい、成人では60〜100回 / 分である。

□□□　[**3**　　　　　] とは、刺激伝導系における正常な刺激が障害された状態をいう。

□□□　洞調律と、緊急度の高い不整脈の波形を下表に示す。

洞調律	60〜100回 / 分。60（50）回 / 分以下は徐脈、100回 / 分以上は頻脈	
心室性期外収縮（PVC）	通常の刺激伝導系を通らず、心室の別の場所から刺激が出る。P 波はなく、QRS 幅は広い	
心室性頻拍（VT）	心室性期外収縮が連続で起きている。心拍出量は低下し、意識消失が起こる	
心室細動（VF）	心室は収縮がなく、小刻みにふるえている状態。心拍出量0、意識障害があり、放置すれば死に至る	

4 房室ブロック

5 心房細動

6 動悸

□□□　上記以外の不整脈には、[**4**　　　　　　　] （Ⅰ度・Ⅱ度・Ⅲ度に分けられ、Ⅱ度のモービッツⅡ型、Ⅲ度はペースメーカーの適応となる）、[**5**　　　　　] （AF、絶対性不整脈）、心房粗動（AFL）などがある。

□□□　不整脈時の自覚症状として、[**6**　　　　] や息苦しさ、めまい、失神などがある。

☐☐☐

必修 106回 AM13

胸　痛

【37】　胸痛を訴えるのはどれか。
1．髄膜炎 meningitis
2．腎結石 renal stone
3．急性心筋梗塞 acute myocardial infarction
4．Ménière〈メニエール〉病 Ménière's disease

☐☐☐

必修 100回 AM11

胸　痛

【38】　発作性の胸内苦悶を伴う胸痛で、最も疑うべきものはどれか。
1．心筋炎 myocarditis
2．狭心症 angina pectoris
3．肋間神経痛 intercostal neuralgia
4．逆流性食道炎 reflux esophagitis

☐☐☐

必修 101回 AM12

右季肋部の疝痛発作

【39】　右季肋部の疝痛発作を特徴とする疾患はどれか。
1．胃癌 gastric cancer
2．腸閉塞 ileus
3．胆石症 cholelithiasis
4．十二指腸潰瘍 duodenal ulcer

☐☐☐

必修 94回 AM14 改、98回 AM9

致死性不整脈

【40】　心停止の危険性が最も高い心電図はどれか。

1.

2.

3.

4.

☐☐☐

必修 95回 AM14

電気的除細動の適応

【41】　電気的除細動の適応となる不整脈はどれか。
1．期外収縮　　2．心室細動　　3．脚ブロック　　4．房室ブロック

☐☐☐

必修 109回 AM12

不整脈

【42】　脳塞栓症 cerebral embolism を生じやすい不整脈 arrhythmia はどれか。
1．心室頻拍 ventricular tachycardia
2．心房細動 atrial fibrillation
3．心房性期外収縮 atrial premature contraction
4．完全房室ブロック complete atrioventricular block

Ⅲ

看護に必要な人体の構造と機能および健康障害と回復について基本的な知識を問う

─〔 解答・解説 〕─

【37】　3　胸痛を生じる疾患には、心筋梗塞、狭心症、大動脈解離などがある。
【38】　2　発作性の胸内苦悶は、心筋梗塞、狭心症でしばしばみられる。絞扼感、圧迫感、窒息感などと表現される胸痛である。
【39】　3　右季肋部とは、右側の肋骨下付近を指す。胆石症（肝管、胆嚢、胆嚢管、胆管など胆道系に発生する胆石により、胆道閉塞、胆汁うっ滞を生じる）では、疝痛発作として、脂肪摂取後などに右季肋部痛や右肩から背部の放散痛が生じる。
【40】　2　明らかな心室細動であり、直ちに除細動を行わないと心停止に至る。
【41】　2　心室細動は最も緊急性の高い致死性の不整脈であり、電気的除細動による救急処置が必要である。
【42】　2　心房細動では心臓内に血栓が形成されやすく、それが血流で脳に運ばれて脳塞栓症を生じやすい。

Ⓐ 主要な症状と徴候⑧

[解答]

▶国試によく出る

不整脈（つづき）

7 植込み型自動除細動器

8 受診

□□□ **治療**：誘因（喫煙や過労など）の除去、薬物療法（ジギタリス、アトロピンなどの投与）、ペースメーカーや [**7**   ]（ICD）など。

□□□ **看護**：薬物（抗不整脈薬）の副作用の観察、苦痛や不安の緩和、定期的な [**8**   ]、自己検脈の指導などを行う。

腹痛、腹部膨満

1 体性

2 内臓

3 関連

□□□ 腹痛は、腹部に生じる痛みの総称であり、発生の機序により [**1**   ] 痛（壁側腹膜、腸間膜などの神経の炎症により生じる限局性の鋭い痛み。体動で増強する）、[**2**   ] 痛（管腔臓器や実質臓器皮膜の神経が攣縮したり伸展したりして生じる痛み）、[**3**   ] 痛などに分類される。

□□□ 疼痛の種類には、鈍痛や灼熱痛、圧痛、放散痛（胆石症における右肩への放散する痛みなど）などがある。

4 マックバーネー

□□□ 急性虫垂炎で特徴的に認められる腹部の圧痛点を [**4**   ] 点といい、臍と右上前腸骨棘を結ぶ線上の臍から3分の2の位置である。腹痛の原因にはほかに、消化管の炎症・潰瘍・穿孔・閉塞、急性膵炎などがある。

5 腹部膨満 **6** 腫瘤

7 便秘

□□□ [**5**   ] とは、腹腔臓器の [**6**   ] や腹水、ガスや内容物の貯留（[**7**   ] やイレウス）などによって腹部が膨隆している状態、または膨隆しているように感じること（膨満感）をいう。

8 筋性防御またはディフェンス

9 ブルンベルグ

10 原因

□□□ 腹膜炎では腹膜刺激症状（[**8**   ] や [**9**   ] 徴候）や腹部膨満感が特徴的にみられ、早期の処置・治療が必要である。

□□□ **看護**：[**10**   ] の究明・除去、苦痛の緩和、罨法など。

悪心、嘔吐

1 嘔吐

2 嘔吐 **3** 防御反応

4 延髄網様体

□□□ 悪心とは、[**1**   ] に先立って感じる腹部や胸部の不快感のことである。

□□□ 胃の内容物を、口腔を通じて吐瀉することを [**2**   ] といい、身体の [**3**   ] の一つである。[**4**   ] に存在する嘔吐中枢への刺激により生じる。

5 中心 **6** 反射

7 精神

□□□ 嘔吐には、①[**5**   ] 性嘔吐（脳腫瘍や脳出血などで生じる）、②[**6**   ] 性嘔吐（胃炎やイレウス、狭心症などで生じる）、③[**7**   ] 性嘔吐（精神的ストレス、神経性食欲不振症などで生じる）がある。

8 代謝性アルカローシス

9 窒息 **10** 誤嚥

□□□ 激しい嘔吐では胃液が失われ、脱水や [**8**   ] に陥る。

□□□ **看護**：吐瀉物の観察（血液や胆汁の混入の有無など）。体位は座位や側臥位とし、顔を横に向けて吐瀉物による [**9**   ] や [**10**   ] を防ぐ。口腔ケア、水分・電解質の補給、食事の一時中断による胃の鎮静など。（**9 10**順不同）

下 痢

1 水分

□□□ 下痢とは、大腸の [**1**   ] 吸収が不十分な結果として起こり、大便中の水分量が増加し、泥状あるいは水様状の便を排泄する状態をいう。

2 亢進 **3** 吸収

□□□ 腸蠕動運動の [**2**   ] や腸粘膜の [**3**   ] 障害・分泌液過剰、腸管通過時間の短縮などの原因によって生じる。

徐脈性不整脈

必修 96回 AM15 改、105回 AM14

【43】 徐脈性の不整脈 arrhythmia で起こりやすいのはどれか。
1. 失 語　　　2. 失 行　　　3. 失 神　　　4. 失 明

□□□

空腹時の腹痛

必修 97回 AM16

【44】 空腹時の腹痛を特徴とする疾患はどれか。
1. 虫垂炎　　　2. 胆石症　　　3. イレウス　　　4. 十二指腸潰瘍

□□□

マックバーネー点
の圧痛

必修 102回 PM22

【45】 McBurney ＜マックバーネー＞点の圧痛を特徴とする疾患はどれか。
1. 胃潰瘍 gastric ulcer　　　　　2. 急性膵炎 acute pancreatitis
3. 尿管結石症 ureterolithiasis　　　4. 急性虫垂炎 acute appendicitis
5. 子宮内膜症 endometriosis

□□□

嘔 吐

必修 103回 AM13

【46】 頻回の嘔吐で起こりやすいのはどれか。
1. 脱 水　　　2. 貧 血
3. 発 熱　　　4. 血 尿

□□□

嘔 吐

予想

【47】 頻回の嘔吐をきたすのはどれか。
1. 胃潰瘍　　　2. 肥厚性幽門狭窄症　　　3. クローン病　　　4. 胃 癌

□□□

嘔吐直後の対応

必修 94回 AM15

【48】 臥床患者の嘔吐直後の対応で適切なのはどれか。
1. 側臥位にする。　　　　　2. 胸部を叩打する。
3. 下肢を挙上する。　　　　4. 腹部をマッサージする。

□□□

吐物の色

必修 98回 AM8

【49】 胆汁が混入していることを示す吐物の色はどれか。
1. 白　　　2. 黒　　　3. 赤　　　4. 緑

Ⅲ

看護に必要な人体の構造と機能および健康障害と回復について基本的な知識を問う

解答・解説

【43】 3　徐脈性不整脈では、血圧低下により一時的な脳虚血を起こし、失神を起こすことがある。
【44】 4　十二指腸は酸性度が高い部位であるため、ここに潰瘍が生じると空腹時に心窩部痛が生じる（食事摂取で軽快する）。
【45】 4　急性虫垂炎は、マックバーネー点の圧痛が特徴的である。
【46】 1　頻回の嘔吐では、胃液が失われ、脱水や代謝性アルカローシスが起こりやすい。
【47】 2　肥厚性幽門狭窄症は頻回の噴水状の嘔吐を特徴とする。
【48】 1　側臥位をとることで、吐物の誤嚥を防ぐことができる。
【49】 4　胆汁は黄褐色から緑色をしている。分泌されてから時間が経つと、胆汁中のビリルビンが酸化され、緑色のビリベルジンとなる。

Ⓐ 主要な症状と徴候⑨

■ 下　痢（つづき）

□□□　下痢による水分や電解質の喪失により、[**4**　　　　　　　　　　　　　]を生じる。

□□□　**看護**：[**5**　　　　　　]の性状の確認、水分・電解質の補給、安静、全身の[**6**　　　　](腸蠕動の沈静化)、肛門周囲の[**7**　　　　]・保護、食事指導（下痢を増強する成分（脂肪分や食物繊維）を摂りすぎない）、医師の指示に基づく止瀉薬の管理、感染性下痢に対する感染予防など。

■ 便　秘

□□□　[**1**　　　　　]とは、大腸内に便が停滞し、排便が困難になった状態をいう。

□□□　便秘は、原因によって下表のように分類される。

分　類	原　因	治療・対処法
[**2**　　　] 性便秘	食物繊維や運動の不足による腸蠕動の低下により生じる	食物繊維の多い食事、運動不足の解消
[**3**　　　] 性便秘	ストレスや副交感神経の過緊張による直腸の痙攣性収縮により生じる	ストレスの解消、整腸薬の使用など
器質性便秘	腸管狭窄や閉塞が原因となって生じる	基礎疾患の治療
直腸性（習慣性）便秘	便意を何度も我慢していたり、緩下薬の乱用などで生じる	排便習慣の確立

■ 下　血

□□□　[**1**　　　　　]とは、消化管からの出血を肛門から排出することをいう。

□□□　[**1**　　　　　]は上部消化管（食道、胃、十二指腸）、下部消化管（空腸、回腸、大腸）、すべての部位からの出血で起こり、出血の性状から出血部位を推定できる。

□□□　一般に、上部消化管や小腸からの出血による下血では、[**2**　　　　]便や[**3**　　　　　　]便がみられる。

□□□　大腸や肛門に近い部位からの出血による下血では、[**4**　　　　]色の血便がみられる。

□□□　**看護**：肛門周囲の[**5**　　　　]保持、全身状態の観察を行う。消化管保護のため、安静および状態に応じて絶飲食とする。

■ 乏尿、無尿、頻尿、多尿 ・・・・・・・・・・・・・・・・・・・・・・・・・ ▶ 国試によく出る

□□□　成人において、1日の尿量が[**1**　　　　]mL以下の場合を乏尿、[**2**　　　　]mL以下の場合を無尿という。病因により下表のように分類できる。

分　類	特　徴
腎前性	大量の出血、外傷によるショック、重症熱傷などで腎血流量が低下し、糸球体濾過量が減少したために生じる
腎　性	薬物性の腎障害や急性尿細管壊死など、腎実質に原因があり生じる
腎後性	尿生成は正常だが、尿路結石や前立腺肥大などで尿管が閉塞することで生じる

□□□
下 痢

必修 109回 PM15

【50】 下痢によって生じやすい電解質異常はどれか。
  1．低カリウム血症　　　　　　　2．高カルシウム血症
  3．高ナトリウム血症　　　　　　4．低マグネシウム血症

□□□
大腸の狭窄による
便秘

必修 111回 PM19

【51】 大腸の狭窄による便秘はどれか。
  1．器質性便秘　　　　　　　　　2．痙攣型便秘
  3．弛緩型便秘　　　　　　　　　4．直腸性便秘

□□□
弛緩性便秘

必修 97回 AM17、103回追 PM13

【52】 弛緩性便秘を予防するための指導で適切なのはどれか。
  1．適度な運動　　　　　　　　　2．努責の禁止
  3．腹部の冷罨法　　　　　　　　4．低残渣食の摂取

□□□
下 血

必修 108回 AM14

【53】 鮮紅色の下血が見られた時の出血部位で正しいのはどれか。
  1．胃　　　　　2．食 道　　　　　3．直 腸　　　　　4．十二指腸

□□□
下 血

必修 106回 PM13改、112回 AM13

【54】 下血がみられる疾患はどれか。
  1．肝嚢胞 liver cyst　　　　　　2．大腸癌 colon cancer
  3．子宮体癌 uterine corpus cancer　　4．腎細胞癌 renal cell carcinoma

□□□
乏 尿

必修 95回 AM15 改、98回 PM8

【55】 成人の乏尿の基準はどれか。
  1．100mL/ 日以下　　　　　　　2．200mL/ 日以下
  3．300mL/ 日以下　　　　　　　4．400mL/ 日以下

□□□
無 尿

必修 106回 PM14

【56】 無尿の定義となる 1 日の尿量はどれか。
  1．0 mL　　　2．100mL 未満　　　3．400mL 未満　　　4．700mL 未満

Ⅲ

看護に必要な人体の構造と機能および健康障害と回復について基本的な知識を問う

─〈 解答・解説 〉─

【50】　1　下痢では、大腸からのカリウムの分泌量が増加し低カリウム血症となりやすい。
【51】　1　イレウスや大腸がんなどによる大腸の狭窄が原因で引き起こされる便秘を器質性便秘という。
【52】　1　弛緩性便秘は運動不足や食物繊維の摂取不足によって、腸蠕動が低下することで起こる。予防や改善には、適度な運
　　　　　動と、食物繊維の多い＝食物残渣の多い食品の摂取が推奨される。
【53】　3　大腸からの出血による下血は鮮紅色となる。胃や小腸からの出血による下血では消化酵素と混ざるのでタール便となる。
【54】　2　大腸がんでは、腫瘍からの出血により下血や血便が出現する。
【55】　4　【56】　2　乏尿とは、1 日の尿量が400mL 以下（あるいは20mL/ 時以下とする場合もある）に減少した状態である。また、
　　　　　100mL/ 日以下は無尿の基準である。なお、無尿は、尿がまったく作られないという文章も散見するので、1：0 mL
　　　　　も解答として成立する可能性もある。

Ⓐ 主要な症状と徴候⑩

▶ 国試によく出る

■ 乏尿、無尿、頻尿、多尿（つづき）

解 答

3 上昇
4 安静
5 尿路

□□□ **乏尿、無尿の看護**：浮腫や体重増加、血圧［**3** ］、悪心・嘔吐、代謝性アシドーシスなどの随伴症状の観察と緩和・軽減、腎血流量確保のための［**4** ］・保温、ストレスの軽減、飲水・食事制限の管理、［**5** ］感染予防、輸液管理（開始液（カリウムを含まない）からの輸液開始）。

6 2500

□□□ 1日の尿量が［**6** ］mL 以上の場合を多尿という。

7 頻尿
8 夜間頻尿

□□□ 排尿回数が通常よりも明らかに多い（10回／日以上）場合を［**7** ］という。特に夜間に多いものを［**8** ］という。

9 膀胱
10 減少

□□□ 頻尿の要因には、①［**9** ］粘膜刺激（膀胱炎などによる）、②膀胱容量［**10** ］（前立腺肥大などによる）、③尿量増加、④神経因（覚醒時にのみみられる）、などがある。

11 ストレス
12 清潔　**13** 就寝

□□□ **頻尿、多尿の看護**：［**11** ］や精神的因子の除去、環境の調整、陰部や殿部の［**12** ］保持、保温、［**13** ］前の多飲を控えるなど。

■ 浮　腫

1 組織間または間質
2 全身　**3** 局所

□□□ 浮腫とは、細胞外液（特に［**1** ］液）が異常に増加した状態をいい、［**2** ］性浮腫（心性、肝性、腎性、内分泌性など）と［**3** ］性浮腫（静脈性、リンパ性、炎症性など）に大別できる。

4 圧痕　**5** 増加
6 減少

□□□ 顕性の浮腫では、指で押すと［**4** ］が残る。また、体重の［**5** ］や尿量の［**6** ］がみられる。重度では胸水や腹水が出現する。

7 塩分
8 利尿
9 弾性

□□□ **治療・看護**：心身の安静・保温、［**7** ］・水分の制限、皮膚・粘膜の保護、［**8** ］薬の投与。局所性浮腫では、静脈血やリンパ液の還流を促す［**9** ］包帯・ストッキングの利用、マッサージなど。

■ 貧　血

▶ 国試によく出る

1 ヘモグロビン

□□□ 貧血とは、末梢血の一定容積当たりの［**1** ］が減少した状態（成人男性13g/dL 未満、成人女性12g/dL 未満）をいう。主な貧血は下表。

貧　血	原　因
鉄欠乏性貧血	**鉄分の不足** 鉄分の摂取不足、月経、消化性潰瘍、鉄分の必要量増加（妊婦や小児）
巨赤芽球性貧血	**巨赤芽球の形成** ビタミン B12、葉酸の不足による DNA 合成の障害（菜食主義、悪性貧血、胃全摘）
再生不良性貧血	**造血幹細胞の異常** 自己免疫反応によるものと考えられている（明確な原因は不明）。 先天性：ファンコニ貧血 後天性：特発性（自己免疫など） 　　　　二次性（薬剤など）
溶血性貧血	**赤血球寿命の短縮** 先天性：遺伝性赤血球症など 後天性：自己免疫性溶血性貧血など
腎性貧血	**エリスロポエチンの不足** 腎疾患

2 鉄欠乏

□□□ ［**2** ］性貧血は鉄分の不足によって生じ、スプーン爪（匙状爪）や口角炎などの症状がみられる。若年～中年の女性や妊婦に多くみられる。

□□□
尿の回数の異常

必修 103回 PM13

【57】 尿の回数が異常に多い状態を表すのはどれか。
 1．頻 尿　　　 2．乏 尿　　　 3．尿 閉　　　 4．尿失禁

□□□
全身性浮腫

必修 96回 AM16

【58】 全身性浮腫で起こる変化はどれか。
 1．食欲亢進　　 2．体重増加　　 3．色素沈着　　 4．眼球突出

□□□
浮 腫

必修 103回追 AM11

【59】 初期症状として下肢の浮腫が特徴的なのはどれか。
 1．肝硬変 cirrhosis　　　　 2．うっ血性心不全 congestive heart failure
 3．閉塞性動脈硬化症 arteriosclerosis obliterans
 4．Cushing〈クッシング〉症候群 Cushing syndrome

□□□
浮 腫

必修 108回 PM14

【60】 浮腫の原因となるのはどれか。
 1．膠質浸透圧の上昇　　　　　 2．リンパ還流の不全
 3．毛細血管内圧の低下　　　　 4．毛細血管透過性の低下

□□□
貧 血

必修 100回 AM12 改、105回 PM15

【61】 貧血 anemia の診断に用いられるのはどれか。
 1．血糖値　　　　　　　　　 2．尿酸値
 3．C反応性蛋白値　　　　　 4．ヘモグロビン濃度

□□□
貧 血

必修 104回 PM15 改、111回 PM16

【62】 貧血の定義で正しいのはどれか。
 1．血圧が低下すること　　　　 2．脈拍が速くなること
 3．立ち上がると失神を起こすこと　 4．ヘモグロビン濃度が減少していること

□□□
貧 血

必修 109回 AM13

【63】 貧血 anemia を診断する際の指標となる血液検査項目はどれか。
 1．アルブミン〈Alb〉　　　　　 2．ヘモグロビン〈Hb〉
 3．フィブリノゲン　　　　　　 4．プロトロンビン時間〈PT〉

Ⅲ
看護に必要な人体の構造と機能および健康障害と回復について基本的な知識を問う

─〈 解答・解説 〉─

【57】　　1　3：尿閉とは、尿がまったく排出されない状態である。尿の生成は正常で膀胱に尿がたまっているのに排尿できない場合と、尿の生成がされない場合とがある。

【58】　　2　浮腫では細胞外液、特に組織間液（間質液）が異常に増加するため、それが体重に反映される。

【59】　　2　下肢浮腫は右心不全でみられ、右心室からの心拍出量が低下する。心拍出量低下→右房圧上昇→下大静脈圧上昇→下肢静脈圧上昇を経て、下肢浮腫に至る。1：浮腫はみられるが、下肢に限局したものではなく、初期症状でもない。

【60】　　2　浮腫の原因となるのは、1：膠質浸透圧の低下、3：毛細血管内圧の上昇、4：毛細血管透過性の亢進、リンパ還流の低下などである。

【61】【62】　4　【63】　2　貧血とは、末梢血液中のヘモグロビン濃度（血色素量）が減少した状態を指す。

Ⓐ 主要な症状と徴候⑪

［解　答］

3 巨赤芽球または悪
4 ビタミン B_{12}

5 再生不良
6 骨髄

1 不眠

2 ナルコレプシー

3 睡眠時無呼吸症候群
4 概日リズム
5 睡眠相後退
6 睡眠相前進
7 入眠　**8** 中途覚醒
9 早朝
10 不規則勤務
11 高齢
12 足浴

1 体性

2 表在
3 深部

4 保護

1 随意
2 中枢
3 末梢

■ 貧　血（つづき）⋯⋯⋯⋯⋯⋯⋯⋯⋯⋯⋯⋯⋯⋯⋯⋯⋯⋯⋯ ▶ 国試によく出る

□□□　［**3**　　　　　　　］性貧血は、胃全摘術によって胃から分泌される内因子が欠乏することで、［**4**　　　　　　　］の吸収障害が生じ、その結果起こる貧血である。舌乳頭萎縮や下肢のしびれ感などを生じる。

□□□　［**5**　　　　　　　］性貧血は、［**6**　　　　　　　］低形成に基づく汎血球減少を主徴とした難治性の貧血で、難病法の指定難病の対象である。易感染や出血傾向がみられる。

□□□　**貧血の一般症状**：息切れ、蒼白、動悸、頻脈、易疲労、倦怠感、無月経など。

□□□　**看護**：全身状態の観察、安静、保温、食事・薬物管理、転倒・外傷の予防など。

■ 睡眠障害⋯⋯⋯⋯⋯⋯⋯⋯⋯⋯⋯⋯⋯⋯⋯⋯⋯⋯⋯⋯⋯⋯⋯⋯⋯⋯⋯⋯⋯⋯⋯

□□□　睡眠障害には、［**1**　　　　　］（臨床上最もよくみられる）や過眠のほか、下表のようなものがある。

種　類	特　徴
［**2**　　　　　　　］	日中に時や場所を選ばず突然強い眠気発作が生じる睡眠障害
呼吸関連睡眠障害	呼吸異常による睡眠の中断で、日中に異常な眠気や不眠が生じる。［**3**　　　　　　　　］（SAS）など
［**4**　　　　　］睡眠障害	概日リズムの障害に起因する睡眠障害。朝の望ましい時間に起床することが困難な状態を示す［**5**　　　　　　　］症候群（DSPS）、入眠時間が慢性的に前進し（早眠）、深夜に覚醒し再入眠できない［**6**　　　　　　　］症候群（ASPS）など

□□□　不眠の型には、［**7**　　　　　］障害、［**8**　　　　　　　　］（熟眠障害）、［**9**　　　　　］覚醒があり、睡眠のどの部分が障害されているかを把握する必要がある。

□□□　DSPS は若年者や医療者などの［**10**　　　　　　　］者に多くみられ、ASPS は［**11**　　　　　］者に多い傾向がある。

□□□　**看護**：睡眠環境の調整、不眠に対しては就寝前の［**12**　　　　　］や温罨法、マッサージ、睡眠を障害する原因やストレスの除去など。

■ 感覚過敏・鈍麻⋯⋯⋯⋯⋯⋯⋯⋯⋯⋯⋯⋯⋯⋯⋯⋯⋯⋯⋯⋯⋯⋯⋯⋯⋯⋯⋯⋯

□□□　皮膚や皮下組織、筋肉、関節、骨膜に由来する感覚を［**1**　　　　　］感覚といい、これが障害されることを一般に感覚障害という。

□□□　体性感覚には［**2**　　　　　］感覚（温度覚や冷覚、触覚などの皮膚受容器によってもたらされる感覚）と［**3**　　　　　］感覚（振動覚や運動感覚など、筋肉や骨、関節などが受容器として働く感覚）がある。

□□□　**看護**：それぞれの感覚の反応消失または低下の有無と程度を確認する、障害部位の［**4**　　　　　］、転倒・転落の予防、など。

■ 運動麻痺⋯⋯⋯⋯⋯⋯⋯⋯⋯⋯⋯⋯⋯⋯⋯⋯⋯⋯⋯⋯⋯⋯⋯⋯⋯⋯⋯⋯⋯⋯⋯⋯

□□□　運動麻痺とは、運動神経系の障害によって骨格筋の［**1**　　　　　］的な収縮が行えない状態をいい、障害部位により［**2**　　　　　］性麻痺（上位運動ニューロンの障害で、痙性麻痺を生じる）と［**3**　　　　　］性麻痺（下位運動ニューロン、神経根、末梢神経の障害で、弛緩性麻痺を生じる）に分けられる。

鉄欠乏性貧血

【64】 鉄欠乏性貧血でみられる症状はどれか。
　　1．動　悸　　　2．発　熱　　　3．黄　疸　　　4．感覚過敏

ビタミンの欠乏と
貧血

【65】 不足すると貧血になるのはどれか。
　　1．ビタミンA　　　2．ビタミンB_{12}　　　3．ビタミンD　　　4．ビタミンE

巨赤芽球性貧血

【66】 巨赤芽球性貧血 megaloblastic anemia の原因はどれか。
　　1．ビタミンA欠乏　　　　　　　2．ビタミンB_{12}欠乏
　　3．ビタミンC欠乏　　　　　　　4．ビタミンE欠乏
　　5．ビタミンK欠乏

表在感覚の受容器

【67】 表在感覚の受容器が存在する部位はどれか。
　　1．筋　肉　　　2．皮　膚　　　3．関　節　　　4．骨

体性感覚

【68】 体性感覚はどれか。
　　1．視　覚　　　2．触　覚　　　3．聴　覚　　　4．平衡覚

感覚障害

【69】 関節や神経叢の周辺に限局して起こる感覚障害の原因はどれか。
　　1．脊髄障害　　　　　　　　　　2．物理的圧迫
　　3．脳血管障害　　　　　　　　　4．糖尿病の合併症 diabetes mellitus

Ⅲ
看護に必要な人体の構造と機能および健康障害と回復について基本的な知識を問う

─ 解答・解説 ─

【64】　1　酸素は、赤血球中のヘモグロビンに結合して全身の細胞へ運搬される。ヘモグロビンには鉄が含まれており、鉄欠乏性貧血では、鉄の不足のために赤血球が不足し、体内の組織へ届く酸素も不足する。この酸素不足を解消しようとして、呼吸や脈が速くなり、動悸がみられる。3：黄疸は溶血性貧血でみられる。

【65】　2　ビタミンB_{12}は悪性貧血の治療因子として発見されたビタミンで、赤血球の形成に不可欠である。

【66】　2　巨赤芽球性貧血のうち、ビタミンB_{12}の欠乏によるものを悪性貧血という。

【67】　2　感覚には、特殊感覚、体性感覚、内臓感覚があり、体性感覚は表在感覚（皮膚感覚）と深部感覚よりなる。表在感覚は温覚や冷覚、触覚などで、皮膚受容器によってもたらされる感覚。1、3、4：筋肉や骨、関節などが受容器になるのは深部感覚である。

【68】　2　触覚は表在感覚で、体性感覚のうちである。

【69】　2　末梢神経が生理的狭窄などによって締めつけられ、関節や神経叢周辺に限局して障害が生ずるものを絞扼性末梢神経障害という。胸郭出口症候群や手根管症候群などがある。1：脊髄障害では、損傷された脊髄神経支配節以下に感覚障害が起こる。3：脳血管障害では、多くの部位に様々な症状が起こるリスクがある。4：糖尿病性神経障害は、手足のしびれ、感覚鈍麻など多くの部位に様々な症状が起こる。

Ⓐ 主要な症状と徴候⑫

解 答

4 単
5 大脳皮質
6 片

7 対

8 四肢

9 徒手筋力

■ **運動麻痺（つづき）**

□□□ 一側の上肢または下肢のみに麻痺が限局するものを［**4**　　　］麻痺といい、［**5**　　　　　　　］の一部が障害された際にみられる。

□□□ 同側の上下肢に麻痺を呈するものを［**6**　　　］麻痺といい、大脳半球、内包の病変によって生じる。

□□□ 両下肢に麻痺を呈するものを［**7**　　　］麻痺といい、胸髄以下が障害された際にみられる。

□□□ 両側の上下肢に麻痺を呈するものを［**8**　　　　］麻痺といい、頸髄が障害された際にみられる。

□□□ 麻痺の程度を把握するために用いられる指標には［**9**　　　　　　　］測定（MMT）がある。（詳細は p.230「運動機能の観察」を参照）

■ **けいれん**

1 強直
2 間代
3 てんかん

4 重積
5 誤嚥

6 抗痙攣

□□□ 痙攣とは、発作性に生じる筋肉の不随意収縮のことをいい、意識障害を伴う全身発作には、全身の筋肉が持続的に収縮する［**1**　　　］性痙攣と、全身の拮抗筋が交互に収縮する［**2**　　　］性痙攣がある。

□□□ 痙攣を生じる代表的な疾患に［**3**　　　　　　］がある。そのほか、脳血管障害（脳腫瘍、脳出血、脳挫傷など）も痙攣発作の原因となる。

□□□ 発作は一過性であることが多いが、痙攣発作が長く続き、かつ繰り返す場合がある。これを［**4**　　　］状態という。

□□□ **発作時の看護**：顔を横に向け［**5**　　　　］を防ぐ、四肢を抑制しない、周囲の障害物を取り除く、発作が終わるまでそばを離れない。

□□□ **非発作時の看護**：［**6**　　　　　］薬の継続的な服用を促す、発作の誘因（疲労や睡眠不足、アルコール、ストレスなど）を避けるよう伝えるなど。

□□□
運動麻痺

【70】　頸髄損傷時にみられる運動麻痺はどれか。
　　1．片麻痺　　　　　2．対麻痺　　　　　3．四肢麻痺　　　　　4．単麻痺

□□□
片麻痺

【71】　四肢のうち麻痺している部位を斜線で図に示す。片麻痺はどれか。

1.　　　　　　　2.　　　　　　　3.　　　　　　　4.

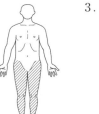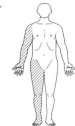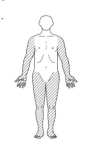

□□□
けいれん発作

【72】　全身性けいれん発作を起こしている患者に最も優先して行うのはどれか。
　　1．気道確保
　　2．周囲の環境整備
　　3．末梢静脈路の確保
　　4．心電図モニターの装着

───(解答・解説)───────────────────────

【70】　　3　　四肢麻痺は頸部から下の麻痺で、頸髄損傷時に起こる。
【71】　　3　　片麻痺は同側の上下肢に麻痺を呈するもの。
【72】　　1　　痙攣発作時には、誤嚥や窒息の予防のため、気道の確保を優先する。

Ⓑ 主要な疾患による健康障害①

■▶国試によく出る

■ **生活習慣病** ……………………………………………………

● **虚血性心疾患**

□□□ 虚血性心疾患とは、[**1**　　　　　]の動脈硬化や攣縮により心筋への血液供給が減少もしくは停止し、心臓の虚血により心機能の低下をきたした状態をいう。

□□□ 発生要因には、高血圧、肥満、糖尿病、脂質異常症（高脂血症）、喫煙、運動不足、ストレスなどの［**2**　　　　　］のほか、寒冷環境などがある。

□□□ 代表的な虚血性心疾患には、[**3**　　　　]と[**4**　　　　　]がある。分類としては、経過の違いから安定狭心症と急性冠症候群に分けることができる（下表）。（**3 4** 順不同）

分　類	病　態	種　類
安定冠状動脈疾患	冠動脈の［**5**　　　］により、心筋が一過性に虚血に陥る	● ［**6**　　　］性狭心症 労作時に狭心症症状が出現する
		● 冠攣縮性狭心症 冠動脈の［**7**　　　］により、安静時にも狭心症症状が出現する
急性冠症候群	冠動脈内の［**8**　　　　　］の破綻による血栓形成のため、冠動脈内腔が狭窄・閉塞されて心筋への血流が低下・途絶する	● 不安定狭心症 発作の頻度が高まり、発作時間も長く、程度も強く、［**9**　　　］に移行する危険性がある
		● 急性心筋梗塞 血栓が血管を閉塞し、血流が途絶する

狭心症

□□□ 狭心症は、心筋の一過性虚血により生じる［**10**　　　］を主徴とする疾患で、冠動脈の内腔が25%未満になると生じやすくなる。

□□□ **症状**：[**11**　　　]、胸部の不快感、絞扼感、圧迫感などの胸内苦悶。腕や頸部などへ痛みが放散する場合がある。発作時間は数秒～15分以内であることが多い。

□□□ **検査**：[**12**　　　　]心電図、ホルター心電図、心エコー検査、冠動脈造影検査などがある。心電図では発作時に［**13**　　　］部分の低下がみられる。発作が消失すると正常波形に戻る。

□□□ **治療**：発作時には［**14**　　　　　　　］の舌下投与が有効であり、多くは投与後3分以内に消失する。

心筋梗塞

□□□ 心筋梗塞とは、冠動脈が完全に閉塞し、血流が遮断されて心筋細胞が［**15**　　　］した状態をいう。

□□□ **症状**：前胸部の激烈な痛み。冷汗、強い不安感や不快感を伴うことが多く、痛みが［**16**　　　］分以上持続する。左肩、左上肢に［**17**　　　　］痛が出現する。その他、呼吸困難、チアノーゼ、血圧低下などがみられる。

□□□ **合併症**：不整脈や［**18**　　　］ショック、心不全などがある。

□□□ **検査**：心電図（[**19**　　　]部分の上昇）、心筋マーカー、冠動脈造影検査（閉塞部位の確認）。心筋マーカーには、[**20**　　　　　　　　　]、CK-MB、トロポニンTなどがある。

解答

1 冠動脈または冠状動脈

2 生活習慣
3 狭心症
4 心筋梗塞

5 狭窄　**6** 労作

7 攣縮

8 粥腫またはアテローム性プラーク
9 心筋梗塞

10 胸痛

11 胸痛

12 運動負荷
13 ST

14 ニトログリセリン

15 壊死

16 30　**17** 放散

18 心原性
19 ST
20 CKまたはクレアチンキナーゼ

□□□
生活習慣病

必修 97回 AM3

【1】 生活習慣病はどれか。
1．髄膜炎
2．虚血性心疾患
3．関節リウマチ
4．アルツハイマー病

□□□
労作性狭心症

一般 98回 AM55

【2】 労作性狭心症の患者に対する生活指導で適切なのはどれか。
1．低残渣の食事をとるよう心がける。
2．ニトログリセリンを定期的に使用する。
3．動いたら休む習慣をつけるよう心がける。
4．入浴は42℃くらいのお湯で肩までつかる。

□□□
心筋梗塞

一般 101回 AM32

【3】 急性心筋硬塞 acute myocardial infarction において上昇のピークが最も早いのはどれか。
1．AST〈GOT〉
2．ALT〈GPT〉
3．LD〈LDH〉
4．CK〈CPK〉

□□□
虚血性心疾患

一般 103回追 PM83

【4】 虚血性心疾患の危険因子はどれか。2つ選べ。
1．喫　煙
2．ストレス
3．少量の飲酒
4．低アルブミン血症
5．血中 HDL コレステロール高値

───〈 解答・解説 〉───

【1】　2　動脈硬化のため心筋への血液供給が障害される虚血性心疾患（狭心症や心筋梗塞など）は、代表的な生活習慣病である。
【2】　3　発作予防のための生活習慣の獲得が必要である。1：狭心症では、減塩、低脂肪・低コレステロール、適切なエネルギー量、食物繊維、ビタミン、ミネラルを摂るようにする。2：ニトログリセリンは発作時に用いる。4：湯温は38〜40℃程度がよい。肩までつかると静水圧の影響で心肺への負担が高まってしまう。
【3】　4　クレアチンキナーゼ（CK）は心筋に多く存在する酵素で、心筋が障害されると顕著に上昇する。
【4】　1、2　虚血性心疾患の危険因子には、高血圧、糖尿病、脂質異常症、喫煙、ストレスなどがある。

B 主要な疾患による健康障害②

■ **生活習慣病（つづき）** ･･ ▶️ 国試によく出る

□□□ **治療**：急性期には［21　　　　　］、デバイスで狭窄、閉塞部を広げる経皮的冠動脈形成術（PCI）、バイパス血管を形成する冠動脈［22　　　　　］術（CABG）、急変時には［23　　　　　　　　　］（IABP）などが行われる。

□□□ **治療**：回復期には心臓の予備能力を高めるために、プログラムに基づいた［24　　　　　　　　　］が行われる。等尺性運動は控え、モニタを装着して［25　　　　　］性運動を行い、段階的に心機能の回復を図る。

● **高血圧症**

□□□ 高血圧症とは、［26　　　　　］の高い状態が継続していることをいい、この状態が長期間に及ぶことで種々の合併症を発症する疾患である。

□□□ 高血圧症は［27　　　　　　　　　］（1次性高血圧症）と［28　　　　　　　　　］に分類される。

□□□ 本態性高血圧症は高血圧患者の［29　　　　］割を占め、原因が不明で、遺伝的素因や［30　　　　　　　　　］が影響しているもの、2次性高血圧症は［31　　　　　　　　　］が原因で起こるものをいう（腎性、内分泌性、心血管性など）。

□□□ 本態性高血圧症の要因には、［32　　　　　　］、［33　　　　　　］・脂肪の過剰摂取、アルコール多飲、喫煙、運動不足、ストレス、過労などがある。

□□□ 高血圧の基準（成人）は下表のとおりである。（日本高血圧学会）

分類	診察室血圧（mmHg）		家庭血圧（mmHg）	
	収縮期血圧	拡張期血圧	収縮期血圧	拡張期血圧
正常血圧	<120　　　かつ　　<80		<115　　　かつ　　<75	
正常高値血圧	120〜129　かつ　<80		115〜124　かつ　<75	
高値血圧	130〜139　かつ / または 80〜89		125〜134　かつ / または 75〜84	
Ⅰ度高血圧	140〜159　かつ / または 90〜99		135〜144　かつ / または 85〜89	
Ⅱ度高血圧	160〜179　かつ / または 100〜109		145〜159　かつ / または 90〜99	
Ⅲ度高血圧	≧180　かつ / または　≧110		≧160　かつ / または　≧100	
（孤立性）収縮期高血圧	≧140　　　かつ　　<90		≧135　　　かつ　　<85	

（日本高血圧学会高血圧治療ガイドライン作成委員会編：高血圧治療ガイドライン2019，ライフサイエンス出版，2019，p18）

□□□ **症状**：多くは無症状で経過するが、長期間高血圧状態が継続すると［34　　　　　　　　　］が進行し、狭心症や心筋梗塞、脳梗塞、脳出血、腎不全、網膜症などを発症する。

□□□ **治療**：［35　　　　　　　　　］（血圧上昇をもたらす因子の除去、適度な運動、定期受診など）、食事療法（塩分摂取を6g/日程度とする、［36　　　　　　　　］性脂肪・アルコールの摂取を控えるなど）、薬物療法（利尿薬、カルシウム拮抗薬など）が行われる。薬物療法時は、［37　　　　　　　］性低血圧や徐脈などの副作用に注意し、自己判断で追加したり中断しないように伝える。

□□□ 2次性高血圧症では、原因となる疾患の治療とともに、本態性高血圧症と同様に［38　　　　　　　　　］の見直しも行う。

必修 95回 AM21 改

【5】 成人で高血圧と判断するのはどれか（診察室で測定した値とする）。
1．136/84mmHg
2．134/86mmHg
3．124/88mmHg
4．122/92mmHg

□□□
高血圧症

予想

【6】 高血圧症患者への指導で誤っているのはどれか。
1．排便時は努責を避ける。
2．禁煙を促す。
3．動物性脂肪の摂取を勧める。
4．入浴時はぬるめのお湯を勧める。

□□□
高血圧症

必修 113回 PM15

【7】 高血圧が原因で起こりやすいのはどれか。
1．脳出血 cerebral hemorrhage
2．脳塞栓症 cerebral embolism
3．脳動脈奇形 cerebral arteriovenous malformation
4．急性硬膜下血腫 acute subdural hematoma

□□□
二次性高血圧

一般 109回 PM29

【8】 二次性高血圧症の原因となるホルモンはどれか。
1．アルドステロン
2．ソマトスタチン
3．グルカゴン
4．メラトニン

Ⅲ

看護に必要な人体の構造と機能および健康障害と回復について基本的な知識を問う

─◀ 解答・解説 ▶──────────────────────────

【5】 4　Ⅰ度高血圧の範疇（収縮期140〜159mmHg かつ / または拡張期90〜99mmHg）である。日本高血圧学会の血圧分類では、1、2、3は高値血圧に当たる。
【6】 3　脂肪を摂取する場合には植物性脂肪にする。1：努責により血圧が上昇する。2：喫煙は末梢血管を収縮させ、血圧を上昇させる。4：湯温が高いと血圧が上昇する。
【7】 1　脳出血の最大の危険因子に高血圧がある。
【8】 1　アルドステロンは副腎皮質から分泌されるホルモンで、過剰になると血圧が上昇する。

Ⓑ 主要な疾患による健康障害③

▶国試によく出る

■ **生活習慣病（つづき）** ⋯⋯⋯⋯⋯⋯⋯⋯⋯⋯⋯⋯⋯⋯⋯⋯

● **脳血管疾患**

	解 答

39 脳出血
40 クモ膜下出血
41 脳梗塞

□□□ 脳卒中とは、脳血管の異常が原因で起こる脳障害の総称で、発症率の高い主な脳血管疾患には [**39**　　　]、[**40**　　　]、[**41**　　　] がある。(**39**～**41**順不同)

脳出血

42 脳実質

□□□ 脳出血は、[**42**　　　] 内に起こる出血で、直接の死因となることが多い。

43 高血圧
44 日中

□□□ 脳出血の原因として [**43**　　　]、脳動静脈奇形、もやもや病などがあり、40～60歳代に多い。[**44**　　　] の活動期に突然起こることが多い。

□□□ 脳出血の好発部位と症状は以下のとおりである。いずれの部位でも、頭痛や意識障害、頭蓋内圧亢進といった症状は問題となる。

45 大脳
46 橋
47 小脳

部位（発症頻度）	主な症状
[**45**　　] 出血	片麻痺、知覚障害、瞳孔不同
[**46**　　] 出血	昏睡、縮瞳、頻脈、呼吸障害、四肢麻痺、高熱
[**47**　　] 出血	めまい、悪心・嘔吐、小脳性失調

48 高吸収

□□□ **検査・治療**：CT 検査（[**48**　　　] 域像（白っぽく見える）を示す）。内科的治療、重症では血腫除去手術（穿頭術、開頭術）が行われる。

クモ膜下出血

49 脳動脈瘤
50 クモ膜下腔

□□□ クモ膜下出血は、[**49**　　　] や脳動静脈奇形が破裂し、血液が [**50**　　　] に流れ込んだ状態をいう。ウィリス動脈輪の分岐部に好発する。

51 頭痛　**52** 意識障害
53 髄膜刺激
54 再破裂

□□□ **症状**：突然の激しい [**51**　　　]、嘔吐、[**52**　　　] を伴うことが多いが徐々に回復し、その後、項部硬直やケルニッヒ徴候などの [**53**　　　] 症状が出現する。24時間以内に [**54**　　　] を起こしやすく、再破裂時の死亡率は初回発作時を上回る。

55 脳血管攣縮

□□□ **合併症**：脳出血、[**55**　　　]（出血発作後 4～14日の間に動脈瘤周辺の動脈にみられる一過性の強い収縮）、正常圧水頭症など。

56 キサントクロミー

□□□ **検査・治療**：髄液検査（血性髄液、[**56**　　　]（黄色調）がみられる）、CT 検査、血管造影などが行われる。治療は、絶対安静、薬物療法、脳動脈クリッピング術などが行われる。

脳梗塞

57 閉塞
58 壊死

□□□ 脳梗塞は、脳血管が [**57**　　　] し、血流が途絶することで、その領域の脳の [**58**　　　] と機能障害が起こる疾患である。

59 血栓　**60** 塞栓

□□□ 脳梗塞は、成因により [**59**　　　] 性と [**60**　　　] 性に分けられる。

	血栓性	塞栓性
発症経緯	脳動脈壁の粥状硬化から血栓が生じて閉塞が起こる	心房細動や弁膜疾患によって生じた血栓が血流に乗って脳血管を閉塞する
基礎疾患	[**61**　　　]、糖尿病、脂質異常症	心房細動、弁膜疾患など
好発年齢	[**62**　　　] に多い	年齢を問わない
前駆症状	頭痛、めまい、言語障害	伴わない
発症時期	夜間睡眠中に多い	時期を問わない
好発部位	[**63**　　　] 領域	

61 高血圧

62 高齢者

63 中大脳動脈

□□□
脳血管疾患の症状

必修 94回 AM16

【9】 脳血管疾患でみられる症状はどれか。
　1．発　疹
　2．腰　痛
　3．下　痢
　4．嘔　吐

□□□
脳出血

一般 102回 AM28

【10】 高血圧性脳出血で最も頻度の高い出血部位はどれか。
　1．被　殻
　2．視　床
　3．小　脳
　4．橋

□□□
クモ膜下出血

予想

【11】 クモ膜下出血について誤っているのはどれか。
　1．突然の激しい頭痛を伴って発症する。
　2．再破裂の死亡率は初回発作時より低い。
　3．合併症に脳血管攣縮がある。
　4．治療法には脳動脈クリッピング術がある。

□□□
脳梗塞

予想

【12】 脳梗塞について正しいのはどれか。
　1．中大脳動脈領域に好発する。
　2．脳動脈壁の粥状硬化により生じるものを脳塞栓という。
　3．脳塞栓は夜間睡眠中に発症しやすい。
　4．CT 検査で高吸収域像を示す。

□□□
脳梗塞の画像検査

一般 109回 AM28

【13】 脳梗塞を最も早期に検出できる画像検査はどれか。
　1．シンチグラフィ
　2．磁気共鳴画像〈MRI〉
　3．磁気共鳴血管画像〈MRA〉
　4．コンピュータ断層撮影〈CT〉

─〈 解答・解説 〉─

【9】 4　脳血管疾患では頭蓋内圧亢進が生じやすく、慢性期においては、頭痛、うっ血乳頭、嘔吐などにつながる。
【10】 1　高血圧性脳出血の出血部位は被殻が最も多く、視床が続く。
【11】 2　再破裂は初回発作後24時間以内に起こりやすく、再破裂時の死亡率は初回発作時より高率となる。
【12】 1　2：脳動脈壁の粥状硬化から血栓が生じて脳血管を閉塞するものを脳血栓（血栓性の脳梗塞）という。脳塞栓（塞栓性の脳梗塞）は、心臓などで生じた血栓が血流に乗って脳血管を閉塞するもの。3：夜間睡眠中に発症しやすいのは脳血栓である。4：CT 検査では低吸収域像を示す。
【13】 2　磁気共鳴画像〈MRI〉では、発症早期の脳梗塞を検出できるとされる。

B 主要な疾患による健康障害④

国試によく出る

解答

■ 生活習慣病（つづき）

□□□ **症状**：内頸動脈～中大脳動脈の閉塞では、[64   ]の片麻痺・知覚障害、運動性失語、感覚性失語、半盲などがみられる。

64 対側または反対側

□□□ **検査**：CT検査（[65   ]域像（黒っぽく見える）を示す）、MRI検査（[66   ]域像（白っぽく見える）を示す）。

65 低吸収
66 高信号

● 糖尿病

□□□ 糖尿病は、インスリンの[67   ]あるいはインスリン[68   ]（インスリンがあっても十分に作用しない状態）によって血糖値が上昇する代謝障害であり、[69]糖尿病と[70]糖尿病、その他の特定機序疾患によるもの、妊娠糖尿病がある。

67 分泌不全
68 抵抗性
69 1型   70 2型

□□□ [69]糖尿病は、β細胞の破壊に伴うインスリンの絶対的な分泌不足によって生じる。[70]糖尿病は、インスリンの分泌低下、インスリン抵抗性が関与し、遺伝的素因に[71   ]因子が加わって生じる。中高年に好発する。

71 生活習慣

□□□ **症状**：口渇、[72   ]・多尿、全身倦怠感、無気力感などが現れ、進行すると、食欲不振、悪心・嘔吐、低血糖症状、体重[73   ]、糖尿病昏睡（1型では[74   ]性昏睡、2型では[75   ]性昏睡）などがみられる。

72 多飲
73 減少
74 ケトアシドーシス
75 高浸透圧性非ケトンまたは高浸透圧高血糖症候群

□□□ **診断**：[76   ]が慢性に持続していることを証明することで診断する。日本糖尿病学会による具体的な診断基準（2010年）は以下のとおり。

76 高血糖

> ● 初回検査で糖尿病型*が確認され、別の日に再検査を行い糖尿病型が再び確認できれば、糖尿病と診断できる。
> *糖尿病型：①～④（①早朝空腹時血糖値≧126mg/dL、②75gOGTT2時間値≧200mg/dL、③[77   ]血糖値≧200mg/dL、④HbA1c 6.5%以上）のいずれかが確認された場合。
> ● 初回検査のみで診断できる場合
> ・血糖値とHbA1cを同時測定し、ともに糖尿病型であると確認できる（「上記①～③のいずれか＋④」が同時に確認できる）場合。
> ・血糖値が糖尿病型を示すこと（上記①～③のいずれかが確認できる）＋以下1）または2）が認められる場合。
> 　1）糖尿病の典型症状：口渇、多飲、多尿、体重減少
> 　2）確実な糖尿病網膜症

77 随時

□□□ **合併症**：分類は下記のとおり。

　　急性合併症……糖尿病ケトアシドーシス、高浸透圧高血糖症候群

　　　　　　　　　　細小血管症……[78   ]（視力障害、失明）、[79   ]（腎不全）、[80   ]（最も早期に出現する）。

　　慢性合併症

　　　　　　　　　　大血管症………脳梗塞、心筋梗塞、狭心症

78 糖尿病網膜症
79 糖尿病腎症
80 糖尿病神経障害

【15】【16】はまとめて解いてね！

□□□
低血糖

【14】 低血糖の症状または所見はどれか。

　　1．口　渇　　　2．徐　脈　　　3．多　尿　　　4．発　汗　　　5．発　熱

□□□
糖尿病

【15】 糖尿病 diabetes mellitus の診断指標となるのはどれか。

　　1．尿酸値　　　　　　　　　　　2．HbA1c
　　3．赤血球沈降速度　　　　　　　4．プロトロンビン時間

□□□
糖尿病

【16】 糖尿病 diabetes mellitus の血糖コントロールの指標となる検査値はどれか。

　　1．総ビリルビン　　　　　　　　2．総コレステロール
　　3．グリコヘモグロビン　　　　　4．クレアチニンクリアランス

□□□
尿ケトン体

【17】 尿ケトン体が陽性になる疾患はどれか。

　　1．肝硬変 cirrhosis　　　　　　　　2．糖尿病 diabetes mellitus
　　3．尿路感染症 urinary tract infection　4．ネフローゼ症候群 nephrotic syndrome

□□□
糖尿病の急性合併症

【18】 糖尿病 diabetes mellitus の急性合併症はどれか。

　　1．足壊疽 foot gangrene　　　　　　2．脳血管疾患 cerebrovascular disease
　　3．糖尿病網膜症 diabetic retinopathy　4．ケトアシドーシス昏睡

□□□
2型糖尿病

【19】 2型糖尿病で正しいのはどれか。

　　1．インスリンの作用不足に基づく。　　　2．体重減少と血糖値改善は比例する。
　　3．若年者ではインスリン注射が不可欠である。　4．ケトーシスを生じることはない。

Ⅲ

看護に必要な人体の構造と機能および健康障害と回復について基本的な知識を問う

── 解答・解説 ──

【14】　4　血糖値が低下すると、交感神経系の作用により動悸、発汗（冷汗）、ふるえなどが現れる。

【15】 2 【16】 3　HbA1c は、ヘモグロビンにグルコースが結合したもので、グリコヘモグロビンとも呼ばれる。HbA1c は、Hb 全体に対する HbA1c の割合を示す値であり、2010（平成22）年の糖尿病の診断基準改訂時に、過去1〜2か月の血糖値を反映する指標として診断基準に加わった。

【17】　2　糖尿病では脂肪の分解が亢進し、ケトン体が増加する。

【18】　4　1、2、3：糖尿病の慢性合併症である。脳血管疾患は大血管症、足壊疽と糖尿病網膜症は細小血管症にあたる。

【19】　1　2型糖尿病は、インスリンの相対的不足とインスリン抵抗性によって生じる。2：インスリン抵抗性が著しくなると、脂肪組織が減少して体重が減少する。よって体重減少と血糖値改善は比例するとは限らない。3：インスリン注射が不可欠なのは1型糖尿病である。4：ケトーシスは、1型糖尿病よりは生じにくいが、生じる場合もある。

B 主要な疾患による健康障害⑤

■生活習慣病（つづき）

●糖尿病（つづき）

□□□　**1型糖尿病の治療**：[81　　　　　　　　　]療法が第一選択となる。併せて低血糖や[82　　　　　　　]（体調不良時）の対策を怠らないようにする。

□□□　一般にインスリン皮下注射は、食事の[83　　　　]分前（超速効型は15分前）に実施する。注射部位は、吸収がよい順に、腹壁、[84　　　　]外側部、殿部、[85　　　　]の上部外側で、同一部位を避けて行う。また、インスリンの吸収が速まるため、注射後はもんだり温めたりしない。

□□□　**2型糖尿病の治療**：食事療法（[86　　　　　　　]から算出した適正エネルギー量を守る、1単位＝80kcalで表した[87　　　　　　　]を利用する）と運動療法が基本となる。

□□□　運動療法は、1回[88　　　]分以上、週3回以上、[89　　　　]に行う。

□□□　1単位の目安と、1単位を消費する運動量の目安は以下のとおりである。

> ●1単位（80kcal）の目安：ご飯茶碗[90　　　　　]杯、6枚切りパン[91　　　　]枚、卵[92　　]個
> ●1単位（80kcal）を消費する運動量：歩行（70m/分）[93　　　]分、階段を下る[94　　　]分、階段を上る[95　　　]分、ジョギング（軽）10分

□□□　**看護**：患者本人の[96　　　　　　]への動機づけが大切になる。規則正しい生活リズムを維持し、足部をはじめ身体の[97　　　　]を保てるよう支援する。

●メタボリックシンドローム

□□□　[98　　　　　　　　　　　　]（内臓脂肪症候群）とは、運動不足や過食、アルコール過飲などの[99　　　　　　]によって生じる内臓脂肪型肥満に、[100　　　　]異常、[101　　　]、[102　　　]（耐糖能異常）のうち2つ以上を合併した状態を指し、[103　　　　]の危険因子が重なっている状態を示す。

□□□　診断基準は以下のとおりである。（日本内科学会など診断基準検討委員会による）

ウエスト周囲径	に加え、以下1～3のうち2項目以上に該当すれば、メタボリックシンドロームと診断。
男性：[103　　　]cm以上 女性：[104　　　]cm以上	

1.　血清脂質異常	2.　血圧高値	3.　高血糖
TG 150mg/dL以上 かつ／または HDL-C 40mg/dL未満	収縮期血圧 130mmHg以上 かつ／または 拡張期血圧 85mmHg以上	空腹時血糖 110mg/dL以上

□□□　予防および対策として、BMI [106　　　]未満の適正体重の維持、食生活（摂取エネルギー制限、バランスよく規則正しい食事）、運動（[107　　　　　　　]）を継続すること）、日常生活（規則正しく、十分な睡眠・休養をとる、ストレスをためない）、禁煙などの生活習慣の改善を図ること、などがある。

【22】【23】【24】はまとめて解いてね！

□□□
エネルギー摂取量
の算出

必修 103回 AM14

【20】　２型糖尿病（type 2 diabetes mellitus）の食事療法における１日のエネルギー
摂取量の算出に必要なのはどれか。
1．体　温　　　2．腹　囲　　　3．標準体重　　　4．体表面積

□□□
自己採血

必修 105回 AM23

【21】　患者が自己採血で簡単に測定できるのはどれか。
1．血　糖　　　2．カリウム　　　3．カルシウム　　　4．アルブミン

□□□
メタボリックシン
ドローム

必修 99回 AM15

【22】　メタボリックシンドロームと診断する際の必須条件はどれか。
1．高血圧　　　　　　　　　　2．空腹時高血糖
3．内臓脂肪型肥満　　　　　　4．高脂血症〈脂質異常症〉

□□□
メタボリックシン
ドローム

必修 103回追 AM8

【23】　メタボリックシンドロームの診断に必須の診断基準項目はどれか。
1．腹　囲　　　2．脂　質　　　3．血　圧　　　4．血　糖

□□□
メタボリックシン
ドローム

必修 112回 AM15

【24】　メタボリックシンドローム metabolic syndrome の診断基準において男性の腹囲〈ウ
エスト周囲径〉で正しいのはどれか。
1．80cm 以上　　　2．85cm 以上　　　3．90cm 以上　　　4．95cm 以上

□□□
動脈硬化

必修 95回 AM16

【25】　動脈硬化に最も関連のある危険因子はどれか。
1．胆石症　　　2．尿管結石　　　3．高脂血症　　　4．高尿酸血症

Ⅲ
看護に必要な人体の構造と機能および健康障害と回復について基本的な知識を問う

─〈 解答・解説 〉─

【20】　3　適正エネルギー量は「標準体重×労作度」で算出する。
【21】　1　血糖は、簡易の血糖測定器を使用して患者が自己採血で測定することができる。
【22】 3 【23】　1　日本内科学会などが策定したメタボリックシンドロームの診断基準において、腹囲（ウエスト周囲径［内臓脂肪型肥満］）は必須項目（条件）となっている。
【24】　2　メタボリックシンドロームの診断基準における男性の腹囲は85cm 以上である。
【25】　3　動脈硬化では、コレステロールが沈着した動脈壁が肥厚して内腔が狭くなり、動脈が弾力性を失って血管が脆弱化する。

Ｂ　主要な疾患による健康障害⑥

解答

■ が　ん……………………………………………………………………

●がん対策基本法

1 1

□□□　がん対策基本法は、2006（平成18）年に成立し、わが国の疾病による死因の第［**1**　　］位を占めるがんに対する対策について、国・地方公共団体・医療保険者・国民・医師等の［**2**　　　　］を明らかにし、総合的かつ計画的に推進するために2007（平成19）年４月に施行された法律で、①がんの［**3**　　　　］および早期発見（がん検診の質向上など）の推進、②がん医療の［**4**　　　　］化の推進（医療機関の整備、がん専門医の育成など）、③研究の推進を要点としている。

2 責務

3 予防

4 均てん

5 20

6 療養生活の質

□□□　がん対策基本法に基づき2007（平成19）年６月に「がん対策推進基本計画」が策定され、"75歳未満のがん死亡率を10年以内に［**5**　　　　］％減らす""患者・家族の苦痛を軽減して［**6**　　　　　　］を維持向上する"を目標としてがん対策が進められてきた。2012（平成24）年には、2016（平成28）年までの５年間を対象として、2017（平成29）年からは、2022（令和４）年までの６年間を対象として、2023（令和５）年からは2028年の６年を目安に基本計画の見通しが行われる。それを踏まえ、各［**7**　　　　　　］において「都道府県がん対策推進計画」が策定されている。

7 都道府県

●予　防

8 生活習慣

9 発生

10 早期

□□□　がんの予防には一次予防と二次予防があり、一次予防は日常の［**8**　　　　　］を見直すことでがんの［**9**　　　　］を防ぐこと、二次予防は定期的な健診などによる［**10**　　］発見・［**10**　　］治療をいう。

□□□　がん予防に有効な生活習慣は以下のとおりである。

11 他人

12 熱い

13 活動

14 成人

15 肝炎

●喫煙：たばこは吸わない。［**11**　　　　］のたばこの煙をできるだけ避ける
●飲酒：飲むなら、節度のある飲酒をする
●食事：食事は偏りなくバランスよく摂る（・塩蔵食品、食塩の摂取は最小限にする　・野菜や果物不足にならない　・加工肉、赤肉（牛・豚・羊など）は摂り過ぎないようにする　・飲食物を［**12**　　　　］状態で摂らない）
●身体活動：日常生活を［**13**　　　］的に過ごす
●体型：［**14**　　　］期での体重を適正な範囲に維持する
●感染：［**15**　　　］ウイルス感染の有無を知り、感染している場合はその治療の措置をとる
（国立がん研究センター「日本人のためのがん予防法」による）

●診断と告知

16 インフォームド・コンセント

□□□　患者に対する病名の告知は、的確な［**16**　　　　　　　］や患者中心の医療を目指すうえで重要な要素である。

□□□　告知の際に考慮すべき要素としては以下のことがあげられる。

17 本人

18 曖昧

19 家族

20 段階

●患者［**17**　　　　］が病名を知りたいかどうか
●静かな環境を整え、正確にはっきりと話し、［**18**　　　］な表現をしない
●医療者は告知後の患者の衝撃を受け止め、患者が自身の思いを話すのを待つ
●できるだけ患者と［**19**　　　］が同席する場で話す
●必要があれば［**20**　　　］的に伝える

がん対策基本法

必修 100回 PM15

【26】 がん対策基本法の基本的施策はどれか。

1．がん予防の推進 　　　　　　　2．がん治療の無償化

3．特定地域への医療設備の集中 　4．医療者の意向を優先した治療方法の決定

がん対策基本法

一般 105回 PM34

【27】 がん対策基本法で定められているのはどれか。

1．受動喫煙のない職場を実現する。

2．がんによる死亡者の減少を目標とする。

3．都道府県がん対策推進計画を策定する。

4．がんと診断されたときからの緩和ケアを推進する。

悪性腫瘍

必修 107回 AM14

【28】 良性腫瘍と比較して悪性腫瘍でみられる特徴はどれか。

1．被膜がある。 　　　　　　　　2．遠隔転移する。

3．周囲組織に浸潤しない。 　　　4．増殖速度が緩やかである。

発がん因子

一般 99回 PM73

【29】 発がん因子でないのはどれか。

1．たばこ 　　　　　　　　　　　2．エックス線

3．アスベスト 　　　　　　　　　4．コールタール

5．A型肝炎ウイルス

◖ 解答・解説 ◗

【26】 1 　がん対策基本法の基本的施策は、がん予防および早期発見、がん医療の均てん化、がん研究の推進である。

【27】 3 　がん対策基本法の第12条に、都道府県は、がん対策推進基本計画を基本とするとともに、都道府県がん対策推進計画を策定しなければならない、と定められている。

【28】 2 　悪性腫瘍の特徴は、自律性増殖、浸潤と転移、悪液質であることから遠隔転移する。1：被膜はない。3：周辺組織に浸潤する。4：自律性に増殖するので、増殖速度は緩やかではない。

【29】 5 　A型肝炎ウイルスは肝炎を引き起こすウイルスである。1〜4はすべて発がん因子である。

B 主要な疾患による健康障害⑦

■ がん（つづき） ··

●治療

□□□ がんの主な治療法には、[21　　　　]（外科的）療法、[22　　　　]療法、[23　　　　]療法、免疫療法、がある。（2223順不同）

□□□ 手術療法は、がんの発生初期段階における治療法として優れているが、[24　　　　]がある場合や進行したがんでは根治が難しい。また、手術侵襲により患者の[25　　　　]が低下しやすい。

□□□ 化学療法は、主に[26　　　　]を用いて行う治療で、がんの種類や部位によって効果に差がある。強い[27　　　　]が生じることが多い。

□□□ 放射線療法は、他の療法と併用して行われることが多い。がんの種類によって[28　　　　]性が異なり効果に差がある。また、正常細胞にも影響を及ぼす。

□□□ 免疫療法は、生体のもつ自然免疫や獲得免疫を利用してがんの増殖や転移・再発を抑えることを目的とした治療法で、免疫機能を高めることでがん細胞を抑制する。他の治療法に比べ、副作用は[29多い／少ない]。

●QOL

□□□ QOL（quality of life）とは、「[30　　　　]の質」「生命の質」とも訳され、個々人がそれぞれに満足いく生活を送ること、生きることを指す。

□□□ QOLで最も重要な評価基準は本人の[31　　　　]感であり、単なる延命や自分の意思と異なる治療や処置、家族など他者の意向を尊重した治療方針などは患者にとってのQOL向上の要素にならない。

□□□ 患者のQOLの向上を示す指標には、[32　　　　]の緩和、食欲の増進、体力の回復、安眠が得られる、気分がよい、などがあげられる。

●緩和ケア

□□□ 緩和ケアとは、生命を脅かす疾患による問題に直面している患者とその[33　　　　]に対して、痛みやその他の身体的問題、心理社会的問題、スピリチュアルな問題を早期に発見し、的確なアセスメントと対処（治療・処置）を行うことによって、苦しみを予防し、和らげることで、[34　　　　]を改善するアプローチである（WHOの定義）。

□□□ 緩和ケアでは、痛みやその他の苦痛な症状から患者を解放し、生命を尊重して[35　　　　]を自然の過程だと認め、死を[36　　　　]たり[37　　　　]たりしない。[38　　　　]を高めて病気の過程によい影響を与えるものであり、病気の[39　　　　]段階にも適用する。

□□□ WHOによる「鎮痛薬投与の4原則」は以下のとおりである。

> 1. [40　　　　]投与が基本（by the mouth）
> 2. 時刻を決めて[41　　　　]的に（by the clock）
> 3. 患者ごとに適量を（for the individual）
> 4. 細かい配慮をすること（with attention to detail）

放射線量の単位

【30】 医療で用いる放射線量の単位はどれか。

1. Gy　　　　　　　　　　　　2. IU
3. mEq　　　　　　　　　　　4. μg

緩和ケア

【31】 緩和ケアの目標で正しいのはどれか。

1. 疾病の治癒　　　　　　　　2. 余命の延長
3. QOL の向上　　　　　　　　4. 在院日数の短縮

緩和ケア

【32】 緩和ケアの説明で適切なのはどれか。

1. 入院が原則である。
2. 家族もケアの対象である。
3. 創の治癒を目的としている。
4. 患者の意識が混濁した時点から開始する。

緩和ケア

【33】 がん患者の緩和ケアで正しいのはどれか。2つ選べ。

1. 入院治療が原則である。
2. 余命の延長が目標である。
3. がんの診断とともに開始する。
4. がんの治癒を目指した治療を優先する。
5. 患者と家族との QOL 向上が目標である。

緩和ケア

【34】 緩和ケアについて正しいのはどれか。

1. 患者の家族は対象に含まない。
2. ケア計画は多職種が話し合って立案する。
3. 疼痛コントロールの第一選択はモルヒネである。
4. 根治的な治療法がないと医師が説明したときから始める。

━〈 解答・解説 〉━

【30】 1　放射線治療で用いられる放射線量の基本単位は Gy（グレイ）である。組織1kg が吸収したエネルギー量（放射線量）をいう。
【31】 3　緩和ケアでは QOL の向上を目指す。
【32】 2　緩和ケアは、患者とその家族の身体的・精神的な苦痛を和らげ、QOL を向上させるためのケアである。
【33】 3、5　診断とともに開始し、患者・家族の QOL の向上を目指す。
【34】 2　多職種が相談し、患者の QOL を高めるケアを行う。

B　主要な疾患による健康障害⑧

▶国試によく出る

■感染症

●インフルエンザ

□□□　インフルエンザは、A型、B型、C型に大別される［**1**

]を病原体とする急性呼吸器感染症で、主に［**2**　　］型・［**3**　　］型がヒトインフルエンザの原因になる。主な感染経路は［**4**　　　　］感染である。低温・低湿度の［**5**　　　　］に流行しやすい。

□□□　**症状**：1～3日の潜伏期の後、突然の［**6**　　　　］、頭痛、関節痛、倦怠感などの全身症状が出現し、鼻汁・咽頭痛、咳嗽などの呼吸器症状を伴う。時に重症化する（肺炎、インフルエンザ脳症など）。

□□□　**治療・予防**：A型・B型のインフルエンザに対しては［**7**

]薬（ザナミビル、オセルタミビル）やキャップ依存性エンドヌクレアーゼ阻害薬（バロキサビル）が用いられる。予防には［**8**　　　　　　　　］の接種、うがい・手洗い、［**9**　　　　　　　　　　　］の着用が有効とされる。

□□□　2008（平成20）年には、ヒトからヒトへ感染する能力をもつ鳥インフルエンザ［**10**　　　　］型が、感染症法における［**11**　　　　］類感染症に分類された。さらに2015（平成27）年には鳥インフルエンザH7N9型も二類感染症に追加された。

●メチシリン耐性黄色ブドウ球菌〈MRSA〉

□□□　［**12**　　　　　　　　　　　　　　　　　　　］（MRSA）とは、抗生物質のメチシリンに耐性をもった黄色ブドウ球菌のことで、健康な人の皮膚や鼻腔、咽頭にもみられる常在菌の一種である。

□□□　通常では症状を示さないが、抵抗力が低下した人がMRSAに感染すると、咳嗽などの呼吸器症状、腸炎、敗血症などを起こし、［**13**　　　　］に至ることもある。実際にはメチシリンのほかにも複数の抗生物質に対する耐性をもつため（［**14**　　　　］という）、治療が困難であることが多い。

□□□　MRSAは［**15**　　　　　　　　　　］感染の代表的な原因菌である。

□□□　感染防止には、［**16**　　　　　　　　　　　　　　　］の遵守、感染経路別予防対策をとる。

●腸管出血性大腸菌感染症

□□□　［**17**　　　　　　　　　　］の一種である大腸菌のうち、病原性をもった大腸菌のことを［**18**　　　　　　　　］という。

□□□　病原性大腸菌のうち、［**19**　　　　］毒素を産生し、出血を伴う腸炎や溶血性尿毒症症候群（HUS）を起こすものを［**20**　　　　　　　　　　　］という。本菌の感染症は感染症法により［**21**　　　　］類感染症に位置づけられている。

□□□　腸管出血性大腸菌の代表的な型には［**22**　　　　　　］があり、［**23**　　　　　］感染によって感染する。

□□□　潜伏期は［**24**　　　～　　　］日で、血便、悪心・嘔吐、腹痛などを生じる。

□□□　腸管出血性大腸菌は［**25**　　　　］や消毒薬により死滅するため、飲食物の衛生的な取り扱いにより予防することができる。

□□□
飛沫感染

必修 106回 PM15改、112回 PM15

【35】　飛沫感染するのはどれか。

1．疥　癬 scabies
2．破傷風 tetanus
3．デング熱 dengue fever
4．インフルエンザ influenza

□□□
インフルエンザ

予想

【36】　感染症法における鳥インフルエンザ（H5N1型）の分類はどれか。

1．一　類　　2．二　類　　3．三　類　　4．四　類　　5．五　類

□□□
MRSA

予想

【37】　MRSA 感染症で誤っているのはどれか。

1．日和見感染である。
2．多剤耐性菌が出現している。
3．院内感染によるものが多い。
4．高齢者は感染しにくい。

□□□
溶血性尿毒症症候
群

予想

【38】　溶血性尿毒症症候群を合併する感染症はどれか。

1．MRSA 感染症　　2．結　核　　3．AIDS　　4．腸管出血性大腸菌感染症

□□□
ウイルス感染症

必修 103回 PM15

【39】　ウイルスが原因で発症するのはどれか。

1．血友病　　hemophilia
2．鉄欠乏性貧血　　iron-deficiency anemia
3．再生不良性貧血　　aplastic anemia
4．成人 T 細胞白血病＜ATL＞　　adult T-cell leukemia

□□□
感染症の潜伏期間

必修 108回 AM15

【40】　感染症の潜伏期間で最も長いのはどれか。

1．インフルエンザ　　influenza
2．結　核　　tuberculosis
3．ノロウイルス性胃腸炎　　Norovirus gastroenteritis
4．流行性耳下腺炎　　mumps

Ⅲ
看護に必要な人体の構造と機能および健康障害と回復について基本的な知識を問う

◀ 解答・解説 ▶

【35】　4　インフルエンザの主な感染経路は飛沫感染である。1：疥癬は接触感染、2：破傷風は傷口から菌が侵入する、3：デング熱はウイルスを保有する蚊に刺されて感染する。

【36】　2　鳥インフルエンザ（H5N1型、H7N9型）は現在、二類感染症に分類されている。なお、H5N1型、H7N9型以外の鳥インフルエンザは四類感染症、鳥インフルエンザおよび新型インフルエンザ等感染症以外のインフルエンザは五類感染症に分類されている（2016年4月現在）。

【37】　4　MRSA は健康な人の皮膚や鼻腔にも存在する常在菌で、通常では症状を示さないが、抵抗力の低い高齢者や易感染状態の人に日和見感染が起こる。

【38】　4　溶血性尿毒症症候群は、ほとんどの場合、病原性大腸菌 O157による腸管出血性大腸菌感染症の後に発症する。

【39】　4　成人 T 細胞白血病はレトロウイルスである HTLV-1により発症する。

【40】　2　結核の潜伏期間は2年以内、特に6か月以内に多い。1：インフルエンザの潜伏期間は平均1〜3日、3：ノロウイルスの潜伏期間は、平均24〜48時間、4：ムンプスウイルスは平均14〜21日。

B 主要な疾患による健康障害⑨

国試によく出る

■ 感染症（つづき）

● ウイルス性肝炎

解答

26 肝炎ウイルス

□□□ ウイルス性肝炎は、[26　　　　　　　　] が肝臓に感染し、急激に増殖して肝細胞が障害を受けることによって起こる肝臓の炎症をいう。

27 A　28 E

□□□ 主な肝炎ウイルスには、[27　　] 型 ～ [28　　　　] 型の5種類がある。

	A型肝炎	B型肝炎	C型肝炎	D型肝炎	E型肝炎
ウイルス（核酸）	HAV（RNA）	HBV（DNA）	HCV（RNA）	HDV（RNA）	HEV（RNA）
主感染経路	経口	血液、性交、母子	血液	血液	経口
潜伏期	2～6週間	1～6か月	2週間～6か月	1～6か月	2～9週間
経過	急性	急性、慢性	急性、慢性	急性、慢性	急性
予防ワクチン	あり	あり	なし	なし＊	なし

＊B型肝炎ワクチンがD型肝炎ワクチンになる。

29 倦怠感
30 上昇
31 肝庇護

□□□ 食欲低下、全身の [29　　　　　　　]、悪心・嘔吐、黄疸、瘙痒感などの症状がみられ、急性肝炎では AST、ALT が [30　　　　　　] する。治療としては、安静・食事・薬物療法による [31　　　　　] が中心となる。

32 劇症　33 B
34 ステロイド

□□□ 肝細胞の急速・広範な障害によって肝組織の壊死が進み、高度な肝機能障害を起こすものを [32　　　　　] 肝炎という。[33　　　　] 型肝炎に多い。薬物療法として [34　　　　] 薬が用いられる。

35 慢性
36 B　37 C
38 自覚症状
39 インターフェロン
40 針刺し

□□□ 6か月以上の肝機能異常とウイルス感染が持続している状態を [35　　　] 肝炎といい、[36　　　] 型（母子感染によるキャリアの発症）、[37　　　] 型（輸血、血液感染による発症）に多い。[38　　　　　　] に乏しい。薬物療法では [39　　　　　　] が用いられる。医療者では [40　　　　] 事故による感染率が高い。

● 結　核

41 結核菌　42 肺結核

□□□ 結核は [41　　　　] による細菌感染症で、[42　　　　　] のほかに、腎結核、リンパ節結核、粟粒結核などがある。

43 二　44 A
45 1

□□□ 結核は、感染症法で [43　　] 類感染症に、予防接種法では [44　　] 類疾病に分類されており、1歳未満に [45　　] 回、BCG ワクチンの定期予防接種が定められている。

46 空気または飛沫核
47 高齢者

□□□ 結核菌の感染経路は [46　　　　] 感染である。感染者のうち発症するのは一部であり、潜伏期は一定していない。また罹患者には [47　　　　] が多い。

48 咳嗽　49 呼吸困難

□□□ **症状**：長引く [48　　　　]、喀痰（血痰）、寝汗、倦怠感、[49　　　　] など。

50 塗抹

□□□ **検査・診断**：胸部X線検査、結核菌の検出（喀痰 [50　　] 検査・培養検査）。

51 ガフキー号数
52 10
53 隔離

□□□ 喀痰塗抹検査による結核菌（抗酸菌）数は [51　　　　　　] で示される。ガフキー号数には1～10号があり、[52　　] 号が最も菌が多いことを表している。ガフキー1号以上を陽性とし、[53　　　] 入院の対象となる（0号を陰性としてガフキー号数で示すこともある）。近年は、ガフキー号数に代わり「新結核菌検査指針」を用いた1＋～3＋の簡便な記載法も用いられている。

54 抗結核薬
55 多剤併用

□□□ **治療**：複数の [54　　　　] による [55　　　　　　] 療法が行われる。

□□□
肝炎の感染経路

必修 101回 PM15 改、113回 AM15

【41】 経口感染するウイルス性肝炎 viral hepatitis はどれか。
　1．A 型肝炎 hepatitis A　　　　　2．B 型肝炎 hepatitis B
　3．C 型肝炎 hepatitis C　　　　　4．D 型肝炎 hepatitis D

□□□
感染経路

必修 93回 AM17

【42】 経口感染で発症するのはどれか。
　1．HIV 感染症 /AIDS　　　　　　2．A 型肝炎
　3．疥　癬　　　　　　　　　　　4．肺結核

□□□
ウイルス性肝炎

一般 110回 AM27

【43】 ウイルス性肝炎の起炎ウイルスで DNA ウイルスはどれか。
　1．A 型肝炎ウイルス　　　　　　2．B 型肝炎ウイルス
　3．C 型肝炎ウイルス　　　　　　4．E 型肝炎ウイルス

□□□
感染経路

必修 97回 AM20

【44】 血液感染するのはどれか。
　1．結　核　　2．A 型肝炎　　3．B 型肝炎　　4．インフルエンザ

□□□
感染経路

必修 100回 AM13

【45】 空気感染するのはどれか。
　1．結核菌　　　　　　　　　　　2．腸管出血性大腸菌
　3．ヒト免疫不全ウイルス〈HIV〉　4．メチシリン耐性黄色ブドウ球菌〈MRSA〉

□□□
結　核

必修 111回 AM25

【46】 感染症の予防及び感染症の患者に対する医療に関する法律〈感染症法〉におい
　　て、結核が分類されるのはどれか。
　1．一　類　　2．二　類　　3．三　類　　4．四　類　　5．五　類

□□□
ガフキー号数

必修 94回 AM17

【47】 ガフキー号数を指標とする感染症はどれか。
　1．結　核　　　2．風　疹　　　3．MRSA　　　4．HIV

─〈 解答・解説 〉─────────────────────────────────

【41】　1　A 型肝炎は、A 型肝炎ウイルスを含む糞便に汚染された飲料水、魚介類の生食などにより経口感染する。2～4：B 型肝炎、
　　　　C 型肝炎、D 型肝炎は血液や体液を介して感染する。
【42】　2　1：HIV 感染症は HIV による接触感染や血液感染。3：疥癬はヒゼンダニによる接触感染。4：肺結核は空気感染。
【43】　2　A～E 型の 5 種のうち、B 型肝炎ウイルスのみが DNA ウイルスである。
【44】　3　B 型肝炎は、ウイルス感染者との性交、母子感染のほか、針刺し事故などによる血液感染で起こる。
【45】　1　結核菌は 5 μm 以下の微小飛沫核で、空気感染する。2：経口感染、3：接触感染や血液感染、4：接触感染である。
【46】　2　結核は現在、二類感染症に分類されている。二類感染症には、そのほかに急性灰白髄炎、ジフテリアなどがある。
【47】　1　喀痰塗抹検査による結核菌（抗酸菌）数がガフキー号数で示される。（0 号を陰性として）1～10 号で菌量を表す。

Ⓑ　主要な疾患による健康障害⑩

国試によく出る

■ **感染症（つづき）** ………………………………………………

●ヒト免疫不全ウイルス〈HIV〉感染症／後天性免疫不全症候群〈AIDS〉

□□□　後天性免疫不全症候群（AIDS）は、[56　　　　　　　　]（HIV）によって引き起こされる全身性の免疫不全である。

□□□　HIV の感染経路は、[57　　　　　　]、[58　　　　　　] 感染、血液・血液製剤が主で、医療者の場合には [59　　　　　　　] によっても感染する危険性がある。

□□□　感染後 2〜4 週間で感染者の約半数に [60　　　　　]、リンパ節 [61　　　　　]、咽頭痛などの症状がみられるが、2 週間程度で回復し、[62　　　　　] 期（2〜10年の自覚症状のない期間）に入る。その後、HIV が徐々に増加し、[63　　　　　　] 陽性細胞（ヘルパー T 細胞）が減少して [64　　　　　　　　] を起こすようになり、AIDS の発症に至る。現在のところ、AIDS の根本的な治療法は確立されていない。

□□□　日和見感染症とは、抵抗力が低下したために、健常者では病原体になり得ない微生物によって発症する感染症で、[65　　　　　　　　] 肺炎や [66　　　　　　] 肉腫、サイトメガロウイルス感染症などがある。

□□□　**治療**：HIV の増殖を抑え、AIDS の発症を遅らせる目的で数種類の抗 HIV 薬を用いた抗レトロウイルス療法（[67　　　　]）が行われる。

●麻疹・風疹・水痘

□□□　麻疹は [68　　　　　　] の [69　　　　　] 感染や飛沫感染、接触感染など種々の経路によって発症する。潜伏期は [70　　〜　　] 日で、①カタル期：3〜4 日間の発熱、咳嗽、鼻汁、結膜炎、頰粘膜の [71　　　　　　　] 斑（白斑）がみられた後、②発疹期：顔面から全身にみられる斑状丘疹が出現する。高熱が 3 日間続き、③回復期に至る。

□□□　風疹は [72　　　　　　] の [73　　　　　] 感染によって発症する。潜伏期は [74　　〜　　] 日で、微熱や有痛性の [75　　　　　　　　] を伴い、淡紅色の斑状丘疹が顔面・頸部から全身に広がり 3 日で消退する。

□□□　水痘は [76　　　　　　　　　　　　] の初感染によって発症する。潜伏期は [77　　〜　　] 日。発熱や倦怠感で発症し、発疹は [78　　　　　] →膿疱→[79　　　　　] と進行する。次々と新たに発疹が出現するため、これらが混在する。痂皮化するまで感染力がある。

□□□　学校保健安全法施行規則により、麻疹は解熱後 [80　　　] 日間が経過するまで、風疹は [81　　　　　] が消失するまで、水痘はすべての発疹が [82　　　　　] 化するまで、それぞれ出席停止となる。

●感冒〈かぜ症候群〉

□□□　[83　　　　　　　　]（感冒）とは、上気道（鼻腔、咽頭、喉頭）の急性炎症を呈する疾患の総称で、多くは [84　　　　　　] 感染によって発症する。

□□□　咳嗽・鼻汁などの [85　　　　　　　] が主だが、発熱や頭痛、倦怠感、関節痛、悪心・嘔吐、腹痛、下痢などがみられることも多い。

□□□　治療は、[86　　　　] を主体とした [87　　　　　　] が中心となる。

解答

56 ヒト免疫不全ウイルス
57 性的接触または性行為
58 母子
59 針刺し事故
60 発熱　61 腫脹
62 無症候
63 CD 4
64 日和見感染症

65 ニューモシスチス
66 カポジ

67 ART

68 麻疹ウイルス
69 空気　70 10〜12
71 コプリック

72 風疹ウイルス
73 飛沫　74 14〜21
75 リンパ節腫脹
76 水痘・帯状疱疹ウイルス
77 10〜21　78 水疱
79 痂皮
80 3
81 発疹　82 痂皮

83 かぜ症候群
84 ウイルス

85 呼吸器症状

86 安静　87 対症療法

【50】【51】はまとめて解いてね。

□□□
HIV 感染症

【48】 ヒト免疫不全ウイルス〈HIV〉感染症で正しいのはどれか。
1．経皮感染する。　　　　　　2．無症候期がある。
3．DNAウイルスによる。　　　4．血液中のB細胞に感染する。

□□□
日和見感染

必修 98回 PM9

【49】 日和見感染症はどれか。
1．麻　疹　　　　　　　　　　2．インフルエンザ
3．マイコプラズマ肺炎　　　　4．ニューモシスチス肺炎

□□□
コプリック斑

必修 93回 AM18

【50】 コプリック斑が見られるのはどれか。
1．麻　疹　　　2．風　疹　　　3．水　痘　　　4．帯状疱疹

□□□
コプリック斑

必修 102回 PM14

【51】 Koplik＜コプリック＞斑がみられる疾患はどれか。
1．麻疹 measles　　　　　　　2．手足口病 hand, foot and mouth disease
3．帯状疱疹 herpes zoster　　　4．ヘルパンギーナ herpangina

□□□
水　痘

必修 106回 PM16

【52】 水痘 varicella の症状はどれか。
1．耳下腺の腫脹　　　　　　　2．両頬部のびまん性紅斑
3．水疱へと進行する紅斑　　　4．解熱前後の斑状丘疹性発疹

□□□
感　冒

必修 99回 PM15

【53】 感冒の原因で最も多いのはどれか。
1．真　菌　　　2．細　菌　　　3．ウイルス　　　4．クラミジア

□□□
妊娠時の感染

必修 110回 PM6

【54】 妊娠初期の感染で児に難聴が生じる可能性が高いのはどれか。
1．水　痘 varicella　　　　　　2．風　疹 rubella
3．麻　疹 measles　　　　　　　4．流行性耳下腺炎 mumps

III
看護に必要な人体の構造と機能および健康障害と回復について基本的な知識を問う

─◀ 解答・解説 ▶─

【48】　2　血液感染などで感染する。RNAウイルスである。CD4陽性のヘルパーT細胞に感染する。
【49】　4　日和見感染を起こす代表的な病原微生物には、MRSA、緑膿菌、カンジダ、ニューモシスチス・イロベチー（真菌）などがある。
【50】【51】　1　麻疹のカタル期（発熱から3～4日間）には、頬粘膜に白斑（コプリック斑）が出現する。
【52】　3　赤い発疹が、数時間後に膨らんで水疱を形成する。4：斑状丘疹性発疹（盛り上がった少し大きな発疹）は、ジカウイルス感染症（ジカ熱）でみられる。
【53】　3　感冒の原因の多くは、ライノウイルスやアデノウイルス、コロナウイルスなどのウイルス感染である。
【54】　2　風疹ウイルスに免疫のない女性が妊娠初期に感染し、胎児が風疹ウイルスに感染すると、出生児に先天性心疾患、感音性難聴、白内障などが生じる。これを先天性風疹症候群という。

B　主要な疾患による健康障害⑪

解 答

■精神疾患···

●うつ病

☐☐☐　うつ病とは、[**1** 　　　　　　　] の一つで、感情、意欲、思考に障害をきたす内因性の精神疾患である。躁状態と抑うつ状態を繰り返すものを [**2** 　　　　]、抑うつ状態のみがみられるものを [**3** 　　　　] という。

☐☐☐　**成因**：モノアミン神経伝達物質欠乏説が提唱されているほか、状況因（退職、昇進、出産など）、粘着気質、[**4** 　　　　　　　　] 気質などがある。

☐☐☐　**症状**：意欲減退、興味喪失、思考力の [**5** 　　　　]、妄想（罪業妄想、貧困妄想、心気妄想）、昏迷などの精神症状のほか、食欲低下、睡眠障害（[**6** 　　　]覚醒、早朝覚醒）、全身倦怠感などの身体症状がみられる（これらの症状には、[**7** 　　　　] に強く現れ、午後にかけて軽快する [**8** 　　　　　] がみられる）。また、回復期には [**9** 　　　　　] がみられることがある。

☐☐☐　**治療・看護**：抗うつ薬による薬物療法、精神療法、重症例には [**10** 　　] 痙攣療法が行われる。患者への [**11** 　　　　] はしない。

●統合失調症

☐☐☐　統合失調症は、比較的若年に発症する、[**12** 　　　] 障害や行動障害を生じる原因不明の内因性疾患である。

☐☐☐　原因は不明であるが、神経伝達物質の [**13** 　　　　　] の関与が示唆されている。

☐☐☐　統合失調症でみられる妄想や幻覚、緊張病症状、滅裂思考などを [**14** 　　] 症状といい、意欲の低下、感情鈍麻、自閉などを [**15** 　　　] 症状という。

☐☐☐　感情障害として、同一の対象に対して相反する感情を抱く [**16** 　　　　] （両価性）がみられる。

☐☐☐　**治療・看護**：薬物療法、作業療法、レクリエーション療法などが行われる。幻覚に対しては [**17** 　　　] も [**18** 　　　] もしない態度で接する。（**17**・**18**順不同）

☐☐☐　薬物療法では、[**19** 　　　　] が用いられる。

●依存症（アルコール・ニコチン・薬物）

☐☐☐　[**20** 　　　　　] とは、依存性のある薬物を、効果を体験するため、あるいはその薬効が切れたときの不快から逃れるために、その薬物を脅迫的に求めたり使用したりする状態をいう。合法的な依存性薬物にはニコチンや睡眠薬など、非合法的な依存性薬物には覚醒剤や麻薬などがある。

☐☐☐　[**21** 　　　　　　] 依存症は、慢性的なアルコール飲用により、病的な精神的依存（アルコールに対する強い渇望があり、飲まないとイライラして落ち着かない）、身体的依存（アルコールが切れると手指振戦、全身発汗、動悸などの [**22** 　　　　] が現れる）がみられる状態をいう。多くはアルコール性臓器障害を伴っており、特に [**23** 　　　　] 障害が多い。

☐☐☐　アルコール依存症でみられる特有の症状には、アルコールせん妄、アルコール幻覚症、[**24** 　　　　] 症候群（健忘、見当識障害、作話を主症状とする認知障害）、アルコール性嫉妬妄想がある。

☐☐☐　アルコール依存症の治療は、継続的な [**25** 　　　　] が原則である。

1気分障害または感情障害
2双極型　**3**単極型
4メランコリー親和性
5低下
6中途
7午前中
8日内変動
9自殺企図
10電気
11励まし
12思考
13ドパミン
14陽性
15陰性
16アンビバレンス
17否定　**18**肯定
19抗精神病薬
20薬物依存症
21アルコール
22離脱症状
23肝機能
24コルサコフ
25断酒

抑うつ状態

必修 95回 AM18

【55】 抑うつ状態でみられるのはどれか。
　　1．無気力　　　2．せん妄　　　3．徘徊　　　4．幻覚

□□□

うつ病

必修 103回追 AM12

【56】 うつ病 depression で正しいのはどれか。
　　1．幻聴がある。　　　　　　　　2．食欲が亢進する。
　　3．寝起きが良くなる。　　　　　4．自分を責める感情が強くなる。

□□□

うつ病

必修 107回 PM13

【57】 典型的なうつ病 depression の症状はどれか。
　　1．幻　聴　　　　　　　　　　　2．感情失禁
　　3．理由のない爽快感　　　　　　4．興味と喜びの喪失

□□□

妄想の種類

一般 105回 AM78

【58】 うつ病で入院している患者が「自分は重大な過ちで皆に迷惑をかけてしまいました。死んでおわびします」という妄想を訴えた。
　　1．罪業妄想　　　　　　2．心気妄想　　　　　　3．追跡妄想
　　4．被毒妄想　　　　　　5．貧困妄想

□□□

統合失調症の症状

一般 97回 AM144

【59】 統合失調症の陰性症状はどれか。
　　1．作為体験　　　　　　　　　　2．感情鈍麻
　　3．滅裂思考　　　　　　　　　　4．被害妄想

□□□

アルコール離脱症状

一般 100回 PM79

【60】 アルコール離脱症状はどれか。
　　1．作　話　　　　　　　　　　　2．幻　視
　　3．思考途絶　　　　　　　　　　4．観念奔逸

Ⅲ
看護に必要な人体の構造と機能および健康障害と回復について基本的な知識を問う

─◖ 解答・解説 ◗─

【55】　1　2：老年期の精神障害、術後など、3：アルツハイマー病など、4：統合失調症などでみられる。
【56】　4　1：うつ病では幻聴はみられない、2：食欲は低下する、3：うつ病の身体症状として、睡眠障害がみられる。
【57】　4　典型的なうつ病は、「気が滅入る」「ゆううつ」といった抑うつ気分と「何もやる気が起こらない」「疲れやすい」「おっくう」といった精神運動抑制が中心症状である。そのほか、焦り、興味・関心が湧かない、食欲がなくなる、早朝覚醒を特徴とした睡眠障害、自己評価の低下、自責感、思考力・判断力・集中力・作業力の低下などが典型的な症状である。1：幻聴は統合失調症で現れやすい。2：感情失禁は脳血管性認知症などでみられる。3：躁病などで理由のない爽快感を示すことがある。
【58】　1　自分は罪を犯し救われないと思い込むのは罪業妄想である。
【59】　2　感情鈍麻は陰性症状である。1：作為体験は思考体験様式の障害、3：滅裂思考は思路障害、4：被害妄想は思考の障害で、いずれも陽性症状に当たる。
【60】　2　離脱症状は、断酒後2〜3日してから起こりやすい。せん妄、手指振戦、幻覚（特に小動物の幻視）がみられる。

B　主要な疾患による健康障害⑫

26 ニコチン

27 増加

28 ニコチンパッチ

29 心因

30 不安

31 パニック

32 強迫

33 心気症

34 再体験

35 1

■ 精神疾患（つづき）

□□□　[26　　　　　　　　　] 依存症は、ニコチンの摂取に対する脅迫的な欲求があり、心理的依存（生活習慣の一つになっている）、身体的依存（ニコチンが消失するとイライラする、集中力が低下する、身体がだるい）がみられる状態をいう。ニコチンの離脱症状には、不快、抑うつ気分、不眠、不安、心拍数の減少、食欲・体重の [27　　　　] などがある。

□□□　ニコチン依存症の治療（禁煙）には、ニコチンガムや [28　　　　　　　　　　]（ニコチン含有の皮膚貼付型治療薬）などが用いられる。

● 神経症性障害

□□□　神経症性障害とは、器質的な基盤がなく、外的な条件によって生じる [29　　　　　] 性精神障害の総称で、全般性 [30　　　　　] 障害（不安や心配をコントロールできない）、[31　　　　　　] 障害（予期不安が強くパニック発作を繰り返す）、[32　　　　] 性障害（不合理と認識していても一つの事柄が迫ってきて消すことができない）、[33　　　　　]（重篤な病気だと思い込む）などがある。

● 心的外傷後ストレス障害〈PTSD〉

□□□　心的外傷後ストレス障害（PTSD）は、災害や暴行などの強烈な出来事の後に出現する神経症性障害で、[34　　　　　]（フラッシュバック）、出来事に関連する刺激の回避、反応性の麻痺、過覚醒症状が [35　　　] か月以上持続するものをいう。

● 精神疾患と主な治療薬

精神疾患	治療薬	主な副作用
統合失調症	定型抗精神病薬（クロルプロマジン、ハロペリドールなど）	高プロラクチン血症、錐体外路症状
	非定型抗精神病薬（オランザピン、クエチアピンなど）	高血糖
うつ病	選択的セロトニン再取り込み阻害薬（SSRI）	悪心、頭痛、不安感、焦燥感
躁病	炭酸リチウム	悪心、食欲不振、リチウム中毒（振戦、口渇、多尿、頭痛、痙攣発作、意識障害、情動不安など）
神経症	抗不安薬（ジアゼパムなど）	眠気、ふらつき、大量投与時の薬物依存
てんかん	抗てんかん薬（フェニトインなど）	連用時の運動失調（ふるえ、ふらつき、ろれつが回らない、眼振など）

□□□
神経性食欲不振症

【61】 神経性食欲不振症 anorexia nervosa の症状または所見はどれか。
1. 発 熱
2. 咳 嗽
3. 徐 脈
4. 高血圧
5. 過多月経

□□□
PTSD

【62】 心的外傷後ストレス障害〈PTSD〉post-traumatic stress disorder で正しいのはどれか。
1. 数日間で症状は消失する。
2. 特定の性格を持った人に起こる。
3. 日常のささいな出来事が原因となる。
4. 原因になった出来事の記憶が繰り返しよみがえる。

□□□
薬効の発現時期

【63】 目的とする効果が安定して発現するまでに最も時間がかかる薬はどれか。
1. 睡眠薬　　　　　　　　　2. 鎮痛薬
3. 抗うつ薬　　　　　　　　4. 抗血栓薬

□□□
非定型抗精神病薬

【64】 オランザピン（非定型抗精神病薬）内服中の患者で最も注意しなければならないのはどれか。
1. 高血圧
2. 高血糖
3. 高尿酸血症
4. 高アンモニア血症
5. 高ナトリウム血症

◀ 解答・解説 ▶

【61】 3　食事摂取ができないために、低栄養による徐脈、低血圧、無月経、貧血などがみられる。
【62】 4　PTSDでは出来事の記憶が繰り返しよみがえる再体験症状（フラッシュバック）や過覚醒状態が1か月以上持続する。
【63】 3　1：睡眠薬は、超短時間作用型では3～4時間、長時間作用型でも9～10時間で効果が消失する。2：鎮痛薬の効果持続時間は半減期で予測できる。1日2回投与の薬では12時間、3回投与の薬では8時間効果が持続すると計算できる。3：抗うつ薬は、脳内の神経伝達物質（セロトニン、ノルアドレナリン）に作用するが、効果が現れるまでには1～2週間、安定するには数か月を要するといわれる。4：抗血栓薬は薬効が可逆的で、半減期が短いものの効果持続時間は数時間であるが、血小板の作用を阻害する薬物は血小板の寿命の7～10日は薬効が持続すると考えられる。
【64】 2　非定型抗精神病薬の主な副作用に高血糖がある。

Ⓑ 主要な疾患による健康障害⑬

■ 小児の疾患 ……………………………………………………………………

● 気管支喘息

□□□ 気管支喘息は、慢性的な［**1**　　　　　　　　］、気道過敏、可逆性の気流制限を主徴とする閉塞性肺疾患である。

□□□ 気管支喘息にはアトピー型（IgE 抗体が関与する）と非アトピー型があり、小児では90％が［**2**　　　　　］型である。

□□□ 発作：発作は［**3**　　　　　　　］を伴う［**4**　　　　　］性呼吸困難で、夜間～明け方に起こりやすい。多呼吸、陥没呼吸、呼気の［**5**　　　　　］などがみられる。発作は、その程度により、［**6**　　　　　　］（軽い喘鳴、軽い陥没呼吸 $PaCO_2 < 41Torr$、$SpO_2 \geqq 96\%$）、中発作（明らかな喘鳴、明らかな陥没呼吸 $PaCO_2 < 41Torr$、$SpO_2 92 \sim 95\%$）、［**7**　　　　　　　］（著明な喘鳴、呼吸困難、時にチアノーゼを認める $PaCO_2 41 \sim 60Torr$、$SpO_2 \leqq 91\%$）に分類される。

□□□ 発作の誘因：［**8**　　　　　　　　　］（主にダニ）の吸入、感染、天候、心理的要因、運動など。

□□□ 検査所見：肺活量・1秒量・1秒率・ピークフロー値の［**9**　　　　　　］、胸部X線（発作時の過膨張）、PaO_2・SaO_2 の［**10**　　　　　］、［**11**　　　　　］値上昇。

□□□ 発作時の治療：飲水（小発作時）、酸素投与、気管支拡張薬（［**12**　　　　　　　］薬、［**13**　　　　　　　　　］）の点滴静注、副腎皮質ステロイド薬の投与。

□□□ 発作時の看護：起座位・［**14**　　　　　］呼吸を促す、［**15**　　　　　］補給（排痰促進、脱水予防）。発作時には不安を感じやすいため、1人きりにしない。

□□□ 非発作時の治療：抗アレルギー薬内服・吸入、［**16**　　　　　　　］療法、環境整備。

● 小児感染症　※麻疹、風疹、水痘はp.170を参照

流行性耳下腺炎

□□□ 流行性耳下腺炎（おたふくかぜ）は、［**17**　　　　　　　　　　　］の飛沫感染により発症する。潜伏期は［**18**　　　～　　　］日で、発症1～2日目には頭痛、微熱が出現し、片側または両側の耳下腺などが［**19**　　　　　］し、その後高熱が出る。腫脹は3～7日で消失。合併症には、髄膜炎、精巣炎・卵巣炎がある。出席停止期間は耳下腺などの腫張が発現した後5日を経過し、全身状態が良好になるまで。

百日咳

□□□ 百日咳は［**20**　　　　　　　　］の飛沫感染により発症する。潜伏期は［**21**　　　～　　　］日で、カタル期（1～2週間。発熱はなく咳嗽のみだが、感染力が最も強い期間）が続き、痙咳期（4～6週間は痙攣性の咳嗽が続く。咳き込んだ後に特有の吸気性笛声（［**22**　　　　　　　　　］）を伴う）となり、その後回復期（2週間）に至る。出席停止期間は［**23**　　　　　　　　　］まで、または5日間の適正な抗菌性物質製剤による治療が終了するまで。

● 乳幼児突然死症候群〈SIDS〉

□□□ 乳幼児突然死症候群は、何の予兆もなく乳幼児が原因不明の［**24**　　　　　　　］を遂げる病態を指す。［**25**　　　～　　　］か月児に多い。

□□□ 危険因子として［**26**　　　　　　］での睡眠（うつぶせ寝）、両親の［**27**　　　　　　］、冬季などがあり、予防としては腹臥位を避け、両親が禁煙することなどがあげられる。

□□□
気管支喘息

【65】 気管支喘息のときに増加する抗体はどれか。

1．IgG　　　　　　　　　　　　2．IgM

3．IgA　　　　　　　　　　　　4．IgE

□□□
気管支喘息

【66】 小児の気管支喘息で正しいのはどれか。

1．吸気性の呼吸困難である。

2．非アトピー型が多い。

3．季節の変わり目に多い。

4．アレルゲンは花粉が最も多い。

□□□
喘息発作時の対応

【67】 喘息発作のため救急外来に来院した小学生。喘鳴が著明で、経皮的動脈血酸素飽
和度（SpO$_2$）は91％である。
対応で適切なのはどれか。

1．会話を促す。　　　　　　　　2．起座位にする。

3．水分摂取を促す。　　　　　　4．胸式呼吸を行わせる。

□□□
小児感染症

【68】 ムンプスウイルスの感染によって発症するのはどれか。

1．流行性耳下腺炎　　　　　　　2．百日咳

3．川崎病　　　　　　　　　　　4．風　疹

□□□
乳児の事故防止

【69】 乳児の事故防止として正しいのはどれか。

1．直径25mm の玩具で遊ばせる。

2．ベッドにいるときはベッド柵を上げる。

3．うつ伏せで遊ばせるときは柔らかい布団を敷く。

4．屋外で遊ばせるときはフード付きの衣服を着用させる。

━●解答・解説 ━

【65】 4　IgE 抗体は、抗原と結合すると肥満細胞を刺激し、ヒスタミンなどを分泌させて喘息などのアレルギー症候を引き起こす。

【66】 3　1：気管支喘息は呼気性呼吸困難である。2、4：小児ではアトピー型が多く、アレルゲンは、幼児期ではハウスダスト（特
にダニ）が多い。

【67】 2　喘鳴が著明であり、大発作を起こしている。起座位をとらせて呼吸面積を広げ、会話は控え、腹式呼吸を促す。大発作では意
識レベルが低下し、水分摂取によって誤嚥を起こす危険性もある。

【68】 1　流行性耳下腺炎（おたふくかぜ）は、ムンプスウイルスの感染により発症する。2：百日咳は百日咳菌、3：川崎病は原因不
明（ただしウイルスの関与が指摘されている）、4：風疹は風疹ウイルスの感染により発症する。

【69】 2　ベッド柵を上げることで転落を防止できる。うつぶせ寝は避ける。

B 主要な疾患による健康障害⑭

■ 小児の疾患（つづき）

● 先天性疾患

□□□ 先天性疾患（先天異常）とは、[28　　　　]の原因により生じた形態的・機能的な異常の総称である。

ダウン症候群

□□□ ダウン症候群は、常染色体異常症の一つで、[29　　]番染色体異常によって生じる。その多くが染色体数が１本多い[30　　　　]型である。

□□□ 出生率は1000対１で、[31　　　　　]が高まるとともに高率となる。特有の顔貌、[32　　　　]発達遅延、筋緊張低下、猿線などがみられる。合併症に、[33　　　]（心内膜欠損症など）や白血病がある。

先天性代謝異常（フェニルケトン尿症）

□□□ フェニルケトン尿症は、フェニルアラニン水酸化酵素の先天的欠損により、アミノ酸代謝に異常がみられる[34　　　　　　]性疾患である。

□□□ フェニルアラニンの体内蓄積が起こり、嘔吐、痙攣、[35　　]障害、赤毛、白色肌などがみられる。

□□□ [36　　　　　　　　]検査の対象疾患で、患児には[37　　　　　]ミルクで栄養を与える。

先天性心疾患

□□□ 心室中隔欠損は、先天性心疾患のうち最も頻度が高い疾患で、心室中隔の欠損孔を通り、[38　　　]から[39　　　]へ血液が流れる（左右シャント）。シャント量が多い場合には、[40　　　]症状をきたす。また、[41　　　　]症候群がみられることがある。

□□□ 心房中隔欠損症は、心房中隔の欠損により[42　　　]から[43　　　]へ血液が流れる（左右シャント）。

□□□ 動脈管開存症は、出生後も動脈管が閉鎖せず、[44　　　]から動脈管を通り[45　　　]へと血液が流れる（左右シャント）。肺への血流量が増加し、肺動脈圧の上昇によって呼吸困難やチアノーゼがみられる。

□□□ ファロー四徴症は、①[46　　　]狭窄、② 心室中隔欠損、③[47　　]、④[48　　　]肥大の４徴をきたす先天性心疾患である。症状としては右左シャントが形成されるため[49　　　　]を呈し、運動時の[50　　]や蹲踞、ばち状指などのほか、哺乳や啼泣後には[51　　]（チアノーゼ・呼吸困難の増強、意識喪失）が起こることがある。

疾患	血液流入の経路
心室中隔欠損	左心室→右心室（左右シャント）
心房中隔欠損	左心房→右心房（左右シャント）
動脈管開存症	大動脈→動脈管→肺動脈（左右シャント）

必修 100回 AM14

【70】 先天性疾患はどれか。
1．インフルエンザ脳症 influenza encephalopathy
2．ファロー四徴症 tetralogy of Fallot
3．気管支喘息 bronchial asthma
4．腎結石 renal stone

□□□
先天異常

必修 101回 AM7

【71】 先天異常はどれか。
1．尋常性白斑 vitiligo vulgaris
2．急性灰白髄炎 poliomyelitis
3．重症筋無力症 myasthenia gravis
4．心房中隔欠損症 atrial septal defect

□□□
先天異常と症状

一般 99回 AM79

【72】 先天異常と症状の組合せで正しいのはどれか。
1．18トリソミー────────巨舌
2．クラインフェルター症候群───多毛
3．ターナー症候群────────高身長
4．マルファン症候群───────低身長
5．ダウン症候群──────────筋緊張低下

□□□
短絡血流

一般 104回 AM61

【73】 肺高血圧が長期に持続し、肺血管抵抗が上昇することにより、短絡血流が主に左右短絡から右左短絡になった状態はどれか。
1．拡張型心筋症
2．総肺静脈還流異常症
3．Fallot〈ファロー〉四徴症
4．Eisenmenger〈アイゼンメンジャー〉症候群

──（ 解答・解説 ）──

【70】 2 ファロー四徴症は、先天性の心疾患（右左シャント）である。1：インフルエンザウイルスによる感染症、3：Ⅰ型アレルギー疾患、4：食生活や体質などが要因となり発症するものである。
【71】 4 心房中隔欠損症は先天性心疾患の一つで、すべての先天性心疾患の約1割を占める。
【72】 5 ダウン症候群では特異顔貌、筋緊張低下、短い四肢・猿線などの皮膚紋理異常、心奇形、消化管奇形などの症状がみられる。1：巨舌は21トリソミーでみられることが多い。2：クラインフェルター症候群では、少ない体毛がみられる。多毛の症状は、18トリソミーでみられる。3、4：ターナー症候群は低身長を主徴とする。高身長がみられるのは、マルファン症候群である。
【73】 4 アイゼンメンジャー症候群では、チアノーゼや低酸素症などをきたす。

B 主要な疾患による健康障害⑮

解答

■ 高齢者の疾患

● 認知症

1 高次脳機能

2 アルツハイマー病

3 脳血管障害

4 見当識

5 行動・心理または
周辺

□□□ 認知症とは、脳の後天的な器質的病変によって生じる、記憶、思考、理解、言語、判断など複数の［**1** 　　　　　　］障害からなる症候群である。

□□□ 原因疾患：80％が［**2** 　　　　　］と［**3** 　　　　　　　］（脳出血などの後遺症として生じる）で、その他にピック病やレビー小体病などがある。

□□□ 症状：記憶障害、認識の障害、［**4** 　　　　　］障害（時間や場所、人を正しく認識できない）、失語、失行、失認などがみられる。このほか、［**5** 　　　］症状（BPSD）として幻覚や妄想などの精神症状、徘徊や異食などの行動障害、作話などがみられる。

□□□ 代表的な認知症の特徴は以下のとおりである。

6 幻視　**7** まだら

	アルツハイマー型認知症	レビー小体型認知症	前頭側頭型認知症	脳血管性認知症
特徴的な症状	全般性認知症状（持続的な能力低下）	［**6** 　　　］、パーキンソン症状、認知機能の変動	常同行動、自制力の低下、性格の変化	［**7** 　　　］認知症（部分的・段階的な能力低下）、感情失禁

8 長谷川式簡易知能
評価　**9** 20

□□□ 検査：CT、MRI、SPECT などの画像検査、記憶力テスト（改訂［**8** 　　　］スケールを用いる。30点満点で［**9** 　　　］点以下は認知症を疑う）、脊髄検査など。

10 完治

11 ドネペジル塩酸塩

12 自尊心

□□□ 治療・看護：認知症は［**10** 　　　］することはない。アルツハイマー型認知症の記憶障害の進行抑制に対しては薬物療法（［**11** 　　　　　　］の投与）が行われる。［**12** 　　　　］を傷つけないように接し、事実誤認があっても訂正せず、問題行動に対しても、それを指摘したり、叱ったりしないようにするなど、受容的・支持的にかかわる。

● 骨粗鬆症

13 骨量

14 原発性

15 続発性

16 原発性

17 エストロゲン

18 閉経

19 骨折

20 頸部　**21** 橈骨

22 廃用症候群

23 70

□□□ 骨粗鬆症とは、［**13** 　　　　］の減少および骨組織の微細構造の変化のために骨が脆くなった病態をいい、加齢が原因となる［**14** 　　　　］骨粗鬆症と、疾患やステロイド薬の服用が原因で起こる［**15** 　　　　］骨粗鬆症に大別されるが、9割は［**16** 　　　　］骨粗鬆症である。

□□□ 骨量を一定に保つ働きを有する女性ホルモンの［**17** 　　　　　　］は、［**18** 　　　　］後に著しく減少するため、骨粗鬆症は高齢女性に特に多い。

□□□ 骨粗鬆症では、転倒などにより容易に［**19** 　　　　］を起こす。好発部位は、椎骨、大腿骨［**20** 　　　］、上腕骨近位部（肩）、［**21** 　　　］遠位部（手首）である。骨折による長期臥床から［**22** 　　　　］を生じやすい。

□□□ 骨量が若年成人平均値（YAM）の［**23** 　　　］％未満だった場合、骨粗鬆症と診断される。70％以上〜80％未満の場合は骨量減少で、骨粗鬆症の疑いありとされる。

24 カルシウム

25 ビタミン D

26 日光浴

□□□ 治療：食事療法（［**24** 　　　　　］の補給）、運動療法（カルシウムの骨沈着を促す適度な運動、カルシウム吸収を促進する［**25** 　　　　　　］を増やすための［**26** 　　　　］）、薬物療法などが行われる。

□□□
認知症

【74】 認知症 dementia を説明しているのはどれか。
　1．知的発達の遅延　　　　　　　2．意識障害の出現
　3．全身の筋肉の進行性萎縮　　　4．一度獲得した知的機能の衰退

□□□
認知症

【75】 認知症 dementia の中核症状はどれか。
　1．幻　聴　　　2．抑うつ　　　3．希死念慮　　　4．見当識障害

□□□
認知症

【76】 認知症患者 dementia とのコミュニケーションで適切なのはどれか。
　1．幼児が使う言葉で話す。
　2．患者の話に作話があるときは内容を訂正する。
　3．患者に伝えたいことが伝わらない場合は言いかえる。
　4．患者が同じ内容を繰り返す場合は会話をすぐに打ち切る。

□□□
高齢者の骨折

【77】 高齢者の転倒による骨折で最も多い部位はどれか。
　1．頭蓋骨　　2．肩甲骨　　3．肋　骨　　4．尾　骨　　5．大腿骨

□□□
骨粗鬆症

【78】 骨粗鬆症で正しいのはどれか。
　1．罹患率に男女差はない。
　2．喫煙習慣はリスク因子である。
　3．アルコール摂取とは無関係である。
　4．プロラクチン分泌の低下で骨形成が抑制される。

□□□
骨粗鬆症の生活指導

【79】 骨粗鬆症の高齢女性に対する日常生活の指導で正しいのはどれか。
　1．ビタミンCを多く含んだ食品を摂る。　2．前傾姿勢で歩く。
　3．やわらかいベッドで寝る。　　　　　　4．筋力を増強する運動をする。

Ⅲ
看護に必要な人体の構造と機能および健康障害と回復について基本的な知識を問う

──〈 解答・解説 〉──

【74】　4　認知症では、一度獲得した知能が低下する。
【75】　4　中核症状には、見当識障害や、体験の全部を忘れ、忘れたことを自覚しないなどの記憶障害がある。幻覚や妄想、せん妄、徘徊、異食、睡眠障害、攻撃性などは、知的能力の低下によって出現するもので、行動・心理（周辺）症状（BPSD）という。
【76】　3　自尊心を傷つけないよう配慮し、否定したり訂正したりせず、相手のペースに合わせて患者に伝わるように話すことが基本的な対応である。
【77】　5　高齢者では、大腿骨頸部骨折や橈骨下端骨折など、骨端部の骨折が多い。
【78】　2　1：女性に多い。3：無関係とはいえない。4：プロラクチン→エストロゲン。
【79】　4　適度な運動により、骨に重力負荷をかけ、骨からのカルシウムの放出をできるだけ抑制する。

ⓒ 基本的な臨床検査値の評価

■ 血液学検査

□□□ 血液学検査の主な検査項目と基準値は以下のとおりである。

赤血球数（RBC）	男性：430〜570万 /μL、女性：380〜500万 /μL
ヘモグロビン（Hb）濃度	男性：14〜18g/dL、女性：12〜16 g/dL
ヘマトクリット（Ht）値	男性：40〜52%、女性：34〜45%
白血球数（WBC）	4000〜8000/μL
血小板数（Plt）	15〜35万 /μL
プロトロンビン時間（PT）	凝固時間：11〜13秒、プロトロンビン活性：80〜120%

■ 血液生化学検査

□□□ 血液生化学検査の主な検査項目と基準値は以下のとおりである。

項目	基準値
総タンパク質	6.5〜8.0 g/dL
アルブミン	4.0〜5.0 g/dL
アスパラギン酸アミノトランスフェラーゼ（[1]　　　）	10〜30 IU/L
アラニンアミノトランスフェラーゼ（[2]　　　）	10〜30 IU/L
血糖	空腹時：70〜110 mg/dL
HbA1c	4.6〜6.2%
[3]　　　 －コレステロール	40〜65 mg/dL
[4]　　　 －コレステロール	60〜140 mg/dL
中性脂肪（トリグリセリド）	50〜150 mg/dL
総ビリルビン	酵素法：0.2〜1.2 mg/dL
直接ビリルビン	0.4 mg/dL 以下
間接ビリルビン	0.8 mg/dL 以下
乳酸脱水酵素（LDH）	124〜222 U/L
γ－グルタミルトランスフェラーゼ（[5]　　　　）	男性：13〜64 U/L、女性：9〜32 U/L
アンモニア	40〜80 μg/dL
血液尿素窒素	9〜21 mg/dL
ナトリウム（Na）	135〜149mEq/L
カリウム（K）	3.5〜5.0mEq/L

1 AST

2 ALT

3 HDL
4 LDL

5 γ-GTP

■ 免疫血清学検査

1 炎症マーカー

□□□ 炎症は、生体の細胞や組織の傷害に対する一連の生体防御反応である。[**1**　　　　] は、炎症の有無やその程度を推定するのに役立つもので、病気の経過観察にも不可欠である。

2 C反応性タンパク質

□□□ [**2**　　　　　　　　]（CRP）は、最もよく使用される炎症マーカーで、体内で炎症を生じる疾患で増加がみられる。

■ 尿検査

1 5.0〜7.5

□□□ 尿の pH は [**1**　　　　] である。尿比重の平均は1.005〜1.030である。

□□□
赤血球数の基準値

【1】　成人女性の赤血球数の基準値はどれか。
1．150〜250万 / μL
2．350〜450万 / μL
3．550〜650万 / μL
4．750〜850万 / μL

□□□
血液生化学検査

【2】　肝障害の指標となる血液生化学検査の項目はどれか。
1．CRP　　　2．尿素窒素　　　3．アミラーゼ　　　4．ALT〈GPT〉

□□□
血液検査

【3】　腎機能を示す血液検査項目はどれか。
1．中性脂肪　　　2．ビリルビン　　　3．AST〈GOT〉
4．クレアチニン　　　5．LDL コレステロール

□□□
痛風の血液検査

【4】　痛風 gout の患者の血液検査データで高値を示すのはどれか。
1．尿　酸　　　2．尿素窒素　　　3．アルブミン　　　4．トリグリセリド

□□□
炎症マーカー

【5】　炎症マーカーはどれか。
1．CA19-9
2．抗核抗体
3．C 反応性蛋白質〈CRP〉
4．リウマトイド因子〈RF〉

□□□
腫瘍マーカー

【6】　前立腺癌 prostate cancer に特徴的な腫瘍マーカーはどれか。
1．AFP　　　2．CA19 - 9　　　3．CEA　　　4．PSA

Ⅲ
看護に必要な人体の構造と機能および健康障害と回復について基本的な知識を問う

━〈 解答・解説 〉━

【1】　2　赤血球数の基準値は、男性で440万〜560万 / μL、女性で390万〜490万 / μLである。

【2】　4　アスパラギン酸アミノトランスフェラーゼ（AST）、アラニンアミノトランスフェラーゼ（ALT）は、アミノ酸をつくる働き
をしている。肝細胞中に圧倒的に多く存在し、AST、ALT がともに高値を示す場合、あるいは ALT が単独で高値を示す場合
は肝障害の可能性が高い。1：CRP（C反応性タンパク）は身体のなかで炎症が起きているときに血液中で増加する。CRP の
数値だけではどの臓器に炎症があるのかは判断できない。2：尿素窒素値の異常は主に腎機能を反映するが、腎機能のスクリ
ーニング検査としてはクレアチニンと併せて測定する。3：アミラーゼは特に膵臓に炎症がある場合や膵管の通りが悪くなっ
た場合に高い数値を示す。

【3】　4　1、5：中性脂肪や LDL コレステロールは脂質異常症の指標、2：ビリルビンは黄疸の指標、3：AST（GOT）は肝機能の指
標である。

【4】　1　痛風は尿酸の血中濃度が上昇して関節に析出することで生じる。

【5】　3　C 反応性タンパク質は体内で炎症が生じたときに増加する炎症マーカーである。1：CA19-9は消化器系がんの腫瘍マーカー、
2：抗核抗体は膠原病で増加する、4：リウマトイド因子はリウマチなどの膠原病で増加する。

【6】　4　PSA は前立腺特異抗原で、特異性の高い腫瘍マーカーである。1：AFP は肝細胞がんの検出に有用な腫瘍マーカーである。
2：CA19 - 9は消化器系がんの腫瘍マーカーで、なかでも膵臓、胆管、胆嚢がんでは数値が顕著に高くなる。3：CEA は胃が
んや大腸がんなどの腫瘍マーカーとして用いられる。

A 主な薬物の作用と副作用（有害事象）①

抗感染症薬

□□□ 抗生物質とは、[1 　　　　　　　] によって産生され、他の微生物の発育やその他の機能を抑制する働きをもつ薬物をいう。抗生物質と、化学合成によって得られた抗菌薬（[2 　　　　　　　　　]）で、抗感染症のうち細菌感染症に対して用いられる薬剤を総称して抗菌薬という。

□□□ 抗菌薬は作用機序によって、A [3 　　　　　] 合成阻害薬、B [4 　　　　　] 合成阻害薬、C [5 　　　　　] 合成阻害薬、D 葉酸合成阻害薬、E 細胞膜障害薬に分けられる（下表）。

機序	系　統	代表的な薬品名（略号）	特徴／主な副作用
A	[6 　　] 系	ベンジルペニシリン（PCG）アンピシリン（ABPC）	● グラム陽性菌に効果を示す ● アレルギー（アナフィラキシーショック、発疹など）
	セフェム系	セファロチン（CET）セフメタゾール（CMZ）セフォタキシム（CTX）	● 幅広い細菌に効果を示す ● アレルギー、腎障害など
	グリコペプチド系	バンコマイシン（VCM）テイコプラニン（TEIC）	● [7 　　　　　　　　　　] に効果を示す ● アレルギー、腎障害など
B	アミノグリコシド系	[8 　　　　　　]（SM）カナマイシン（KM）ゲンタマイシン（GM）	● グラム陽性菌・陰性桿菌に効果を示す ● 腎障害、第Ⅷ脳神経障害（[9 　　] 障害、めまい、耳鳴）
	テトラサイクリン系	テトラサイクリン（TC）ミノサイクリン（MINO）ドキシサイクリン（DOXY）	● 幅広い抗菌スペクトルをもち、マイコプラズマ、クラミジアなどにも効果を示す ● 腎障害、肝障害、歯芽形成障害
	マクロライド系	エリスロマイシン（EM）クラリスロマイシン（CAM）	● 幅広い菌に効果を示す ● 胃腸障害、肝障害
C	ニューキノロン系	レボフロキサシン（LVFX）シプロフロキサシン（CPFX）	● [10 　　　　] 薬 ● 幅広い細菌に効果を示す ● 中枢神経障害、横紋筋融解症
D	サルファ剤	スルファメトキサゾール（トリメトプリムとの合剤（ST 合剤）が多く用いられる）	● [10 　　　　] 薬 ● トキソプラズマ、カリニ原虫にも効果を示す ● 新生児に核黄疸、汎血球減少、巨赤芽球性貧血

□□□ 抗菌薬は [11 　　　　　] には無効である。

□□□ 抗菌薬にはそれぞれ [12 　　　　　　　]（有効な病原菌の範囲）があり、この範囲が広い薬剤を長期的に連用すると病原菌以外の菌も死滅し、正常細菌叢の均衡が崩れ [13 　　　　　] が起こるため、適切な抗菌薬を、適切な期間のみ使用することが重要である。

□□□ このほかにも、[14 　　　] 薬（イソニアジド、リファンピシン、エタンブトール、ピラジナミドなど）や [15 　　　　] 薬（アムホテリシン B、ミコナゾールなど）などがある。

□□□
抗菌薬

【1】 抗菌薬について正しいのはどれか。
　1．ウイルスに有効である。
　2．経口投与では効果がない。
　3．耐性菌の出現が問題である。
　4．正常の細菌叢には影響を与えない。

□□□
ペニシリン

【2】 ペニシリンの分類はどれか。
　1．抗癌薬　　　2．抗菌薬　　　3．抗炎症薬　　　4．抗ウイルス薬

□□□
抗菌薬

【3】 ペニシリン系薬剤はどれか。
　1．アンピシリン　　　　　　　　2．ストレプトマイシン
　3．テトラサイクリン　　　　　　4．エリスロマイシン

□□□
MRSA に有効な
薬剤

【4】 メチシリン耐性黄色ブドウ球菌＜ MRSA ＞に有効な薬はどれか。
　1．バンコマイシン塩酸塩　　　　　2．セファゾリンナトリウム
　3．ストレプトマイシン硫酸塩　　　4．ベンジルペニシリンカリウム

□□□
難聴をきたす薬剤

【5】 副作用として難聴をきたす可能性があるのはどれか。
　1．マイトマイシン　　　　　　　2．リファンピシン
　3．ストレプトマイシン　　　　　4．アムホテリシン B

□□□
薬剤の副作用

【6】 薬剤とその副作用（有害事象）の組合せで正しいのはどれか。
　1．副腎皮質ステロイド　　　　　　　　　　── 低血糖
　2．ニューキノロン系抗菌薬　　　　　　　　── 髄膜炎
　3．アミノグリコシド系抗菌薬　　　　　　　── 視神経障害
　4．スタチン〈HMG-CoA 還元酵素阻害薬〉── 横紋筋融解症

Ⅲ

看護に必要な人体の構造と機能および健康障害と回復について基本的な知識を問う

── 解答・解説 ──

【1】 3　ウイルスには効果はない。経口投与のものもある。病原菌だけでなく正常の細菌叢にも影響を及ぼす。使い過ぎで耐性菌が出
　　　現する問題がある。
【2】 2　抗菌薬は作用機序によりそれぞれ5つに分類できるが、ペニシリンは細胞壁合成阻害薬に分類される抗菌薬である。
【3】 1　2：ストレプトマイシンはアミノグリコシド系薬剤、3：テトラサイクリンはテトラサイクリン系の薬剤、4：エリスロマイ
　　　シンはマクロライド系薬剤である。
【4】 1　バンコマイシン塩酸塩は、MRSA に有効なグリコペプチド系抗菌薬である。
【5】 3　ストレプトマイシンは抗結核薬で、副作用として難聴、耳鳴り、めまいなど（第Ⅷ脳神経障害）を起こす。
【6】 4　1：副腎皮質ステロイドでは血糖値は上昇する。2：主な副作用は消化器症状。3：難聴が起きやすい。

Ⓐ 主な薬物の作用と副作用（有害事象）②

■ 抗感染症薬（つづき）

16 病原性ウイルス

□□□ 抗ウイルス薬とは、[16　　　　　　　　　] の感染によって発症した疾患に対して使用される薬物を指す。体内での感染経路や増殖経路を遮断する効果をもつ。代表的な薬物は下表のとおりである。

17 アシクロビル

薬品名	対象となるウイルス	主な適応疾患	主な副作用
[17　　　]	ヘルペスウイルス	髄膜炎、帯状疱疹	過敏症
ガンシクロビル	サイトメガロウイルス	サイトメガロウイルス感染症	骨髄抑制
ザナミビル	[18　　　] ウイルス	インフルエンザ A 型、	喘息を誘発
オセルタミビル		インフルエンザ B 型	胃腸障害
[19　　　]	肝炎ウイルス群	B 型肝炎、C 型肝炎	うつ、間質性肺炎

18 インフルエンザ

19 インターフェロン

■ 抗がん薬

1 骨髄抑制

□□□ 抗がん薬に共通する副作用には、[1　　　　　　　]、消化器症状、脱毛などがある。主な抗がん薬の副作用は下表のとおりである。

2 膀胱炎

3 色素

分　類	薬品名	特徴的な副作用
アルキル化薬（DNA合成阻害）	シクロホスファミド	出血性[2　　　　　]、脱毛
	ブスルファン	肺線維症、[3　　　] 沈着
代謝拮抗薬（核酸合成阻害）	メトトレキサート	腎障害、口内炎、脱毛
	フルオロウラシル	肝・腎障害、下痢
	テガフール	食欲不振、悪心
	メルカプトプリン	悪心・嘔吐、口内炎、下痢
抗生物質（DNA、RNA阻害）	マイトマイシン C	腎障害
	ブレオマイシン	肺線維症、[4　　　]肺炎
	ドキソルビシン、エピルビシン	心毒性、心筋障害
	ダウノルビシン	心筋障害、心不全
分子標的薬	ゲフィチニブ	急性肺障害など
	トラスツズマブ	心障害など
	ニボルマブ	間質性肺疾患
その他	[5　　　　　　　]	悪心・嘔吐が強く現れる、腎障害、難聴
	ビンクリスチン	末梢神経障害、腸管麻痺
	インターフェロン α	間質性肺炎、躁うつ病
	イリノテカン	下痢

4 間質性

5 シスプラチン

【10】【11】はまとめて解こう！

□□□
抗ウイルス薬

必修 99回 PM16

【7】 抗ウイルス薬はどれか。
1．ペニシリン　2．アシクロビル　3．エリスロマイシン　4．アンホテリシンB

□□□
抗ウイルス薬

必修 105回 PM16

【8】 C型慢性肝炎 chronic hepatitis C に使用するのはどれか。
1．ドパミン　　　　　　　　　　2．インスリン
3．リドカイン　　　　　　　　　4．インターフェロン

□□□
骨髄抑制

必修 96回 AM21 改、108回 AM16

【9】 骨髄抑制が出現するのはどれか。
1．麻　薬　　　　2．利尿薬　　　　3．抗癌薬　　　　4．強心薬

□□□
骨髄抑制

必修 101回 PM16

【10】 抗癌薬による骨髄機能抑制症状はどれか。
1．嘔　吐　　　　2．脱　毛　　　　3．下　痢　　　　4．歯肉出血

□□□
骨髄抑制

必修 104回 PM16

【11】 抗癌薬の副作用（有害事象）である骨髄抑制を示しているのはどれか。
1．嘔　吐　　　　2．下　痢　　　　3．神経障害　　　　4．白血球減少

□□□
抗がん薬の副作用

必修 103回追 PM16

【12】 抗癌薬の有害な作用で起こりやすいのはどれか。
1．嘔　吐　　　　2．失　禁　　　　3．高血糖　　　　4．光線過敏

□□□
抗がん薬の副作用

一般 97回 AM94

【13】 嘔気・嘔吐が強く出現する抗悪性腫瘍薬はどれか。
1．シスプラチン　　　　　　　　2．ブスルファン
3．ブレオマイシン　　　　　　　4．ビンクリスチン

Ⅲ
看護に必要な人体の構造と機能および健康障害と回復について基本的な知識を問う

─◀ 解答・解説 ▶─

【7】　2　1：ペニシリンは抗菌薬、3：エリスロマイシンはマクロライド系の抗菌薬、4：アン（ム）ホテリシンBは抗真菌薬である。
【8】　4　1：ドパミンはパーキンソン病の治療に、2：インスリンは糖尿病の治療に用いられる。3：リドカインは抗不整脈薬や麻酔薬として用いられる。
【9】　3　抗がん薬は、細胞分裂が活発な正常の細胞・組織にも作用するため、骨髄に影響を及ぼしやすい。
【10】【11】　4　骨髄（機能）抑制とは、骨髄の機能が抑制される、つまり血球産生が低下することであり、出血傾向（血小板減少による）、易感染（白血球減少による）、貧血（赤血球減少による）などを招く。
【12】　1　抗がん薬の有害作用として、嘔吐中枢の刺激や消化管粘膜の障害により、嘔吐や下痢などが生じる。
【13】　1　シスプラチンは、高い腫瘍縮小効果が期待できる一方で、その他の抗がん薬に比べ、嘔気（悪心）・嘔吐の副作用が強いことが特徴である。

Ⓐ 主な薬物の作用と副作用（有害事象）③

■ 強心薬、抗不整脈薬··

● 強心薬

□□□ 強心薬とは、[**1**] 　　　　　　　　　　] に対してその収縮力を高める作用をもつ薬物を指す。

□□□ 強心薬には、作用機序により①[**2**] 　　　　　　　　　] （強心配糖体）、②カテコールアミン、③ホスホジエステラーゼ（PDE）Ⅲ阻害薬などに分類され、①が頻用される。

□□□ ジギタリスは強心作用のほか、全身循環の改善（[**3**] 　　　　　　] の改善）、[**4**] 　　　　　　] 作用、心拍数減少作用などがある。

□□□ ジギタリスは薬用量の幅が狭く、[**5**] 　　　　　　　　　] を起こしやすいため、血中濃度を管理する必要がある（[**6**] 　　　　　　　　　] （TDM））。

□□□ ジギタリス中毒の症状には、[**7**] 　　　　　　] （徐脈）、胃腸障害（悪心・嘔吐）、神経症状（頭痛、めまい、昏迷など）がある。

□□□ ジギタリスは、利尿薬と併用すると利尿がつきすぎ、[**8**] 　　　　　　] 血症を生じることがある。また、アミノフィリンと併用すると、心筋酸素消費量が増大し、中毒症状を促進させる。

● 抗不整脈薬

□□□ [**9**] 　　　　　　　] とは、心拍のリズムに不整があることをいい、抗不整脈薬はこれを正す目的で使用される。主な薬物には下表のものがある。

□□□ 抗不整脈薬の特徴的な副作用には [**10**] 　　　　　　] 作用（抗不整脈薬が新たな不整脈を生じさせたり、既存不整脈を増悪させる）がある。

クラス		薬品名	主な適応症	副作用
Ⅰ	Ⅰa	ジソピラミド（Na 遮断薬）	期外収縮、発作性上室性頻拍、心房細動	心不全、低血糖
		プロカインアミド（Na 遮断薬）	上室性・心室性期外収縮	心収縮力低下、血圧低下、しびれ、めまい、塞栓、抗コリン作用（口渇、視力障害）
		キニジン（Na 遮断薬）	期外収縮、発作性上室性頻拍	
	Ⅰb	リドカイン（Na 遮断薬）	期外収縮	
		メキシレチン（Na 遮断薬）	頻脈性不整脈	
Ⅳ		ベラパミル（Ca 拮抗薬）	頻脈性不整脈	心不全、皮膚障害

■ 狭心症治療薬··

□□□ 狭心症の発作時に使われる薬物には [**1**] 　　　　　　　　　　] や硝酸イソソルビド（硝酸薬：冠動脈を拡張させ、虚血部分への酸素供給を促し、心臓の負荷量を減少させる）があり、[**2**] 　　　　　] 錠やスプレー剤が用いられることが多い。

□□□ 舌下錠は舌の下で溶解させ、[**3**] 　　　　　　] から吸収させる必要があり、飲み込むと効果を現さない。

□□□ 狭心症の既往がある場合には常にニトログリセリンを [**4**] 　　　　] する。副作用に血圧低下、頭痛、顔面 [**5**] 　　　　　] などがある。服用時は [**6**] 　　　　　] を防ぐため、仰臥位または [**7**] 　　　　] で服用する。

解答欄（左列）：

1 心筋
2 ジギタリス

3 浮腫　4 利尿

5 ジギタリス中毒
6 治療薬物モニタリング
7 不整脈
8 低カリウム

9 不整脈

10 催不整脈

1 ニトログリセリン

2 舌下
3 口腔粘膜

4 携帯
5 紅潮
6 起立性低血圧
7 座位

【14】〜【17】、【18】〜【22】は、
それぞれまとめて
いっきに解いてみよう！

ジギタリス、ニトログリセリンは
作用・副作用、注意事項を
しっかり覚えておこうね。

□□□
ジギタリスの作用
と副作用

必修 94回 AM19

【14】 ジギタリスの作用はどれか。
1．鎮痛作用　　2．強心作用
3．抗菌作用　　4．造血作用

必修 99回 AM14改、107回 PM21

【15】 ジギタリスの副作用（有害事象）
はどれか。
1．難聴　　　　2．悪心
3．易感染　　　4．低血糖

□□□
ジギタリスの有害
作用

必修 97回 AM21

【16】 ジギタリス中毒の症状はどれか。
1．脱毛
2．難聴
3．不整脈
4．呼吸抑制

必修 103回 PM14

【17】 ジゴキシンの主な有害な作用はど
れか。
1．振戦
2．不整脈 arrhythmia
3．聴覚障害
4．満月様顔貌〈ムーンフェイス〉

□□□
狭心症発作

必修 97回 AM19

【18】 狭心症発作時に使用するのはどれか。
1．アスピリン　2．テオフィリン　3．リン酸コデイン　4．ニトログリセリン

□□□
狭心症発作

必修 108回 PM15

【19】 狭心症発作時に舌下投与するのはどれか。
1．ヘパリン　　2．ジゴキシン　　3．アドレナリン　　4．ニトログリセリン

□□□
ニトログリセリン
の使用法

必修 96回 AM23

【20】 狭心症発作時の硝酸薬（ニトログリセリン）の適切な使用法はどれか。
1．内服　　2．舌下　　　3．皮膚貼用　　　4．筋肉内注射

□□□
ニトログリセリン
の作用

必修 98回 AM10

【21】 ニトログリセリンの作用はどれか。
1．昇圧　　2．造血　　3．血管拡張　　4．免疫抑制

□□□
ニトログリセリン
の副作用

必修 100回 PM17

【22】 ニトログリセリンの副作用はどれか。
1．多尿　　2．易感染　　3．血圧の低下　　4．消化管からの出血

◀ 解答・解説 ▶

【14】【15】 2 【16】 3　ジギタリスは、心収縮力を高め、循環を改善する。また房室伝導時間を延長させ、副交感神経を刺激するため徐
【17】　　　　　2　脈傾向となる。血中濃度における薬用量の幅が狭く、副作用（ジギタリス中毒）を生じやすい。中毒症状として、
初期には食欲不振、悪心・嘔吐、下痢、頭痛などが、増悪すると不整脈などがみられる。なお、ジゴキシンはジ
ギタリス製剤の一つである。

【18】【19】 4 【20】 2　ニトログリセリンは、狭心症発作時に舌下投与して用いる硝酸薬であり、冠動脈拡張作用がある。舌下投与によ
り、肝臓を通らずに舌下粘膜から直接吸収されることで速効性が得られる。

【21】【22】　　　3　ニトログリセリンは血管拡張作用があり、冠動脈を拡張させて心筋への血流を改善させる。副作用として、血圧
低下や動悸、めまい、意識消失などがある。

Ⓐ 主な薬物の作用と副作用（有害事象）④

解答
1 抗凝固薬
2 動脈硬化

抗血栓薬

□□□ 血栓の予防には、抗凝固薬と抗血小板薬が用いられる。［1　　　　　］は、心房細動による血栓が原因の脳塞栓、深部静脈血栓による肺塞栓などに使用する。抗血小板薬は、狭心症や心筋梗塞など［2　　　　　］に基づく血栓に使用する。

□□□ 血栓溶解薬は、急性心筋梗塞、肺塞栓などで血栓や塞栓を溶解することが目的である。

分類	一般名	作用と注意点
抗凝固薬	ヘパリン	注射薬。即効性がある
	ワルファリンカリウム	プロトロンビン産生を抑制する。ビタミンKに拮抗する
	直接経口抗凝固薬（DOAC）〔ダビガトラン、リバーロキサバンなど〕	凝固因子を阻害する。モニタリングやビタミンKの摂取制限が不要
抗血小板薬	アスピリン	抗血小板薬として使用するときは低用量で使用する
	クロピドグレル	重大な有害事象として肝障害、無顆粒球症を起こすことがある
	シロスタゾール	ホスホジエステラーゼ（PDE）Ⅲを阻害する
血栓溶解薬	ウロキナーゼ	効力が低く、副作用の出血が起こりやすい
	rt-PA（遺伝子組換え組織プラスミノーゲンアクチベータ）	プラスミノーゲンのプラスミンへの変換、副作用として脳出血などの重篤な出血

降圧薬、昇圧薬

●降圧薬

解答
1 高血圧
2 利尿
3 アンジオテンシン
4 アンジオテンシンⅡ
5 心拍出量
6 喘息
7 α_1
8 起立性低血圧
9 カルシウム
10 心拍数

□□□ ［1　　　　　］に対して用いられる薬物を降圧薬（抗高血圧薬）という。

□□□ 代表的な降圧薬には、［2　　　　　］薬（チアジド系、ループ、カリウム保持性など）、β遮断薬（交感神経抑制薬）、カルシウム拮抗薬、［3　　　　　］変換酵素阻害薬（ACE阻害薬）、［4　　　　　］受容体拮抗薬などがある。

□□□ β遮断薬は、［5　　　　　］を減少させることで血圧を下げる働きをもつ。代表的な薬品にはプロプラノロールがあり、副作用には徐脈や［6　　　　　］の悪化などがある。

□□□ 降圧に働く交感神経抑制薬にはβ遮断薬のほか［7　　　　　］遮断薬（プラゾシンなど）、中枢性降圧薬（メチルドパ）などがあり、どちらも主な副作用に［8　　　　　］がある。

□□□ カルシウム拮抗薬は、細胞への［9　　　　　］流入を抑制し、血管を拡張させることで血圧を下げる働きをもつ。代表的な薬品にはニフェジピンやニカルジピンがあり、副作用には、反動性の［10　　　　　］増加や顔面紅潮、めまい、低血圧、徐脈などがある。

□□□
出血が止まりにく
くなる薬

【23】 出血が止まりにくくなる服用薬はどれか。
　　1．β遮断薬　　　　　　　　　2．ジギタリス
　　3．ワルファリン　　　　　　　4．ループ利尿薬
　　5．サイアザイド系利尿薬

□□□
手術時の休薬

【24】 手術予定の患者が服用している場合、安全のために術前の休薬を検討するのはどれか。
　　1．鉄　剤
　　2．抗血小板薬
　　3．冠血管拡張薬
　　4．プロトンポンプ阻害薬

□□□
β遮断薬

【25】 β遮断薬の適応疾患でないのはどれか。
　　1．高血圧　　　　　　　　　　2．狭心症
　　3．気管支喘息　　　　　　　　4．不整脈

□□□
転倒・転落を招く
薬剤

【26】 転倒・転落を起こすリスクを高める薬はどれか。
　　1．降圧薬
　　2．抗凝固薬
　　3．気管支拡張薬
　　4．副腎皮質ステロイド薬

□□□
カルシウム拮抗薬
の相互作用

【27】 カルシウム拮抗薬の血中濃度を上げる食品はどれか。
　　1．牛　乳
　　2．納　豆
　　3．ブロッコリー
　　4．グレープフルーツ

解答・解説

【23】 3　ワルファリンは抗血栓薬の一種である抗凝固薬で、血を固まりにくくする。
【24】 2　手術時の出血リスク回避のため、血を固まりにくくする抗血小板薬は休薬を検討する。
【25】 3　β遮断薬は、β受容体をブロックし交感神経様作用を抑制する。気管支は収縮されるため、気管支喘息には禁忌である。
【26】 1　降圧作用により血圧が低下し、ふらつきから転倒・転落を招くおそれがある。
【27】 4　グレープフルーツとカルシウム拮抗薬や免疫抑制剤（シクロスポリン）を一緒に摂取すると、薬物代謝・排泄を妨げ、血中の薬物濃度が増大し、作用や副作用が増強する。

Ⓐ 主な薬物の作用と副作用（有害事象）⑤

降圧薬、昇圧薬（つづき）

□□□　アンジオテンシン変換酵素阻害薬（ACE阻害薬）は、[**11**

11 アンジオテンシン
　　変換酵素

]を阻害することで血管を拡張させて血圧を下げる働きをもつ。代表的な薬品にはカプトプリルなどがあり、副作用には、乾性咳嗽、腎機能低下（高[**12**　　　]血症）などがある。

12 カリウム
13 アンジオテンシン
　　Ⅱ

□□□　アンジオテンシンⅡ受容体拮抗薬は、昇圧物質である[**13**

]の合成を阻害することで血圧を下げる働きをもつ。代表的な薬品にはロサルタン、バルサルタンなどがあり、ACE阻害薬よりも[**14**　　　]の副作用は少ないが、[**15**　　　]には禁忌である。

14 咳嗽
15 妊婦

●昇圧薬

□□□　[**16**　　　　　]に対して用いられる薬物を昇圧薬といい、[**17**

16 低血圧
17 カテコールアミン

]系（ノルアドレナリン、アドレナリン、ドパミンなど）と、非カテコールアミン系（メトキサミン、アメジニウムなど）に分けられる。

利尿薬

□□□　利尿薬は、[**1**　　　　　]におけるナトリウムと水分の再吸収を抑制し、循環血液量を減少させることで血圧を下げる働きをもつ。[**2**　　　]や心不全の治療にも用いられる。代表的な利尿薬には下表のようなものがある。

1 尿細管
2 浮腫

分　類	主な薬品名	主な副作用
チアジド系利尿薬	ヒドロクロロチアジド　トリクロルメチアジド	低カリウム血症、高尿酸血症、脂質異常症、高カルシウム血症
ループ利尿薬	フロセミド	低カリウム血症、高血糖
カリウム保持性利尿薬（抗アルドステロン薬）	スピロノラクトン　トリアムテレン	[**3**　　　　　]血症、女性化乳房、月経異常
その他	D－マンニトール	電解質異常

3 高カリウム

消化性潰瘍治療薬

□□□　主な消化性潰瘍治療薬は以下のとおりである。

分　類		作用と注意点
胃酸分泌抑制薬	プロトンポンプ阻害薬	阻害作用は非可逆的、有害作用は軽度
	H₂受容体拮抗薬	有害作用は軽度
防御因子増強薬	プロスタグランジン製剤	胃酸の分泌を抑え、胃粘膜の血流を増加させて胃粘膜を保護する
	粘膜保護・組織修復促進薬	潰瘍部に保護層を形成し治癒促進
ヘリコバクター・ピロリ除菌		[**1**　　　　]阻害薬と2種類の抗菌薬を併用

1 プロトンポンプ

□□□
アンジオテンシンⅡ

【28】 アンジオテンシンⅡの作用はどれか。
 1．細動脈を収縮させる。
 2．毛細血管を拡張させる。
 3．レニン分泌を促進する。
 4．アルドステロン分泌を抑制する。

□□□
昇圧薬

【29】 昇圧作用があるのはどれか。
 1．インスリン
 2．ワルファリン
 3．アドレナリン
 4．ニトログリセリン

□□□
ループ利尿薬

【30】 ループ利尿薬について正しいのはどれか。
 1．作用発現が速い。
 2．眼前の服用が望ましい。
 3．抗不整脈薬として用いられる。
 4．副作用〈有害事象〉に高カリウム hyperkalemia 血症がある。

□□□
利尿薬と強心薬

【31】 ループ系利尿薬とジギタリス製剤を服用している。
　　　最も注意すべき血液検査項目はどれか。
 1．カリウム値
 2．カルシウム値
 3．ビリルビン値
 4．クレアチニン値

Ⅲ

看護に必要な人体の構造と機能および健康障害と回復について基本的な知識を問う

──**解答・解説**──

[28]　1　アンジオテンシンⅡは血管収縮作用を有し、血圧を上昇させる。
[29]　3　アドレナリンはカテコールアミン系の昇圧薬である。1：インスリンは血糖低下、2：ワルファリンは抗凝固、4：ニトログリセリンは血管拡張に働く。
[30]　1　ループ利尿薬は他の利尿薬よりも作用発現が早い。副作用として生じるのは低カリウム血症。
[31]　1　ループ利尿薬は、尿細管での Na^+ と水分の再吸収を抑制する。このためアルドステロン（Na^+ と水分の再吸収を促進させるホルモン）の分泌が増え、結果的に K^+ の尿中への排出を促す。よって血中のカリウム値は低下するが、カリウム値の低下はジギタリス中毒の原因となり、心室性不整脈が出現しやすくなる。

Ⓐ 主な薬物の作用と副作用（有害事象）⑥

［解答］

❶塩類下剤

❷刺激性

■ 下剤、止痢薬

□□□ 酸化マグネシウム、水酸化マグネシウムなどの［**❶** ］は、消化管から吸収されず、浸透圧を高めて水分貯留作用を示し、腸管の収縮機構を刺激する。膨張下剤は、腸管内で水分を吸収し膨張することで排便を促す。これら機械的下剤は緩やかな作用を示し、長期投与に向いている。

□□□ ［**❷** ］下剤は、腸粘膜を刺激することによる下剤で、強力な作用を有する。習慣性になることがあり、長期投与には向かない。

■ 抗アレルギー薬

□□□ ヒスタミン H_1 拮抗薬として、エピナスチン塩酸塩（アレジオン）、フェキソフェナジン塩酸塩（アレグラ）などがある。H_1 受容体遮断とケミカルメディエーターの遊離を抑制する作用をもつ。

■ 免疫療法薬

❶免疫

❷免疫チェックポイント阻害薬

□□□ がんの免疫療法は、身体に備わっている T 細胞による［**❶** ］機能を利用してがん細胞の増殖を抑えるものである。

□□□ 免疫療法薬として、現在、ニボルマブ（オプジーボ）、ペムブロリズマブ（キイトルーダ）などの programmed cell death-1 (PD-1) 阻害薬や、CTLA-4阻害薬、PD-L1阻害薬などの［**❷** ］が導入されている。

■ 副腎皮質ステロイド薬

❶糖質コルチコイド
❷免疫

□□□ 副腎皮質ステロイド薬の成分として主に用いられる［**❶** ］は、副腎皮質ホルモンの一種で、抗炎症作用や抗アレルギー作用、［**❷** ］抑制作用などの様々な作用があり、幅広い目的で使用される。

□□□ 副腎皮質ステロイド薬の薬理作用と副作用は以下のとおりである。

薬理作用		副作用
●タンパク分解促進	→筋タンパク減少	→筋力低下
	→骨基質減少	→骨粗鬆症
	→糖新生 →血糖値上昇	→糖尿病
●脂肪分解促進	→遊離脂肪酸値上昇	→脂質異常症
		→中心性肥満、満月様顔貌
●腸管からの Ca 吸収低下・排泄促進		→ ［**❸** ］
●炎症物質産生抑制		→抗炎症作用
●胃液分泌促進・粘液分泌抑制		→食欲亢進、［**❹** ］
●免疫抑制作用		→ ［**❺** ］
●下垂体・副腎機能抑制		→副腎皮質萎縮、［**❻** ］、無排卵月経
●中枢神経作用 →刺激興奮性亢進		→多幸感、不眠症、不安
●眼房水の循環抑制		→眼圧の上昇 →緑内障
		→水晶体の白濁 →白内障
●電解質コルチコイド作用 →腎での Na^+ 再吸収		→高血圧、浮腫
→腎での K^+ 排泄		→低カリウム血症 →筋力低下
●副腎アンドロゲン作用		→多毛症

❸骨粗鬆症

❹消化性潰瘍

❺易感染
❻無月経

副腎皮質ステロイ
ド薬

【32】 副腎皮質ステロイドの作用はどれか。
　1．炎症の抑制　　　　　　　　　2．食欲の抑制
　3．免疫の促進　　　　　　　　　4．血糖の低下
　5．血圧の低下

□□□
ステロイド薬の有
害作用

【33】 ステロイド薬の副作用（有害事象）はどれか。
　1．便　　秘　　　　　　　　　　2．口内炎 stomatitis
　3．低血圧　　　　　　　　　　　4．骨粗鬆症 osteoporosis

□□□
満月様顔貌

【34】 長期間の使用によって満月様顔貌＜ムーンフェイス＞になるのはどれか。
　1．ヘパリン　　　　　　　　　　2．インスリン
　3．テオフィリン　　　　　　　　4．プレドニゾロン
　5．インドメタシン

□□□
骨粗鬆症を招く薬
剤

【35】 長期投与すると骨粗鬆症 osteoporosis を発症するリスクが高まるのはどれか。
　1．ビタミンD　　　　　　　　　2．ビタミンK
　3．エストロゲン　　　　　　　　4．ワルファリン
　5．副腎皮質ステロイド

□□□
ショックをきたす
薬剤

【36】 長期間服用中、急に中止することによってショックをきたす可能性があるのはどれか。
　1．消炎鎮痛薬
　2．抗アレルギー薬
　3．副腎皮質ステロイド
　4．ペニシリン系抗菌薬
　5．マクロライド系抗菌薬

Ⅲ

看護に必要な人体の構造と機能および健康障害と回復について基本的な知識を問う

─◀ 解答・解説 ▶─

【32】　1　2：食欲は亢進、3：免疫は抑制、4：血糖は上昇、5：血圧は上昇する。
【33】　4　2：口内炎は抗がん薬の副作用として起こりやすい。3：ステロイド薬では血圧は上昇する。
【34】　4　プレドニゾロンは副腎皮質ステロイド薬で、ムーンフェイスは長期間の使用によって生じるおそれのある副作用の一つである。
【35】　5　副腎皮質ステロイドは、リウマチ性疾患や自己免疫疾患などの治療で用いられる。長期投与では骨粗鬆症を引き起こすことがある。
【36】　3　副腎皮質ステロイドは急に中止するとショックをきたすことがある。

Ⓐ 主な薬物の作用と副作用（有害事象）⑦

| 解 答 | | |

■ 副腎皮質ステロイド薬（つづき）

□□□ 副腎皮質ステロイド薬の適応疾患と主な薬品名は下表のとおりである。

適応疾患	リウマチ疾患、アレルギー疾患、炎症性皮膚疾患、ぶどう膜炎、ネフローゼ症候群、アジソン病、急性白血病、SLE、自己免疫疾患、臓器移植後の拒絶反応抑制、ショック時など
主な薬品名	プレドニゾロン、デキサメタゾン、ベタメタゾンなど

7 長期投与

□□□ 副腎皮質ステロイド薬は、[**7**   ] によって副腎皮質の萎縮が起こるため、急に使用を中止することでショックなどの離脱症状が現れる。使用を中止する際には徐々に減量する。

■ 糖尿病治療薬

1 インスリン
2 経口

□□□ 糖尿病の薬物療法には、[**1**   ] 製剤（主に1型糖尿病に用いる）と [**2**   ] 糖尿病薬（主に2型糖尿病に用いる）が用いられる。

3 皮下

□□□ インスリン製剤は通常患者の自己注射により [**3**   ] に投与する。

4 単位
5 100

□□□ インスリン製剤の投与量は、生物学的な活性の高さを表す [**4**   ]（U）で示される。インスリン製剤は1mL当たり [**5**   ] 単位に調整されている。

6 超速効
7 中間
8 15　**9** 30

□□□ インスリン製剤は、作用発現時間と持続時間の違いにより、[**6**   ] 型、速効型、[**7**   ] 型、混合型、持効型に分類される。インスリン注射は、超速効型では食事の [**8**   ] 分前、それ以外は [**9**   ] 分前に行う。

10 低血糖　**11** ふるえ

□□□ インスリン製剤の最も重大な副作用は [**10**   ] 症状であり、手足の [**11**   ]、動悸、めまい、頭痛、冷汗、空腹感などが生じるほか、重症時には意識の消失などがみられる。

12 スルホニル尿素

□□□ 主な糖尿病薬には、[**12**   ] 薬（SU薬）やビグアナイド薬などがある。インスリン以外の主な糖尿病薬は下表のとおり。

分　類	主な作用	主な副作用
スルホニル尿素薬	膵β細胞からのインスリン分泌を促進	低血糖
[**13**]	肝臓での糖新生抑制、末梢組織でのインスリン抵抗性の改善	乳酸アシドーシス
インスリン抵抗性改善薬	骨格筋・肝臓でのインスリン抵抗性の改善	浮腫、体重増加
αグルコシダーゼ阻害薬	腸管からの糖の吸収遅延	下痢
速効型インスリン分泌促進薬	膵β細胞からのインスリン分泌を促進	低血糖
DPP-4阻害薬	血糖値に応じたインスリン分泌促進、グルカゴン分泌抑制	低血糖
GLP-1受容体作動薬	血糖値に応じたインスリン分泌促進、グルカゴン分泌抑制	低血糖
SGLT2阻害薬	尿細管での糖再吸収阻害によるブドウ糖排泄の促進	尿路感染症、脱水

13 ビグアナイド薬

*DPP-4阻害薬とGLP-1受容体作動薬は消化管ホルモンのインクレチン（GIP、GLP-1）に作用するインクレチン関連薬である。

□□□ 経口糖尿病薬（SU薬、速効型インスリン分泌促進薬）は、胎盤を通過するため、[**14**   ] への投与は禁忌である。

14 妊婦

【39】【40】はまとめて解いてね。

□□□
副腎皮質ステロイ
ド薬

予想

【37】 副腎皮質ステロイド薬の適応疾患でないのはどれか。
1．リウマチ疾患　　　　　　2．ネフローゼ症候群
3．全身性エリテマトーデス　4．緑内障

□□□
インスリン注射

必修 98回 PM10

【38】 インスリン自己注射の投与経路はどれか。
1．皮　内　　　　　　　　　2．皮　下
3．筋肉内　　　　　　　　　4．静脈内

□□□
インスリン製剤の
単位

必修 99回 PM21

【39】 インスリン製剤に使用される単位
　　　はどれか。
1．モル（mol）
2．単位（U）
3．キロカロリー（kcal）
4．マイクログラム（μg）

必修 95回 AM25

【40】 インスリン製剤の投与量を表すの
　　　はどれか。
1．単位（U）
2．モル（mol）
3．マイクログラム（μg）
4．ミリグラム当量（mEq）

□□□
インスリン注射

予想

【41】 食事の15分前までにインスリン自己注射を行うのはどれか。
1．超速効型インスリン
2．速効型インスリン
3．中間型インスリン
4．持効型インスリン

□□□
低血糖を引き起こ
す薬剤

必修 104回 AM16

【42】 副作用（有害事象）として低血糖症状を起こす可能性があるのはどれか。
1．ジゴキシン
2．インスリン
3．フェニトイン
4．ワルファリン

III
看護に必要な人体の構造と機能および健康障害と回復について基本的な知識を問う

―《 解答・解説 》―

【37】　　　4　緑内障は、副腎皮質ステロイド薬の副作用の一つである。
【38】　　　2　インスリン自己注射の投与経路は皮下注射に限定される。
【39】 2 【40】 1　インスリン製剤の投与量は、生物学的な活性の高さを表すU（単位、ユニット）で表される。
【41】　　　1　超速効型インスリンは食事の15分前までに注射する。その他は原則として、食事の30分前までに注射する。
【42】　　　2　インスリンは血糖値を低下させるホルモンであり、インスリン製剤の副作用には低血糖症状がある。1：ジゴキシン
　　　　　　　はジギタリス中毒を起こしやすい。3：フェニトインは抗てんかん薬である。4：ワルファリンは抗凝固作用があり、
　　　　　　　副作用には出血傾向がある。

Ⓐ 主な薬物の作用と副作用（有害事象）⑧

［解　答］

■ 中枢神経作用薬
....

1 抗精神病

□□□ 代表的な中枢神経作用薬には、全身麻酔薬、向精神薬（[**1**　　　　　　] 薬、抗うつ薬、抗躁薬、抗不安薬、睡眠薬）、抗てんかん薬（フェニトイン、カルバマゼピンなど）、[**2**　　　　　　] 病治療薬（レボドパなど）などがある。

2 パーキンソン

3 吸入

4 静脈または静脈内

5 呼吸抑制

□□□ 全身麻酔薬には [**3**　　　　] 麻酔薬（ハロタンなど）と [**4**　　　　] 麻酔薬（チオペンタール、ケタミンなど）がある。副作用として [**5**　　　　] や低血圧が生じやすい。

6 ドパミン

7 定型

8 非定型

9 アカシジア

10 定型

11 非定型

□□□ 抗精神病薬は、[**6**　　　　　] 受容体遮断作用をもち、妄想・幻覚の改善など情緒の安定に働く薬物で、[**7**　　　　]（クロルプロマジン、ハロペリドールなど）と [**8**　　　　]（リスペリドン、オランザピン、クエチアピンフマル酸塩など）がある。副作用に [**9**　　　　]（静座不能症）などの錐体外路症状、起立性低血圧、悪性症候群などがあり、[**10**　　　] 抗精神病薬でより強くみられる。陰性症状には [**11**　　　] 抗精神病薬が有効である。

12 選択的セロトニン
　　再取り込み阻害

□□□ 抗うつ薬は、脳内アミンの活性を高め、気分を高揚させる働きをもつ薬物で、イミプラミン（三環系）、マプロチリン（四環系）、SSRI（[**12**　　　　　　] 薬）、SNRI（セロトニン・ノルアドレナリン再取り込み阻害薬）などがある。副作用には、口渇、便秘、頻脈、尿閉、立ちくらみ、不整脈などがある。SSRI では悪心、焦燥感、性欲低下などがある。

13 炭酸リチウム

14 リチウム中毒

15 依存性

16 アルコール

17 母乳

18 緑内障

□□□ 躁病や躁状態に対する薬剤には [**13**　　　　　] があり、重篤な副作用に [**14**　　　　　]（頭痛、耳鳴り、情動不安、意識障害、痙攣発作など）がある。

□□□ 抗不安薬（ジアゼパムなど）は神経抑制効果をもち、[**15**　　　　] がある薬物である。[**16**　　　　] との併用で中枢神経抑制が起こる。また [**17**　　　　] 中に分泌されるため、授乳婦への投与は避ける。[**18**　　　　]（抗コリン作用により眼圧上昇）、重症筋無力症（筋弛緩作用により悪化）には禁忌である。

■ 麻　薬
....

1 麻薬性鎮痛

2 ターミナル

□□□ [**1**　　　　　　] 薬（オピオイド鎮痛薬）は、通常の解熱鎮痛薬で効果のない痛み（悪性腫瘍による [**2**　　　　　] 期の疼痛、内臓痛、骨折痛などの激痛）に対して、中枢神経系（オピオイド受容体）に作用して鎮痛を図る目的で使用される。

3 依存性

4 麻薬及び向精神薬
　　取締

5 モルヒネ

6 便秘　**7** 縮小

8 呼吸抑制

9 コデイン

□□□ 麻薬性鎮痛薬は、痛みを和らげるとともに陶酔感が現れるため [**3**　　　　] があり、取り扱いは [**4**　　　　　　] 法で規制されている。

□□□ 代表的な強オピオイド鎮痛薬には [**5**　　　　] があり、①鎮痛、②激しい下痢止め、③激しい鎮咳に用いられる。ほかに貼付薬のフェンタニルがある。

□□□ モルヒネの副作用には、[**6**　　　]、瞳孔 [**7**　　　]、口渇、悪心・嘔吐、脱力感、陶酔感（依存性）、大量投与時の [**8**　　　　] などがある。

□□□ モルヒネの6分の1程度の鎮痛作用をもつ弱オピオイド鎮痛薬には [**9**　　　　] があり、依存性も比較的低く、呼吸抑制や便秘などの副作用が少ない。

10 非麻薬性鎮痛

□□□ オピオイド受容体に結合して鎮痛作用をもたらすが、依存性が低いために麻薬から除外されている鎮痛薬を [**10**　　　　　　] 薬といい、ペンタゾシンやブプレノルフィンがある。

【46】【47】はまとめて解いてね。

□□□
抗うつ薬の副作用

【43】 抗うつ薬の内服を開始して間もないうつ病患者で起こりやすい副作用はどれか。
1. カタレプシー
2. 流　涎
3. 水中毒
4. 起立性低血圧

□□□
麻薬性鎮痛薬

【44】 麻薬性鎮痛薬の副作用はどれか。
1. 心悸亢進　　2. 食欲の亢進　　3. 腸蠕動の抑制　　4. 骨髄機能の抑制

□□□
モルヒネの副作用

【45】 モルヒネの副作用はどれか。
1. 骨髄抑制　　2. 呼吸抑制　　3. 聴力低下　　4. 満月様顔貌

□□□
モルヒネの副作用

【46】 モルヒネの副作用（有害事象）はどれか。
1. 出　血　　2. 便　秘　　3. 高血圧　　4. 粘膜障害

□□□
モルヒネの副作用

【47】 モルヒネの副作用（有害事象）はどれか。
1. 出　血　　2. 難　聴　　3. 便　秘　　4. 骨髄抑制

□□□
貼付剤

【48】 貼付剤として用いられる薬剤はどれか。
1. フェンタニル　　　　　　　　2. リン酸コデイン
3. モルヒネ塩酸塩　　　　　　　4. オキシコドン塩酸塩

Ⅲ

看護に必要な人体の構造と機能および健康障害と回復について基本的な知識を問う

――（ 解答・解説 ）――――――――――――――――――――――――――――――――――――

【43】　　　4　抗うつ薬の副作用として立ちくらみなどがある。1：カタレプシー（強硬症）は緊張病症状の一つである。2：流涎は抗精神病薬の副作用の一つである。3：水中毒は抗精神病薬の長期的な内服による副作用の一つである。

【44】　　　3　麻薬性鎮痛薬は腸蠕動を抑制する（止瀉作用）ため、便秘を招く。

【45】　　　2　モルヒネの大量投与時には呼吸抑制を生じるおそれがある。1：骨髄抑制は、免疫抑制薬や抗がん薬に多くみられる。3：聴力低下は、ストレプトマイシンなどの抗結核薬の副作用としてみられる。4：満月様顔貌は、副腎皮質ステロイド薬の副作用として多くみられる。

【46】 2 【47】 3　モルヒネが小腸の蠕動運動を抑制して、腸液の分泌を抑制するために便が硬くなって起こる。また、肛門括約筋の緊張も高まるため排便しにくい状況となる。モルヒネを使用している患者のほとんどに起こるため緩下剤を併用するなどの調節が重要となる。

【48】　　　1　フェンタニルは強オピオイドで、貼付薬（デュロテップ® パッチ）などで用いられる。

A 主な薬物の作用と副作用（有害事象）⑨

解 答

1 非ステロイド性抗
炎症薬
2 酸性
3 アスピリン

4 血小板

5 減少
6 アスピリン

7 アスピリン喘息

8 インフルエンザ
9 水痘

■ 消炎鎮痛薬

□□□ 代表的な消炎鎮痛薬には、副腎皮質ステロイド薬と並んで、[1] （NSAIDs）がある。NSAIDs は酸性抗炎症薬と塩基性抗炎症薬に分けられるが、現在は主に [2] 抗炎症薬が用いられている。

□□□ 代表的な酸性抗炎症薬には [3]、インドメタシン、ジクロフェナク、メロキシカムなどがある。

□□□ 代表的な塩基性抗炎症薬にはエピリゾール、チアラミドなどがある。塩基性抗炎症薬は、酸性抗炎症薬に比べて作用が弱い反面、副作用も弱いため、酸性抗炎症薬が使用できない場合の代用薬として用いられる。

□□□ NSAIDs の作用には、抗炎症作用、解熱・鎮痛作用、[4] 凝集阻害作用、抗リウマチ作用などがあり、炎症や頭痛・発熱のほかリウマチ性疾患などに用いられる。

□□□ NSAIDs の副作用には、胃腸障害（胃潰瘍など）、出血傾向、血小板 [5]、貧血、高血圧、悪心・嘔吐、眠気、ショック、[6] 喘息、ライ症候群（意識障害、急性脳浮腫、肝機能障害などの重篤な症状が短期間に現れる疾患で、死亡率が高い）などがある。

□□□ [7] とは、アスピリンをはじめとする酸性抗炎症薬の服用が誘因となって生じる喘息のことであり、この喘息を生じる患者への酸性抗炎症薬の投与は禁忌である。

□□□ アスピリン類は、ライ症候群の誘因となる危険性があることから、15歳未満の小児の [8]、[9] などのウイルス性疾患の解熱目的での使用は禁忌である。

□□□
抗血小板作用と抗炎症作用のある薬剤

必修 103回 AM15

【49】 抗血小板作用と抗炎症作用があるのはどれか。
　1．ヘパリン　　　　　　　2．アルブミン
　3．アスピリン　　　　　　4．ワルファリン

□□□
インドメタシン

必修 113回 AM17

【50】 インドメタシン内服薬の禁忌はどれか。
　1．痛　風 gout
　2．咽頭炎 pharyngitis
　3．消化性潰瘍 peptic ulcer
　4．関節リウマチ rheumatoid arthritis

□□□
非ステロイド性抗炎症薬の有害作用

一般 95回 AM93

【51】 非ステロイド性抗炎症薬で注意すべき有害作用はどれか。
　1．薬物依存　　　　　　　2．無月経
　3．消化性潰瘍　　　　　　4．糖尿病

□□□
抗血小板薬

一般 95回 PM22

【52】 少量投与によって血小板の機能を抑制し血栓形成を防ぐのはどれか。
　1．アスピリン
　2．クエン酸ナトリウム
　3．ヘパリン
　4．ウロキナーゼ

◀ 解答・解説 ▶

【49】 3　アスピリンは NSAIDs の一つで、抗炎症作用をもち、また血小板凝集阻害作用ももつ。
【50】 3　インドメタシンは消化性潰瘍のある患者には禁忌である。
【51】 3　非ステロイド性抗炎症薬はプロスタグランジンの働きを抑制するため、粘膜再生が抑制され潰瘍を形成しやすい。
【52】 1　アスピリンは非ステロイド性抗炎症薬で、血小板凝集阻害作用を有する。

B 薬物の管理①

| 解 答 |

1禁忌

■ **禁 忌**………………………………………………………▶ 国試によく出る

□□□ 治療すべき疾患の症状が悪化したり、患者の素因により重大な副作用を生じるおそれがあるために使用できない薬物のことを [**1**   ] 薬といい、代表例には下表のようなものがある。

2非ステロイド性抗
　炎症薬

3ワルファリン

4βまたはβ受容体

5抗ヒスタミン

6糖尿病

疾患・要因	禁忌薬：薬品名例	作 用
消化性潰瘍	[**2**] (NSAIDｓ)	胃の血液量が減少し潰瘍が悪化する
出血傾向	[**3**] カリウム	出血傾向を増強する
気管支喘息	[**4**] 遮断薬	気管支を収縮させ、喘息症状を誘発する
緑内障 前立腺肥大症	抗コリン薬：アトロピン硫酸塩水和物など [**5**] 薬	眼圧が上昇し緑内障が悪化する。膀胱括約筋緊張により排尿困難が悪化する
妊婦・妊娠の可能性のある人	経口 [**6**] 薬	胎盤を通過し胎児奇形や発育遅延が起こる
乏尿・無尿	カリウム製剤	高カリウム血症を増強させ、心室細動を引き起こす

1温度　**2**湿度
3光
4日本薬局方
520　**6**15〜25
71〜30
81〜15

9劇薬

10鍵をかける

11麻薬

12向

■ **保存・管理方法**………………………………………………▶ 国試によく出る

□□□ 薬物は、[**1**   ]、[**2**   ]、[**3**   ] などによって薬効に変化が生じないよう保存する必要がある。(**1**〜**3**順不同)

□□□ [**4**   ] に定められた温度規定による標準温度は [**5**   ] ℃で、常温 [**6**　〜　] ℃、室温 [**7**　〜　] ℃、冷所 [**8**　〜　] ℃とされている。

□□□ 保管方法が法律で定められている薬品は以下のとおりである。

根拠法	薬 品	保管方法	表 示
医薬品医療機器等法（旧薬事法）	[**9**] (第48条)	他の薬剤と区別して貯蔵・陳列する	白地に赤枠・赤字で「劇」と表示
	毒薬 (第48条第2項)	他の薬剤と区別して貯蔵・陳列し、[**10**]	黒地に白枠・白字で「毒」と表示
麻薬及び向精神薬取締法	[**11**] (第34第2項)	覚醒剤を除く麻薬以外の医薬品と区別し、鍵をかけた堅固な設備内で貯蔵する	「麻」の文字を表示
	向精神薬 (第50条の21、施行規則第40条)	従事者が、実地に盗難防止に必要な注意をする場合を除き、鍵をかけた設備内で保管する	[**12**] の文字を表示

□□□
禁　忌

必修 97回 AM22

【1】　出血傾向のある患者に禁忌なのはどれか。
　　1．ペニシリン　　2．インスリン　　3．ワルファリン　　4．プレドニゾロン

□□□
手術前に中止する
薬剤

必修 107回 PM15

【2】　出血傾向を考慮し手術前に投与の中止を検討するのはどれか。
　　1．アドレナリン　　2．テオフィリン　　3．ワルファリン　　4．バンコマイシン

□□□
禁　忌

必修 98回 AM11 改、108回 PM16 改、113回 PM25

【3】　緑内障患者への投与が禁忌なのはどれか。
　　1．コデイン　　　　2．アスピリン　　　3．アトロピン
　　4．ジゴキシン　　　5．フェニトイン

□□□
禁　忌

必修 107回 PM16

【4】　インドメタシン内服薬の禁忌はどれか。
　　1．痛　風 gout　　　　　　　　　　2．膀胱炎 cystitis
　　3．消化性潰瘍 peptic ulcer　　　　4．関節リウマチ rheumatoid arthritis

□□□
カリウム製剤

必修 93回 AM19

【5】　1モル塩化カリウム注射液で誤っているのはどれか。
　　1．乏尿と無尿時には禁忌である。　　　2．希釈し点滴静脈内注射を行う。
　　3．原液（1モル）で静脈内注射を行う。　4．副作用に心臓伝導障害がある。

□□□
カリウム製剤

必修 99回 AM17

【6】　15％塩化カリウム注射原液の静脈内投与で起こり得るのはどれか。
　　1．無　尿　　　2．発　熱　　　3．心停止　　　4．骨髄抑制

□□□
医薬品の禁忌情報

必修 104回 AM17

【7】　医薬品に関する禁忌を示すことが定められているのはどれか。
　　1．処方箋　　　2．診断書　　　3．看護記録　　　4．添付文書

- 解答・解説 -

【1】　　3　ワルファリンカリウムは抗凝固作用があり、出血傾向を増強させる危険性があるため禁忌である。
【2】　　3　ワルファリンは血液凝固因子を阻害して血液凝固反応を抑制する作用がある。1：アドレナリンは循環不全に伴うショック時に使用される。2：テオフィリンは、気管支拡張・抗炎症作用があり、喘息治療薬として用いられる。4：バンコマイシンはMRSAを含むグラム陽性菌に有効な抗菌剤である。
【3】　　3　アトロピンは抗コリン薬であり、瞳孔散大・眼圧上昇を招くため、緑内障には禁忌である。
【4】　　3　インドメタシン内服薬は、非ステロイド性抗炎症薬（NSAIDs）の一種である。発痛・発熱促進、血管拡張促進、胃粘膜分泌促進、胃液分泌抑制、炎症促進などの作用があるプロスタグランジン（PG）の合成を強力に抑制する。そのため粘膜再生が抑制され消化性潰瘍を形成しやすい。
【5】【6】3　必ず希釈して、点滴静脈内注射で使用する。カリウム製剤の大量投与や急速投与は心臓の刺激伝導系の障害を招き、不整脈や心停止を起こすおそれがある。
【7】　　4　医薬品医療機器等法（旧 薬事法）第52条により、添付文書に記載すべき事項が定められており、そのなかに医薬品に関する禁忌も含まれる。

B　薬物の管理②

| 解 答 |

■ 保存・管理方法（つづき）　　　　　　　　　　　　　　　▶国試によく出る

□□□　主な血液製剤の種類と保存方法は下表のとおりである。

血液製剤の種類	保存方法	有効期間
赤血球製剤（赤血球液）	2〜6℃で保存	採血後28日間
全血製剤	2〜6℃で保存	採血後21日間
血小板製剤	20〜24℃で振盪保存	採血後4日間以内
[13　　　　　　]	−20℃以下で保存	採血後1年間
アルブミン製剤	凍結を避けて30℃以下で保存	国家検定合格の日から2年間
グロブリン製剤	凍結を避けて10℃以下で保存	国家検定合格の日から2年間

13新鮮凍結血漿

■ 薬理効果に影響する要因

1薬用　**2**治療

□□□　薬理効果に影響する因子には、[**1**　　　　]量、[**2**　　　　]係数、個人要因、薬物相互作用などがある。

3強い

□□□　未熟で分裂が盛んな細胞ほど薬物に対する感受性が[**3**　　　　]こと、また肝臓や腎臓の機能が未成熟であること、体重当たりの体表面積が大きいことなどから、小児では薬用量が成人と大きく異なる。小児薬用量の基準として[**4**

4ハルナック

　　　　]換算表（下表）、アウグスバーガーの式などが用いられる。

年　齢	3か月	6か月	1歳	3歳	7歳	12歳	成人
薬用量	1/6	1/5	1/4	1/3	1/2	2/3	1

5年齢

□□□　**アウグスバーガーの式**：小児薬用量（1歳以上）＝成人量×（[**5**　　　　]×4＋20）／100

6アルブミン

□□□　高齢者では、肝機能の低下、血中[**6**　　　　　　]の減少、体水分量の減少などから、薬物が体内に貯留・蓄積しやすく、薬理効果に影響が出る。

□□□　ある時点での血中濃度がその半分になるのに必要な時間を生物学的半減期（$T_{1/2}$）とよぶ。

750%致死量
850%有効量

□□□　治療係数とは、[**7**　　　　　　]（LD_{50}）と[**8**　　　　　　]（ED_{50}）の比であり、この値が大きいほど安全性が高く扱いやすい薬剤といえる。

9服薬コンプライアンス

□□□　薬理効果の個人要因には、アレルギーや薬物に対する感受性の個人差、服薬の必要性に対する自覚（[**9**　　　　　　　　　]）などがある。

10肝臓

□□□　[**10**　　　　]機能障害がある場合では薬物代謝が遅延し、薬物の血中濃度が上昇し、薬理効果に影響する。

11初回通過効果

□□□　経口摂取した薬剤は消化管で吸収され門脈を通って肝臓に入るが、全身循環に入る前に肝臓で一部が代謝されてしまう。これを[**11**　　　　　　]という。

12腎臓

□□□　[**12**　　　　]機能障害がある場合では、薬物排泄能が低下するために薬効が持続し、薬理効果に影響する。

13薬物相互

□□□　複数の薬物の併用によって生じる薬物間どうしの作用のことを[**13**　　　　　]作用といい、作用・副作用の増強や減弱、薬効の持続時間が変化するなどの影響が生じる。

□□□
劇薬の表示

必修 106回 AM17 改

【8】 医薬品表示を示す。劇薬の表示で正しいのはどれか。

1.

劇

黒地、枠なし、白字

2.

劇

白地、黒枠、黒字

3.

劇

赤地、枠なし、白字

4.

劇

白地、赤枠、赤字

□□□
医薬品の保管

必修 94回 AM20 改、99回 PM17

【9】 鍵のかかる堅固な設備で保管しなければならないのはどれか。
1．ヘパリン　　2．インスリン　　3．風疹ワクチン　　4．モルヒネ塩酸塩

□□□
血液製剤の保存方法

必修 101回 PM17

【10】 冷凍保存する血液製剤はどれか。
1．アルブミン　　　2．グロブリン　　　3．血小板　　　4．血　漿

□□□
赤血球製剤の保存

必修 109回 PM22

【11】 赤血球製剤の保存温度で適切なのはどれか。
1．－6～－2℃　　2．2～6℃　　3．12～16℃　　4．22～26℃

□□□
初回通過効果

必修 110回 PM17

【12】 経口投与後の薬物が初回通過効果を受ける場所はどこか。
1．胃　　2．肝　臓　　3．小　腸　　4．腎　臓

□□□
薬物動態

必修 112回 AM17

【13】 薬物動態で肝臓が関与するのはどれか。
1．吸　収　　2．分　布　　3．代　謝　　4．蓄　積

解答・解説

【8】 4　劇薬は、白地に赤枠・赤字で「劇」と表示する。
【9】 4　麻薬は鍵をかけて保管しなければならない。2、3：劇薬は他の薬物と区別して貯蔵・陳列すればよい。
【10】 4　血漿は－20℃以下で保存する。新鮮凍結血漿を思い起こそう。
【11】 2　赤血球製剤は2～6℃で保存することとされている。
【12】 2　初回通過効果は、摂取した薬物が全身循環に入る前に肝臓で代謝されることをいう。初回通過効果を受けるかは投与経路により、経口摂取では小腸から吸収された薬剤が門脈を通って肝臓に入ることで初回通過効果を受ける。
【13】 3　肝臓では薬剤が代謝される。

Ⅲ
看護に必要な人体の構造と機能および健康障害と回復について基本的な知識を問う

Ⓑ 薬物の管理③

14 薬物動態学

15 薬力学

16 相乗

17 拮抗

18 薬剤耐性

19 カフェイン

20 ビタミンK

■ 薬理効果に影響する要因（つづき）⋯⋯⋯⋯⋯⋯⋯⋯⋯⋯⋯⋯⋯⋯⋯⋯⋯⋯

□□□ 吸収・分布・代謝・排泄の過程で薬物相互作用が生じることを［14 ］的相互作用、受容体などの作用部位において薬物相互作用が生じることを［15 ］的相互作用という。

□□□ 併用により薬物の作用が増強することを［16 ］作用、併用により薬物の作用が減弱・消失することを［17 ］作用という。

□□□ 同一薬剤の反復使用により、薬物に対する生体の反応が低下し、投与量を増量しなければ同様の効果が得られない現象を［18 ］といい、薬理効果に影響を及ぼす因子となり得る。

□□□ 飲食物や嗜好品との組み合わせによっても薬物相互作用が生じる場合がある。主な組み合わせは以下のとおりである。

飲食物	薬　物	作　用
コーヒー、紅茶	テオフィリン	［19 ］との併用で副作用が増強する
タンパク質	レボドパ	吸収が阻害され効果が減弱する
グレープフルーツ	ニフェジピン スタチン	薬物の代謝が阻害され、作用が増強する
アルコール	睡眠薬	中枢神経がさらに抑制され作用が増強する
	ワルファリン	代謝が亢進し、作用が減弱する
納豆、クロレラ食品	ワルファリン	食物中の［20 ］により作用が減弱する

【17】【18】はまとめて考えよう。

□□□
血中濃度の確認が
必要な薬剤

必修 104回 AM22

【14】 血中濃度を確認する必要性が最も高い医薬品はどれか。
　1．アスピリン　　2．フロセミド　　3．テオフィリン　　4．インドメタシン

□□□
薬物の有害作用の
予測

必修 103回 AM19

【15】 薬物の有害な作用を予測するために収集する情報はどれか。
　1．身　長　　　　　　　　　　2．過敏症の有無
　3．1日水分摂取量　　　　　　4．運動障害の有無

□□□
薬物の有害作用の
予測

必修 110回 PM22

【16】 薬物の有害な作用を予測するために収集する情報はどれか。
　1．居住地　　　　　　　　　　2．家族構成
　3．運動障害の有無　　　　　　4．アレルギーの既往

□□□
ワルファリン

必修 102回 AM23

【17】 ワルファリンと拮抗作用があるのはどれか。
　1．ビタミンA　　　　　　　2．ビタミンC
　3．ビタミンD　　　　　　　4．ビタミンE
　5．ビタミンK

□□□
ワルファリン

必修 95回 AM20

【18】 ワルファリンカリウム服用時に避けた方がよい食品はどれか。
　1．緑　茶　　　2．納　豆　　　3．チーズ　　　4．グレープフルーツ

□□□
薬理効果に影響す
る因子

必修 105回 PM17

【19】 カルシウム拮抗薬の服用時に避けた方がよい食品はどれか。
　1．納　豆　　　2．牛　乳　　　3．わかめ　　　4．グレープフルーツ

□□□
薬理効果に影響す
る因子

予想

【20】 睡眠薬と一緒に摂ると薬理作用が強くなる食品はどれか。
　1．納　豆　　　2．クロレラ　　　3．アルコール　　　4．緑　茶

Ⅲ

看護に必要な人体の構造と機能および健康障害と回復について基本的な知識を問う

──◖ 解答・解説 ◗──────────────────────────────────

【14】　　3　テオフィリンは治療域が狭く、治療域を超えるとすぐに中毒域に達するため、副作用発現防止のために血中濃度の確
　　　　　　　認が重要となる。
【15】2【16】4　薬物の有害反応のうち、アレルギー反応は発生頻度が高い。アレルギー反応の有無を優先的に確認し、薬物の有害作
　　　　　　　用を予測する。
【17】5【18】2　ワルファリンカリウムは、ビタミンKに類似した構造をしている。ビタミンKに拮抗し、肝臓においてビタミンKが
　　　　　　　関与する血液凝固因子がつくられるのを抑え、抗凝固作用を示す。このためビタミンKを多く含む納豆やクロレラ食
　　　　　　　品を一緒に摂取すると、ビタミンKの拮抗作用が弱まり、薬理効果が減弱する。
【19】　　4　グレープフルーツに含まれる成分（フラノクマリン類）が、カルシウム拮抗薬の代謝を阻害して効果を増強する。
【20】　　3　アルコールは中枢神経を抑制するので睡眠薬と一緒に摂ると作用が増強する。

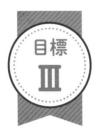

確認テスト

予想

Ⅲ-【4】

ストレスにさらされた時に分泌が亢進する
ホルモンで関連が低いのはどれか。

1．アドレナリン
2．糖質コルチコイド
3．ノルアドレナリン
4．パラソルモン

必修 113回 PM11

Ⅲ-【1】

上行大動脈から分枝するのはどれか。

1．冠状動脈
2．腕頭動脈
3．左総頸動脈
4．左鎖骨下動脈

必修 93回 AM15

Ⅲ-【5】

弛緩性便秘の原因はどれか。

1．飲 酒
2．不 眠
3．ビタミンC服用
4．運動不足

予想

Ⅲ-【2】

脳脊髄液が存在しない場所はどれか。

1．側脳室
2．中脳水道
3．硬膜外腔
4．クモ膜下腔

必修 105回 PM14

Ⅲ-【6】

浮腫が生じやすいのはどれか。

1．甲状腺機能亢進症 hyperthyroidism
2．過剰な運動
3．低栄養
4．熱中症 heatillness

必修 95回 AM17

Ⅲ-【3】

開放骨折で正しいのはどれか。

1．複数の骨が同時に折れている。
2．複雑な折れ方をしている。
3．骨折部が外界と交通している。
4．骨片の転位を起こしていない。

必修 100回 AM10

Ⅲ-【7】

脳死の判定基準に含まれるのはどれか。

1．徐 脈
2．除脳硬直
3．平坦脳波
4．けいれん

Ⅲ-【8】

ショックの定義はどれか。

1．顔面が蒼白になる。
2．皮膚温が低下する。
3．心拍数が増加する。
4．血圧が維持されない。

Ⅲ-【9】

末梢血管抵抗が低下するのはどれか。

1．心筋梗塞に伴うショック
2．アナフィラキシーショック
3．出血性ショック
4．肺動脈塞栓症に伴うショック

Ⅲ-【10】

死の三徴候に基づいて観察するのはどれか。

1．腹壁反射
2．輻輳反射
3．対光反射
4．深部腱反射

Ⅲ-【11】

頻回の嘔吐で生じやすいのはどれか。

1．血　尿
2．低体温
3．体重増加
4．アルカローシス

Ⅲ-【12】

肝性脳症 hepatic encephalopathy の直接的原因はどれか。

1．尿　酸
2．アンモニア
3．グルコース
4．ビリルビン

Ⅲ-【13】

潰瘍性大腸炎 ulcerative colitis によって生じるのはどれか。

1．滲出性下痢
2．分泌性下痢
3．脂肪性下痢
4．浸透圧性下痢

Ⅲ-【14】

成人の1日の平均尿量はどれか。

1．100mL 以下
2．200mL〜400mL
3．1000mL〜1500mL
4．3000mL 以上

Ⅲ-【15】

巨赤芽球性貧血 megaloblastic anemia の原因はどれか。

1．ビタミンA欠乏
2．ビタミンB_{12}欠乏
3．ビタミンC欠乏
4．ビタミンE欠乏
5．ビタミンK欠乏

Ⅲ-【16】

下腿骨骨折時のギプス固定中に起こりやすいのはどれか。

1. 腓骨神経麻痺
2. 橈骨神経麻痺
3. 尺骨神経麻痺
4. 坐骨神経麻痺

Ⅲ-【20】

無尿時に原則として投与が禁忌なのはどれか。

1. マグネシウム
2. ナトリウム
3. カリウム
4. クロール

Ⅲ-【17】

ネグレクトはどれか。

1. 無理強い
2. 養育放棄
3. 性的虐待
4. 家庭内暴力

Ⅲ-【21】

副腎皮質ステロイド薬の長期投与による有害作用はどれか。

1. 骨粗鬆症
2. 血圧低下
3. 聴力障害
4. 低血糖

Ⅲ-【18】

モルヒネによる急性中毒の症状・徴候はどれか。

1. 散　瞳
2. 胸　痛
3. 低血糖
4. 呼吸抑制

Ⅲ-【22】

医療機関における麻薬の取り扱いについて正しいのはどれか。

1. 麻薬と毒薬は一緒に保管する。
2. 麻薬注射液は複数の患者に分割して用いる。
3. 使用して残った麻薬注射液は病棟で廃棄する。
4. 麻薬注射液の使用後のアンプルは麻薬管理責任者に返却する。

Ⅲ-【19】

C型肝炎に使用される薬剤はどれか。

1. アシクロビル
2. インターフェロン
3. オセルタミビル
4. アマンタジン

Ⅲ-【23】

他の医薬品と区別して貯蔵し、鍵をかけた堅固な設備内に保管することが法律で定められているのはどれか。

1. ヘパリン
2. インスリン
3. リドカイン
4. フェンタニル

Ⅲ-【1】
解答：1

上行大動脈から分枝するのは冠状動脈である。腕頭動脈・左総頸動脈・左鎖骨下動脈は大動脈弓から分枝する。※厚生労働省発表では、「正解した受験者については採点対象に含め、不正解の受験者については採点対象から除外（理由：問題として適切であるが、必修問題としては妥当でないため）」

Ⅲ-【2】
解答：3

硬膜外腔は硬膜の外側にある狭い空所で、髄液は存在しない。脳脊髄液は脳室の脈絡叢で作られ、側脳室→第3脳室→中脳水道→第4脳室→クモ膜下腔へと流れていく。

Ⅲ-【3】
解答：3

4：「転位」とは、骨折端が元の位置からずれた状態のことであり、骨折の多くにみられる。

Ⅲ-【4】
解答：4

ストレスに対して、生体は交感神経−副腎髄質系が優位となるため、アドレナリンやノルアドレナリン、糖質コルチコイドなどの分泌が亢進する。パラソルモンは上皮小体（副甲状腺）から分泌されるホルモンで、血中Ca濃度の低下時に分泌が亢進する。

Ⅲ-【5】
解答：4

弛緩性便秘は運動不足や食物繊維の摂取不足によって、腸蠕動が低下することで生じる。

Ⅲ-【6】
解答：3

低栄養状態では低タンパク血症（低アルブミン血症）となり、血漿膠質浸透圧の低下によって浮腫を生じやすくなる。

Ⅲ-【7】
解答：3

脳死判定基準は、①深昏睡、②瞳孔散大・固定、③脳幹反射の消失、④平坦脳波、⑤自発呼吸の消失が基準となる。①〜⑤の各条件が満たされた後、6時間以上経過をみて変化がない場合に、脳死と判定される。

Ⅲ-【8】
解答：4

ショックとは、急性全身性循環障害で、重要臓器の機能維持に十分な血液循環が得られず、結果として機能の異常を呈する。1、2、3：ショックの病態により、様々な症状が表れる。

Ⅲ-【9】
解答：2

アナフィラキシーショックでは、ヒスタミンなどの化学伝達物質が放出され、血管拡張、血管透過性亢進が起こり、血圧は低下する。つまり末梢血管抵抗は低下する。1：心筋梗塞では、心臓が血液を十分に拍出できず血圧が低下する（心原性ショック）。3：出血により循環血液量が減少するため、重要臓器への血流を確保しようと、末梢血管は収縮する。つまり末梢血管抵抗は上昇する。4：肺動脈の塞栓により、心拍出量が減少する。

Ⅲ-【10】
解答：3

死の三徴候は、①心停止、②呼吸停止、③瞳孔散大および対光反射の消失である。1：腹壁反射とは、腹壁の皮膚を外側から内側（臍に向かう方向）に軽くこすると、腹筋が反射的に収縮することをいう。2：輻輳反射とは、対象者の鼻の近くに指などをもっていき、両眼の視線を指に集中させると、眼球が内側に寄る反射をいう。4：深部腱反射とは、感覚受容器である腱紡錘や筋紡錘を叩打することによって、その求心性神経に発生したインパルスが中枢神経を介して遠心性神経に伝えられ、効果器である筋肉に伝えられる反射である。

Ⅲ-【11】
解答：4

頻回の嘔吐により胃酸が体外に排出される。胃酸には強い酸である塩酸が含まれており、酸性物質である水素イオンが減少することにより体内がアルカリ性に傾き、アルカローシスが生じる。1：血尿は、赤血球が混じった尿である。悪性腫瘍、腎外傷、感染症（膀胱炎、腎盂腎炎など）などで生じやすい。2：低体温は、深部体温が35℃以下になることである。身体の放熱が熱産生を上回るとき、甲状腺機能低下症など代謝活性が低下しているときなどで生じる。3：頻回の嘔吐では、胃の内容物が喪失されるとともに消化・吸収機能が低下し、栄養状態低下、体重減少が生じやすい。

Ⅲ-【12】
解答：2

肝機能の低下によりアンモニアが解毒されずに生じる。

Ⅲ-【13】
解答：1

潰瘍性大腸炎は、腸管粘膜の免疫調節異常により、自分の大腸粘膜を攻撃してしまう自己免疫疾患である。大腸の粘膜に炎症が起き、びらんや潰瘍を形成し頻回の下痢や粘血便、腹痛、発熱などの症状が起きる。滲出性下痢は、腸の炎症性疾患により腸管粘膜の透過性が亢進し、大量の滲出液が腸管内に排出される。2：分泌性下痢は、腸内に入った細菌の毒素やホルモン産生腫瘍により、消化管粘膜から大量の水分や電解質が分泌される。3：脂肪の消化吸収障害によって、便中に大量の脂肪を含む脂肪便となって起きる下痢。4：腸管内に高浸透圧性の溶質が大量に存在すると、浸透圧を下げようと大量の水分が腸管壁から引き出され排出される。※厚生労働省発表では、「正解した受験者については採点対象に含め、不正解の受験者については採点対象から除外（理由：問題として適切であるが、必修問題としては妥当でないため）」

Ⅲ-【14】
解答：3

1日の尿量は1000mL～1500mLである。これは、腎臓での濾過量の1％程度に相当する。

Ⅲ-【15】
解答：2

巨赤芽球性貧血はビタミン B_{12} または葉酸の欠乏による造血細胞の DNA 合成障害を原因とする。

Ⅲ-【16】
解答：1

下腿骨の骨折時のギプス固定中には、下腿から足背の知覚を支配する腓骨神経の麻痺が起こりやすい。麻痺を生じると知覚障害がみられ、下垂足（底屈位をとり、背屈ができない）を呈する。

Ⅲ-【17】
解答：2

ネグレクトとは養育放棄のことである。食事を与えない、極端な不潔状態に置くなどがこれに当たる。

Ⅲ-【18】
解答：4

モルヒネは、原則に従い適切な量を適切に投与するかぎり、呼吸抑制は起こらない。ただし、急速静脈注射や原則より過量に投与した場合など、血中濃度が必要以上に上昇したときに起こる。1：モルヒネは副作用として縮瞳を起こす。

Ⅲ-【19】
解答：2

1：アシクロビルはヘルペスウイルスに効果を示す抗ウイルス薬である。3：オセルタミビルはA型およびB型インフルエンザに効果を示す。商品名としてタミフル®がある。4：アマンタジンは、パーキンソン病の治療薬であるとともに、A型インフルエンザ治療薬としても使われている。

Ⅲ-【20】
解答：3

無尿時にはカリウムが排泄されず、高カリウム血症となるため、カリウムの投与は禁忌である。

Ⅲ-【21】
解答：1

3：聴力障害がみられるのは、アミノグリコシド系の抗菌薬である。

Ⅲ-【22】
解答：4

1：麻薬は他の薬物とは区別し、鍵つきの堅固な場所に保管する。2：麻薬を複数の患者に分割して用いることはない。3：アンプル残液は速やかに麻薬管理者に返却する。

Ⅲ-【23】
解答：4

フェンタニルは麻薬である。麻薬は、麻薬及び向精神薬取締法により、鍵をかけた堅固な設備内に保管することが定められている。

IV

看護技術に関する
基本的な知識を問う

Contents   page

A　コミュニケーション

［解答］

■ **言語的コミュニケーション**

□□□　コミュニケーションには必ず送り手と受け手が必要であり、また［**1**　　　] を伝えるための媒体が必要である（下図）。

1 メッセージ

```
                    メッセージ
  送り手   ◀━━━━━━━━━━━━━━━━▶   受け手
 （受け手）     媒体（言語・非言語）     （送り手）
```

2 言語

□□□　言葉などを用いてメッセージを伝えるものを、［**2**　　　] 的コミュニケーション（verbal communication）という。

3 手話

□□□　発声によらず、文字や［**3**　　　] を用いてメッセージを伝えることも、言語的コミュニケーションに含まれる。

■ **非言語的コミュニケーション**

□□□　言語以外の方法（表情、しぐさ、目の動き、声の抑揚、動作、態度など）を用いてメッセージを伝えるものを、［**1**　　　] 的コミュニケーション（non-verbal communication）という。

1 非言語

■ **面接技法**

1 受容　**2** 傾聴
3 共感

□□□　面接の基本的態度として、［**1**　　　]、［**2**　　　]、［**3**　　　] の3つがあげられる。（**1**～**3** 順不同）

4 プライバシー

□□□　面接に当たっては、患者の［**4**　　　] を守ることができ、落ち着いて話せる場所を用意する。配慮が必要なのは場所だけでなく、看護者の態度も重要であり、患者に威圧感や対等でない感じを与えないよう［**5**　　　] の高さを合わせるなどの配慮が必要となる。

5 目線

6 開かれた質問または open-ended question

□□□　相手への質問の仕方には、大別して［**6**　　　]（「ご気分はいかがですか？」など、応答内容を相手に委ねる質問の仕方）と、［**7**　　　]（「ご気分は悪くありませんか？」など、「はい／いいえ」で答えられる質問の仕方）がある。質問の意図や得たい情報の内容に応じて使い分けるのがよい。

7 閉じられた質問または closed question

8 開かれた

□□□　患者の率直な言葉や感情を引き出したいときや、患者とのより深い関係性を築きたいときなどは、意識的に［**8**　　　] 質問をすると効果的である。

9 優先度
10 閉じられた

□□□　患者の苦痛が強いなどの理由で十分な情報収集が難しい場合は、［**9**　　　] の高いものに絞って［**10**　　　] 質問で聴取するのがよい。

□□□　よいコミュニケーションを成立させるための要点は以下に示すとおりである。

11 環境

12 繰り返し

13 一貫

●話しやすい［**11**　　　] をつくる　●非言語的コミュニケーションを活用する ●自分から声をかける ●わかりやすく伝える　●受け取った内容を［**12**　　　] て相手に確認する ●相手の表現を助ける ●相手の関心の高い事柄から話す　●タイミングを逃さない ●相手をありのままに認める　●［**13**　　　] した態度をとる

コミュニケーション

必修 100回 AM15 改、104回 PM18 改、109回 PM19

【1】 患者とのコミュニケーションで適切なのはどれか。
1．否定的感情の表出を受けとめる。
2．沈黙が生じた直後に会話を終える。
3．看護師が伝えたいことに重点をおく。
4．患者の表情よりも言語による表現を重視する。

臥床患者との面接

必修 94回 AM22

【2】 ベッドに臥床している患者との面接で適切なのはどれか。
1．枕元に立って話す。
2．ベッドに腰掛けて話す。
3．ベッド脇の椅子に腰掛けて話す。
4．足元に立って話す。

面接技法

予想

【3】 面接技法において、患者と看護師の位置関係で最もよいのはどれか。

開かれた質問

必修 99回 AM18改、103回追 AM15 改、107回 AM18 改、111回 AM16

【4】 Open-ended question〈開かれた質問〉はどれか。
1．「頭は痛みませんか」
2．「昨夜は眠れましたか」
3．「気分は悪くありませんか」
4．「自宅ではどのように過ごしていましたか」

─◀ 解答・解説 ▶─

【1】 1　2：必ずしも終える必要はない。3：患者に重点をおく。4：非言語的な表現も尊重する。
【2】 3　臥床中の患者と目線の高さが同程度となり、両者の対等な関係を演出できる。また、落ち着いて会話することもできる。
【3】 3　L字の位置関係での面接では、緊張がほぐれ、感情を表出しやすい。1：患者の顔を見ておらず、信頼関係が築きにくい。2：尋問のような形となり、感情の交流が図りにくい。4：接近しすぎで緊張度がかえって増す。
【4】 4　応答内容を相手に委ねる質問を開かれた質問という。1～3：「はい／いいえ」または「AかBか」の択一で答えられる閉じられた質問である。

B 看護過程

解答

■ 情報収集、アセスメント‥‥‥‥‥‥‥‥‥‥‥‥‥‥‥‥‥‥‥‥‥‥‥

1 事実

□□□ 情報とは、判断を下すために必要な [**1**　　　　] のことである。

2 主観

□□□ 患者自身の訴え、考え、思考、思いなどを [**2**　　　　] 的情報（subjective data：S 情報）とよぶ（家族の訴えや思いを含む場合もある）。

3 客観

□□□ 観察や測定、検査結果などから得られた事実を [**3**　　　　] 的情報（objective data：O 情報）とよぶ。

4 解釈　**5** 分析

□□□ アセスメントとは、収集した情報を [**4**　　　　]・[**5**　　　　] し、対象者の全体像を把握することである。（**4** **5** 順不同）

6 明確
7 看護診断

□□□ 収集した情報を解釈・分析して、看護上の問題を [**6**　　　　] 化したり問題の関連因子（原因や誘因など）を推論したりすることを [**7**　　　　] という。

8 看護行為

□□□ 看護上の問題（看護問題）とは、患者のニードや健康の維持・増進あるいは病気の回復を妨げている因子、状況のことであり、[**8**　　　　] によって解決可能な事象のことを指す。

9 優先

□□□ アセスメントや看護診断は、問題の [**9**　　　　] 度を決定し、計画立案の道筋を示すためにも重要である。

10 緊急　**11** 重要

□□□ 看護問題の優先度は、[**10**　　　　] 性と [**11**　　　　] 性に基づいて決定される。（**10** **11** 順不同）

■ 計画立案‥‥‥‥‥‥‥‥‥‥‥‥‥‥‥‥‥‥‥‥‥‥‥‥‥‥‥‥‥‥‥

1 目標

□□□ 計画立案とは、明確化された看護問題に対して、[**1**　　　　]（看護介入の方向性）と解決策（具体的方法）を示すことである。

2 短期
3 長期

□□□ 目標には、短期的に達成可能な当面の具体的な目標（[**2**　　　　] 的目標）と、解決までに時間を要するが到達可能と考えられる [**3**　　　　] 的目標とを設け、ケアの方法や優先順位を決定していく。

4 観察
5 ケアまたは援助
6 指導または教育
7 個別

□□□ 看護計画には、[**4**　　　　] 計画（OP）、[**5**　　　　] 計画（CP）、[**6**　　　　] 計画（EP）があり、それぞれ分けて立案する。

□□□ 看護計画は、具体的かつ [**7**　　　　] 性を重視して立案する。

■ 実 施‥‥‥‥‥‥‥‥‥‥‥‥‥‥‥‥‥‥‥‥‥‥‥‥‥‥‥‥‥‥‥‥‥

1 実施

□□□ [**1**　　　　] とは、問題解決のために立案された計画内容（看護ケア）を実際に患者に提供することである。

2 説明　**3** 同意
4 反応

□□□ 実施に際しては、対象者（患者）への [**2**　　　　] を行い、[**3**　　　　] を得る。また、実施時には対象者の [**4**　　　　] を観察し、安全・安楽に行われるように努める。

■ 評 価‥‥‥‥‥‥‥‥‥‥‥‥‥‥‥‥‥‥‥‥‥‥‥‥‥‥‥‥‥‥‥‥‥

1 達成または到達

□□□ 評価とは、目標に対する実施内容の [**1**　　　　] 度を判定することである。

2 修正

□□□ 評価においては、看護過程のすべての段階における妥当性を検討し、問題のある部分については適宜 [**2**　　　　] し、フィードバックしていく。

【1】【2】【3】は
3問いっきに解いてみよう！

□□□
主観的情報 　　　　　　　　　　　　　　　　　　　　　　　　　必修 103回 PM17 改、110回 AM18

【1】　患者の主観的情報はどれか。
1．苦悶様の顔貌　　　　　　　　2．息苦しさの訴え
3．飲水量　　　　　　　　　　　4．脈拍数

□□□
主観的情報 　　　　　　　　　　　　　　　　　　　　　　　　　必修 100回 PM19

【2】　主観的情報はどれか。
1．腹部が痛いという患者の訴え
2．体重60.5kgという栄養士の記録
3．血圧126/72mmHgという自動血圧計の測定値
4．ドレーン刺入部の発赤という看護師の観察結果

□□□
客観的情報 　　　　　　　　　　　　　　　　　　　　　　　　　必修 113回 PM17

【3】　看護過程における客観的情報はどれか。
1．家族の意見　　　　　　　　　2．患者の表情
3．患者の痛みの訴え　　　　　　4．患者の病気に対する思い

□□□
看護過程 　　　　　　　　　　　　　　　　　　　　　　　　　　必修 108回 PM17

【4】　看護師が行う看護過程で適切なのはどれか。
1．問題解決思考である。
2．医師の指示の下で計画を立てる。
3．看護師の価値に基づいてゴールを設定する。
4．アセスメント、計画立案、評価の3段階で構成される。

□□□
看護過程 　　　　　　　　　　　　　　　　　　　　　　　　　　必修 99回 PM19

【5】　看護過程における看護上の問題で正しいのはどれか。
1．問題の原因は1つにしぼる。　　2．原因が不明な事象は問題でない。
3．危険性があることは問題になる。　4．優先度は問題解決まで変更しない。

□□□
看護過程 　　　　　　　　　　　　　　　　　　　　　　　　　　一般 111回 PM36

【6】　看護過程において評価する項目はどれか。
1．看護技術の習得度　　　　　　2．看護教育の活用度
3．看護記録の完成度　　　　　　4．看護目標の達成度

IV 看護技術に関する基本的な知識を問う

─ 解答・解説 ─

【1】2 【2】1　主観的情報とは、患者自身の訴えや考えなどを指す。【1】【2】とも、正答肢以外はすべて、測定や観察などから得ら
　　　　　　れる事実で、客観的情報である。
【3】　2　表情以外は患者の主観的情報である。
【4】　1　看護過程は、アセスメント、看護診断、看護計画立案、実施、評価の5段階が密接につながり、一定の枠組みとしく
　　　　　みを構成している。
【5】　3　危険性があることも看護上の問題となりうる。
【6】　4　看護過程は患者をアセスメントして問題解決のための計画を立て、実行する一連のプロセスであり、看護目標の達成
　　　　　度を再びアセスメントする。

C フィジカルアセスメント①

■ **バイタルサインの観察**·················▶国試によく出る

● **体温の測定**

☐☐☐ 体温は測定部位によって異なり、[**1**　　　]温＞鼓膜温＞[**2**　　　]温＞[**3**　　　]温と、身体の中核に近いほど高い。

☐☐☐ 体温測定の要点は下表のとおりである。

腋窩温	● [**4**　　　]分以上計測する（水銀体温計の場合） ● 汗を拭いてから測定する ● 体軸に対して45°で挿入し、[**5**　　　]動脈に当てる ● 側臥位では[**6**　　　]作用の影響で[**7**　　]側が低くなるため、[**8**　　　]側で測定する
口腔温	● [**9**　　　]分以上測定する（水銀体温計の場合） ● [**10**　　　]を避け、舌下中央付近に挿入する ● 意識障害のある患者、小児、不穏状態の患者には禁忌 ● 飲食後や咳嗽後は避ける
鼓膜温	● 数秒で測定できるため、主に小児に用いる ● 耳垢や汚れを取り除いてから外耳にまっすぐに挿入し、測定する ● 挿入が浅いと[**11**　　　]測定される
直腸温	● [**12**　　　]分以上測定する ● 成人では5〜6cm、乳児では2.5cm程度挿入する ● 下痢や肛門疾患がある場合は避ける

☐☐☐ 体温変動の要因には、以下のことがあげられる。

● 年齢差：新生児や小児では[**13**高／低]く、高齢者では[**14**高／低]い
● 個人差：[**15**　　　]神経優位型の人は低く、代謝亢進状態の人は高い
● 日　差：午前2〜6時頃に最も低くなり、午後3〜8時頃が最も高くなる
● 季節差：[**16**　　　]季は高くなりやすく、[**17**　　　]季は低くなりやすい
● 行動差：運動後や食後には高くなる。入浴後、飲酒直後は高いが次第に低くなる

☐☐☐ 主な熱型のパターンには、稽留熱（日差[**18**　　　]℃以内で高熱が持続する）、弛張熱（日差1℃以上で、[**19**　　　]℃以下に下がらない）、間欠熱（日差1℃以上で、高熱と平熱を周期的に繰り返す）などがある（下図）。

稽留熱

病日	1	2	3	4	5	6	7

（℃）
41.0
日内変動1℃以内
40.0
30.0
37.0
36.0
35.0
※肺炎、腸チフスでみられる

弛張熱

病日	1	2	3	4	5	6	7

（℃）
41.0
40.0
日内変動1℃以上
39.0
38.0
37.0
36.0
35.0
※敗血症、結核でみられる

間欠熱

病日	1	2	3	4	5	6	7

（℃）
41.0
高熱と平熱を周期的に繰り返す
40.0
39.0
38.0
37.0
36.0
35.0
正常範囲
※マラリア、回帰熱でみられる

☐☐☐ 解熱のパターンには、[**20**　　　]（発汗を伴い、数時間のうちに急激に解熱する）や渙散（数日かけて[**21**　　　]に低下する）がある。

□□□
体温測定

必修 94回 AM21

【1】　体温の測定値が最も低い部位はどれか。
　　1．鼓　膜　　　　2．口　腔　　　　3．腋　窩　　　　4．直　腸

□□□
深部体温

必修 111回 AM17

【2】　深部体温に最も近いのはどれか。
　　1．腋窩温　　　　2．口腔温　　　　3．鼓膜温　　　　4．直腸温

□□□
口腔温測定

必修 93回 AM21

【3】　口腔温測定で正しいのはどれか。
　　1．水銀計では1分間測定する。　　　　2．舌下中央付近で行う。
　　3．意識障害患者に適している。　　　　4．測定値は腋窩温より低い。

□□□
熱型

一般 109回 AM38

【4】　熱型を図に示す。熱型の種類と図の組合せで正しいのはどれか。

A
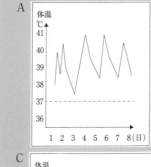

B
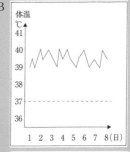

C
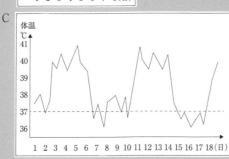

D
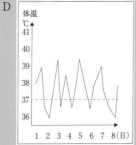

　　1．間欠熱 — A
　　2．稽留熱 — B
　　3．弛張熱 — C
　　4．波状熱 — D

─《 解答・解説 》─

【1】　3　体温は身体の中核に近いほど高くなる。
【2】　4　直腸温は外部環境に影響されにくい。核心温度（身体の中心部分の温度）に最も近い体温である。
【3】　2　1、2：舌下中央部付近で5分以上測定する。3：意識障害患者や乳幼児などでは体温計を噛んで破損したり誤飲したりする
　　　　危険性があるため口腔での測定は行わない。4：口腔温は腋窩温より高い。
【4】　2　高熱で1日の体温差が1℃以内のものは稽留熱である。肺炎、腸チフスなどでみられる。

C　フィジカルアセスメント②

国試によく出る

■ バイタルサインの観察（つづき）

●呼吸の測定と評価

□□□　正常な呼吸数の目安は右表のとおりである。

□□□　正常では、呼吸の回数、リズム、深さはほぼ［ **22** ］である。

□□□　成人で呼吸数24回／分以上を［ **23** ］呼吸、12回／分以下を［ **24** ］呼吸という。

□□□　呼吸が過度に深い状態を［ **25** ］呼吸、浅い状態を［ **26** ］呼吸という（呼吸数は変わらない）。

□□□　主な呼吸のリズムの異常には下表のようなものがある。

分　類	呼吸数（回／分）
新生児	30〜50（胸腹式呼吸）
乳　児	30〜40（腹式呼吸）
幼　児	20〜30（胸腹式呼吸）
学　童	18〜20
成　人	15〜18

呼吸のパターンと特徴	呼吸パターンの模式図
●［ **27** ］呼吸 過呼吸と無呼吸が周期的かつ規則的に出現するもの。脳疾患などでみられる	
●［ **28** ］呼吸 異常に大きく深い呼吸。糖尿病昏睡などでみられる	
●［ **29** ］呼吸 不規則に無呼吸が起こるもの。髄膜炎などでみられる	

□□□　呼吸は随意的に変動可能なため、測定時には呼吸を測定していることを意識させないために、［ **30** ］測定に続けて行うとよい。また、乳児では［ **31** ］部の動きを1分間測定する。

●脈拍の測定と評価

□□□　成人の正常な脈拍数の目安は［ **32** ］〜［ **33** ］回／分である。発達段階別では、新生児で120〜140回／分と最も多く、以後年齢に伴って減少していく。

□□□　［ **34** ］回／分以上を頻脈、［ **35** ］回／分以下を徐脈という（成人）。その他の主な脈拍の異常は以下のとおりである。

●硬脈：緊張が強く硬く触れる。高齢者や高血圧でみられる

●軟脈：緊張が弱く軟らかく触れる。若年者や貧血、低血圧でみられる

●大脈：送血量が多くしっかり触れる。左心肥大や血圧上昇時にみられる

●小脈：送血量が少なく弱く触れる。僧帽弁狭窄症や血圧低下時にみられる

●速脈：脈の立ち上がりが急速で、触れてすぐ消える。大動脈弁閉鎖不全症などでみられる

●遅脈：脈の立ち上がりが緩慢でその後も徐々に消える。大動脈弁狭窄症などでみられる

●不整脈：リズム・強さ・間隔が不整。期外収縮や心房細動などでみられる

●奇脈：深呼吸時に小さく、平時呼気時に大きくなる。心タンポナーデなどでみられる

□□□　主な脈拍測定部位は［ **36** ］動脈で、このほか、尺骨動脈、総頸動脈、大腿動脈、膝窩動脈、足背動脈などがある。

□□□　示指・中指・［ **37** ］指の3本の指を平行に揃えて動脈に対して直角に当て、原則［ **38** ］分間測定する。回数のほか、リズムや緊張度も観察する。

［解答］

22 一定

23 頻

24 徐

25 過　**26** 減

27 チェーン‐ストークス

28 クスマウルまたはクスマウル大

29 ビオー

30 脈拍　**31** 腹

32 60または50

33 80

34 100　**35** 60または50

36 橈骨

37 薬

38 1

呼吸のパターン

【5】 呼吸のパターンでチェーン・ストークス呼吸はどれか。

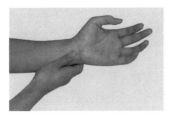

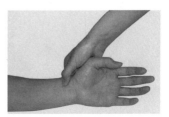

□□□
脈拍測定

【6】 脈拍の測定方法の写真（口絵 p.Ⅰ）を別に示す。正しいのはどれか。

1. ①

2. ②

3. ③

4. ④

□□□
学童期の脈拍数

【7】 学童期の脈拍数の基準値はどれか。
1. 50〜70/ 分　　　　　　2. 80〜100/ 分
3. 110〜130/ 分　　　　　4. 140〜160/ 分

□□□
乳児のバイタルサ
イン測定

【8】 入院中の乳児のバイタルサインで最初に測定するのはどれか。
1. 体　温　　　2. 呼　吸　　　3. 脈　拍　　　4. 血　圧

Ⅳ

看護技術に関する基本的な知識を問う

──〈 解答・解説 〉──
【5】 4　1：クスマウル呼吸、2：頻呼吸、3：ビオー呼吸を示している。
【6】 4　3本の指（示指、中指、薬指）を平行にそろえ、橈骨動脈の走行に対し直角になるように当てて測定する。
【7】 2　正常な脈拍数の目安は、発達段階別では新生児が120〜140回 / 分と最も多く、以後年齢に伴って減少していく。学童期には80
　　〜100回 / 分となる。
【8】 2　乳児を泣かせないため、身体に触れないものから順に行う（呼吸→ 脈拍→ 体温→ 血圧）。

C フィジカルアセスメント③

解答

■バイタルサインの観察（つづき） ……………………… ▶国試によく出る

●血圧の測定と評価

39動脈

□□□ 血圧とは、血液が血管壁に作用する内圧（[**39**　　]圧）のことをいう。（血圧の基準値は p.154 を参照）

40心拍出

□□□ 血圧に影響を及ぼす生体因子には、①[**40**　　]量、②末梢血管抵抗、③循環血液量、④血液の粘性、⑤血管壁の[**41**　　]性、がある。

41弾

□□□ 上腕における血圧測定の方法は以下のとおりである。

- ●排尿を済ませ、測定前は 5～10 分の安静とする
- ●肘窩より 2～3 cm 程度上に、ゴム嚢の中心に[**42**　　]がくるようにマンシェットを巻く（指[**43**　　]本が入る程度のきつさとする）。腕の高さは[**44**　　]の位置にくるよう配慮する

42上腕動脈

432

44心臓

- ●聴診器の膜側を上腕動脈上に当てて速やかに加圧し、ネジを緩めながら 1 拍動につき 2～3 mmHg ずつ減圧し、[**45**　　]音（血管音）を聴取する

45コロトコフ

- ●水銀柱の目盛りと[**46**　　]の高さを合わせて数値を読み取る

46目線

□□□ 上腕での血圧測定に用いるマンシェットの幅は、成人で[**47**　～　]cm とされている。体格によって使い分ける必要があり、上腕円周の 40～50% が適当である（上図）。

4712～14

18.5cm 成人下肢用

12.0cm〜14.0cm 一般成人上肢用

48座位

□□□ 一般に[**48**　　]あるいは仰臥位で測定する。

49健

□□□ 麻痺がある場合には[**49**　　]側で測定する。

□□□ 血圧に影響を及ぼす外的要因には、下表のようなことがあげられる。

外的要因	高く測定される	低く測定される
マンシェットの幅	[**50**　　]	[**51**　　]
マンシェットの巻き方	[**52**　　]	[**53**　　]
測定時の腕の高さ	心臓より[**54**　　]	心臓より[**55**　　]
【このほかの要因】 ●高く測定される要因：腕が太い（高く出る傾向）、食事・運動・入浴直後、精神的動揺がある場合、喫煙者など ●低く測定される要因：衣服などによる腕の圧迫がある、減圧が速い、飲酒後など		

50狭い　**51**広い
52緩い　**53**きつい
54低い　**55**高い

56臥位

□□□ 体位別では、測定値（収縮期）が高い順に[**56**　　]＞座位＞立位となる。

57低　**58**高

□□□ 日内変動として、夜間睡眠時が最も[**57**高／低]く、日中午後が最も[**58**高／低]い。

59夏　**60**冬

□□□ 季節差では、[**59**　　]季に低く、[**60**　　]季に高く測定される。

61男

□□□ 性別では、[**61**　　]性のほうが高い傾向がみられる。

□□□
マンシェットの幅

【9】　成人の血圧測定に用いる上腕用マンシェットの幅はどれか。
1．20cm
2．14cm
3．9cm
4．5cm

□□□
血圧測定

【10】　上腕動脈で行う聴診法による血圧測定で適切なのはどれか。
1．成人では9〜10cm幅のマンシェットを用いる。
2．マンシェットの下端と肘窩が重なるように巻く。
3．マンシェットの装着部位と心臓が同じ高さになるようにする。
4．マンシェットと腕の間に指が3、4本入る程度の強さで巻く。

□□□
血圧測定

【11】　触診法による血圧測定で適切なのはどれか。
1．血圧計は患者の心臓の高さに置く。
2．マンシェットの幅は上腕全体を覆うサイズを選ぶ。
3．150mmHgまで加圧して減圧を開始する。
4．加圧後に1拍動当たり2〜4mmHgずつ減圧する。
5．減圧開始後に初めて脈が触知されたときの値を拡張期血圧とする。

□□□
血圧測定

【12】　血圧測定で収縮期血圧が本来の値より高く測定されるのはどれか。
1．血圧計を床頭台に置いて測る。
2．幅の狭いマンシェットを用いる。
3．巻き上げた袖が腕を圧迫している。
4．減圧を10mmHg/秒で行う。

□□□
バイタルサイン

【13】　成人の安静時における所見で異常なのはどれか。
1．体温36.2℃
2．呼吸数12/分
3．脈拍116/分
4．血圧128/84mmHg

━━ 解答・解説 ━━

【9】　2　成人上肢用のマンシェットの幅は12〜14cmである。腋窩から肘窩までの2/3以上の幅（上腕円周の40〜50％）が適切である。
【10】　3　成人のマンシェットの幅は12〜14cm程度。肘窩から2〜3cm程度上に巻く。指が2本入る程度のきつさで巻く。
【11】　4　マンシェットは腕の周囲径の40％程度の幅が良く、心臓の高さに巻く。脈が触れなくなってから20〜30mmHgほど加圧し、減圧後初めて脈が触知されたところが収縮期血圧である。
【12】　2　1：測定値には影響しない。3、4：実際より低く測定される。
【13】　3　成人の脈拍は、60〜80回/分が目安である。

C フィジカルアセスメント④

│解 答│

１ 呼びかけ

２ 痛み

３ ジャパン・コーマ・スケールまたは JCS

４ グラスゴー・コーマ・スケールまたは GCS

５ 開眼　**６** 高い

７ 開眼　**８** 言語

９ 運動

10 低い

■ 意識レベルの評価

□□□ 意識レベルを観察する際には、まず［**１**　　　　　］を行い、反応がなければ身体を揺さぶるなどの刺激を与える、さらに反応がない場合にはつねるなどの［**２**　　　　　］を伴う刺激を与えて反応を観察する。

□□□ 意識レベルを評価するスケールとして、わが国で主に用いられているのは、3-3-9度方式ともよばれる［**３**　　　　　　　］や、英国グラスゴー大学で開発された［**４**　　　　　　　］である。

□□□ ジャパン・コーマ・スケール（JCS）は、覚醒を示す最も典型的な状態を「［**５**　　　　］していること」とし、これを基本尺度とするスケールで、意識状態を大きくⅠ、Ⅱ、Ⅲの３段階に分類し、さらにそれぞれを３段階に細分類して全９段階で意識状態を点数化する（下表）。点数が［**６** 高い／低い］ほど重症であることを表す。

Ⅰ	刺激しないでも覚醒している状態（１桁で表す）
1	だいたい清明だが、今ひとつはっきりしない
2	見当識障害がある
3	自分の名前、生年月日が言えない
Ⅱ	刺激すると覚醒するが、刺激をやめると眠り込む状態（２桁で表す）
10	普通の呼びかけで容易に開眼する
20	大きな声または身体を揺さぶることにより開眼する
30	痛み刺激を加えつつ呼びかけを繰り返すと、かろうじて開眼する
Ⅲ	刺激をしても覚醒しない状態（３桁で表す）
100	痛み刺激に対し、払いのけるような動作をする
200	痛み刺激で少し手足を動かしたり、顔をしかめる
300	痛み刺激に反応しない

※必要時、患者の状態をアルファベットで付記する。R：不穏、I：失禁、A：自発性喪失など。記入例）JCS10-A など

□□□ グラスゴー・コーマ・スケール（GCS）は、［**７**　　　］、［**８**　　　］反応、［**９**　　　］機能の３要素から意識を評価するもので、各要素の合計点数が［**10** 高い／低い］ほど重症であることを表す。

E：開眼 eye opening	V：発語 best verbal response	M：運動機能 best motor response
4点：自発的に 3点：音声により 2点：疼痛により 1点：開眼しない	5点：見当識がある 4点：会話混乱 3点：言語混乱 2点：理解不明の声 1点：発語しない	6点：命令に従う 5点：疼痛部位の認識が可能 4点：四肢屈曲反応＝逃避 3点：四肢屈曲反応＝異常 2点：四肢伸展反応 1点：まったく動かさない

※ ３点が最も重症、15点が最も軽症。
※ 記入例）E1 V2 M3など。

【15】【16】はまとめて解いてから
解答・解説を確認してみてね。

□□□
意識レベルの観察

必修 97回 AM24

【14】 意識レベルの観察で最初に行うのはどれか。
　1．身体を揺さぶる。　　　　　　　2．対光反射をみる。
　3．患者に呼びかける。　　　　　　4．痛み刺激を与える。

□□□
意識レベルの評価

必修 109回 PM16

【15】 意識レベルを評価するスケールは
　　　どれか。
　1．Borg〈ボルグ〉スケール
　2．フェイススケール
　3．ブリストルスケール
　4．グラスゴー・コーマ・スケール
　　　〈GCS〉

必修 99回 PM12

【16】 意識レベルを評価するのはどれ
　　　か。
　1．クレペリンテスト
　2．フェイススケール
　3．ロールシャッハテスト
　4．グラスゴー・コーマ・スケール

□□□
ジャパン・コー
マ・スケール

必修 108回 PM12

【17】 ジャパン・コーマ・スケール〈JCS〉のⅢ（3桁）で表現される意識レベルはど
　　　れか。
　1．意識清明の状態
　2．刺激すると覚醒する状態
　3．刺激しても覚醒しない状態
　4．刺激しなくても覚醒している状態

□□□
ジャパン・コー
マ・スケール

必修 106回 PM18

【18】 ジャパン・コーマ・スケール〈JCS〉で「刺激しても覚醒せず痛み刺激に対して
　　　払いのけるような動作をする」と定義されるのはどれか。
　1．Ⅰ-3　　　2．Ⅱ-20　　　3．Ⅲ-100　　　4．Ⅲ-300

□□□
ジャパン・コー
マ・スケール

必修 103回 AM11

【19】 普通の呼びかけで容易に開眼する場合、ジャパン・コーマ・スケール〈JCS〉に
　　　よる評価はどれか。
　1．Ⅰ-3　　　2．Ⅱ-10　　　3．Ⅱ-30　　　4．Ⅲ-100

━〈 解答・解説 〉━

【14】　3　まずは患者に呼びかける。反応がなければ、選択肢1→ 4→ 2の順に試みる。
【15】【16】　4　Borgスケールは運動強度や息切れの強さなどを主観的に評価する。フェイススケールは疼痛の評価に用いる。ブリスト
　　　　　　　ルスケールは便の性状を評価する。クレペリンテストはパーソナリティを把握するための心理テスト。ロールシャッハテ
　　　　　　　ストは心的機能を推定する心理テストである。
【17】　3　1：意識清明の状態は0、2：刺激すると覚醒する状態はⅡ、4：刺激しなくても覚醒している状態はⅠである。
【18】　3　Ⅲ-100は、痛み刺激に対して払いのけるような動作はあるが、開眼しない状態。1：Ⅰ-3は、覚醒しているが自分の名
　　　　　前や生年月日が言えない状態。2：Ⅱ-20は、大きな声や身体の揺さぶりで開眼する状態。4：Ⅲ-300は、痛み刺激に
　　　　　反応しない状態。
【19】　2　Ⅱ-10は普通の呼びかけで容易に開眼する状態。3：Ⅱ-30は、痛み刺激を加えつつ呼びかけを繰り返すとかろうじて開
　　　　　眼する状態。

C フィジカルアセスメント⑤

■ 呼吸状態の観察

□□□ [**1**   ]音とは、吸気・呼気時の気体の流れによって生じる音のことをいい、聴取部位によって以下のように分類される。

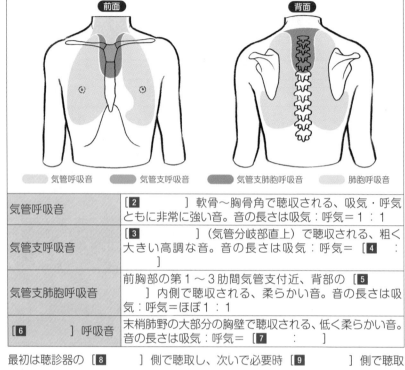

	前面	背面
	気管呼吸音 気管支呼吸音	気管支肺胞呼吸音 肺胞呼吸音

気管呼吸音	[**2**]軟骨〜胸骨角で聴収される、吸気・呼気ともに非常に強い音。音の長さは吸気：呼気＝1：1
気管支呼吸音	[**3**]（気管分岐部直上）で聴収される、粗く大きい高調な音。音の長さは吸気：呼気＝[**4** ：]
気管支肺胞呼吸音	前胸部の第1〜3肋間気管支付近、背部の[**5**]内側で聴収される、柔らかい音。音の長さは吸気：呼気＝ほぼ1：1
[**6**]呼吸音	末梢肺野の大部分の胸壁で聴収される、低く柔らかい音。音の長さは吸気：呼気＝[**7** ：]

□□□ 最初は聴診器の[**8**   ]側で聴取し、次いで必要時[**9**   ]側で聴取する。患者には[**10**   ]を促し、呼気と吸気の両方の呼吸音を聴取する。

□□□ 胸肺部で聴かれる正常呼吸音以外の異常音を総称して[**11**   ]音という。

□□□ 副雑音には大別して[**12**   ]性副雑音と[**13**   ]性副雑音がある。（**12** **13**順不同）

□□□ 連続性副雑音は、長く延ばしたような音で、気道に[**14**   ]がある場合（気管支喘息など）に聴取される。断続性副雑音ははじけるような短い音で、肺線維症などでは捻髪音（ねんぱつおん）（[**15**   ]断続性副雑音）、肺うっ血や気道に[**16**   ]があるときは水泡音（すいほうおん）（[**17**   ]断続性副雑音）が聴かれる。

□□□ 呼吸音の異常にはほかに、呼吸音の減弱・消失、左右[**18**   ]、呼気の延長、本来聴取されるはずのない呼吸音が聴かれる、などがある。

■ 腸蠕動音聴取

□□□ 腹部診察の際は、腹壁の緊張を和らげるために[**1**   ]位で、膝を軽く[**2**   ]してもらい、①視診➡ ②[**3**   ]➡ ③打診➡ ④[**4**   ]の順に行う。④を②や③の前に行うと、刺激により腸蠕動が変化するなどして、正確な結果が得られないことがある。

□□□
呼吸音の消失

【20】 聴診時、呼吸音が消失している場合に考えられる病態はどれか。

1．肺炎 pneumonia 　　　　　2．肺水腫 pulmonary edema

3．肺梗塞 pulmonary infarction 　　4．無気肺 atelectasis

□□□
呼吸音の聴診

【21】 呼吸音の聴診で粗い断続性副雑音が聴取されたときに考えられるのはどれか。

1．気道の狭窄 　　　　　　　2．胸膜での炎症

3．肺胞の伸展性の低下 　　　　4．気道での分泌物貯留

□□□
異常な呼吸音

【22】 異常な呼吸音のうち低調性連続性副雑音はどれか。

1．笛のような音〈笛音〉

2．いびきのような音〈類鼾音〉

3．耳元で髪をねじるような音〈捻髪音〉

4．ストローで水中に空気を吹き込むような音〈水泡音〉

□□□
心音の聴取

【23】 心音の聴取でⅠ音がⅡ音より大きく聴取されるのはどれか。

ただし、●は聴取部位を示す。

1．
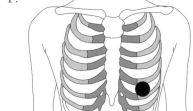

2．
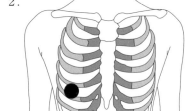

3．
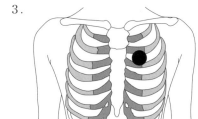

4．
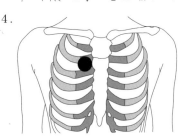

◀ 解答・解説 ▶

【20】 4　無気肺は、気管支内に喀痰や血液などが貯留し、その末梢域へ空気が入らない状態であり、呼吸音が消失する。

【21】 4　粗い断続性副雑音は、気道に貯留した分泌物が呼吸に伴う気流ではじけるときに発生する。

【22】 2　1：高調性連続性副雑音である。3：細かい断続性副雑音である。4：粗い断続性副雑音である。

【23】 1　Ⅰ音が最も大きく聴取されるのは僧帽弁領域で、第5肋間と左鎖骨中線の交点である。

C フィジカルアセスメント⑥

【解答】

5 イレウスまたは腸
閉塞

腸蠕動音聴取（つづき）

□□□ 腸蠕動音の聴取により、[**5**　　　　　　　]の早期発見や排便の状況などを確認
することができる。

6 膜

□□□ 腸蠕動音の聴取では、聴診器の[**6**　　　]側を用い、右下腹部、右上腹部、左
上腹部、左下腹部の4領域を聴診する（9領域に分けることもある）。正常では
グルグル、ゴボゴボという高調で不規則な音が5〜35回／分程度聴かれる。

7 亢進
8 消失

□□□ 腸蠕動音の[**7**　　　]（大きく高調な音が頻回に聞かれる）があれば、下痢
や閉塞性腸閉塞が疑われる。腸蠕動音の減弱・[**8**　　　　　]があれば、麻痺性
イレウスや腹膜炎の危険性がある（腹膜炎では炎症の部位などにより、腸蠕動音
が亢進することもある）。ただし、完全な腸蠕動音の消失を確認するためには、

9 5

同一箇所で[**9**　　　]分以上聴取する必要がある。

運動機能の観察
●日常生活動作〈ADL〉

1 日常
2 脳神経
3 関節
4 関節可動域または
ROM

□□□ 日常生活動作（activities of daily living；ADL）とは、摂食動作や排泄動作、
清潔動作、移動動作など、[**1**　　　　　]の生活を送るのに必要な基本動作のこ
とであり、これには筋・骨格系や[**2**　　　　　]系が最も深く関与している。

□□□ 日常生活動作の観察では、筋・骨格の状態、[**3**　　　　]やその周囲の状態に
正常でない動きや痛み、腫脹、熱感などがないか、また[**4**　　　　　　　]に
制限がないかなどを問診・視診・触診によって確認する。

●関節可動域〈ROM〉

5 運動方向
6 0

□□□ 関節可動域（range of motion；ROM）の測定は、関節がどの程度動くかを測
定するものである。関節にはそれぞれ決まった[**5**　　　　　　]と可動域角度
があるが、測定の際は必ず基本肢位（どの関節も[**6**　　　]°）から始める。

7 良肢位

□□□ [**7**　　　　]とは、関節が仮にその位置で動かなくなったとしても日常生活
動作に及ぼす影響が最も少ない安楽な肢位で、各関節で一定している。

8 自動
9 他動
10 自動
11 他動

□□□ 自分で動かせる関節可動域の運動を[**8**　　　]運動という。一方、自分では
動かせなくても、他者が力を加えることで動かせる可動域の運動を[**9**　　　]
運動という。ROM測定ではまず[**10**　　　]運動を行い、制限がある場合に
[**11**　　　]運動を行い、どの程度の可動域が残されているかをみる。

●徒手筋力測定〈MMT〉

12 意識
13 抵抗

□□□ 徒手筋力測定（manual muscle test；MMT）は、[**12**　　　]のある患者を
対象に、上下肢に[**13**　　　]力または重力を負荷して行う筋力テストであ
る。

14 6

□□□ MMTの判定基準は[**14**　　　]段階で、下表のとおり。

15 重力

16 収縮

5 （normal）	十分な力に対抗して動かせる
4 （good）	若干の力に対抗して動かせる
3 （fair）	力を加えなければ[**15**　　　　]に打ち勝って動かせる
2 （poor）	重力を解除した状態で動かせる
1 （trace）	筋の[**16**　　　]がみられる程度
0 （zero）	筋の収縮もみられない

17 3

□□□ 自動運動が可能であれば、基本的にはMMT[**17**　　　]以上の評価となる。

□□□
腸蠕動音の評価

【24】 腹部蠕動の消失が認められる場合に考えられるのはどれか。
　1．閉塞性腸閉塞　　2．麻痺性イレウス　　3．下　痢　　4．肝腫大

□□□
関節可動域

【25】 関節可動域〈ROM〉の単位はどれか。
　1．回　　　2．度　　　3．kg　　　4．cm

□□□
関節可動域

【26】 肩関節の外転の可動域測定で正しいのはどれか。

1.　　　　　　　　　　　　　2.

3.　　　　　　　　　　　　　4.

□□□
良肢位

【27】 良肢位が屈曲90°なのはどれか。
　1．肘関節　　　2．肩関節　　　3．膝関節　　　4．手関節

□□□
徒手筋力テスト

【28】 徒手筋力テストの判定基準は［　　］段階である。
　　　［　　］に入るのはどれか。
　1．2　　　2．3　　　3．4　　　4．5　　　5．6

□□□
徒手筋力測定

【29】 徒手筋力測定（MMT）で、力を加えなければ重力に打ち勝って動かせる状態は
　　　どれか。
　1．4（good）　　2．3（fair）　　3．2（poor）　　4．1（trace）

◀ 解答・解説 ▶

【24】 2　麻痺性イレウスは、腸蠕動の低下が原因で生じるため、腸蠕動音は減弱・消失する。
【25】 2　関節可動域は、角度で評価する。
【26】 1　外転とは、身体の正中線あるいは正中面から離す方向の運動をいう。肩関節の外転可動域測定では、基本軸は肩峰を通る床へ
　　　　の垂直線で、移動軸は上腕骨である。側方挙上で180°までが可動域角度である。
【27】 1　2：肩関節の良肢位は、外転10〜30°。3：膝関節は屈曲10°、4：手関節は背屈10〜30°である。自分の身体におきかえてみる
　　　　とわかりやすい。
【28】 5　徒手筋力テストは、「0」〜「5」の6段階で評価する。
【29】 2　自動運動が可能であれば、少なくともMMTは3以上、自動運動不可なら2以下と判断する一つの基準となる。

A 食　事

■ 食事の環境整備、食事介助

□□□　食事時の環境として、病室を清潔かつ快適に整える必要がある。一般に、照度 [■1 　～　] ルクス、気温 [■2 　　] ℃前後、湿度 [■3 　～　] ％ 前後で、壁の色は視覚に刺激の少ない穏やかなものがよいとされる。

□□□　食前には患者の [■4 　　　　] の有無を確認する。

□□□　食前・食後には手指や [■5 　　　] 内の清潔を図る。

□□□　患者が自分自身で食事を摂れない場合、何らかの介助が必要になる。できる限り 患者が望むような食事が摂れるように配慮し、また、自身で食べることができる よう工夫することが大切である。たとえば上肢の障害で箸やスプーンが使えない 場合でも、[■6 　　　　] を活用するなどである。

■ 誤嚥の予防

□□□　誤嚥とは、食道に入るべき食物などが、誤って [■1 　　　　] に入ってしまうこ とをいい、嚥下機能が障害されていたり、小児のように嚥下機能が未発達の場合 に起こりやすい。誤嚥によって窒息や [■2 　　　　　] が生じる危険性があ るため、誤嚥の予防はきわめて重要である。

□□□　嚥下の過程は以下の３相に分けられる。

第1相（[■3 　　] 期)	舌の動きで食塊が口腔内から咽頭へ移動する時期（随意運動)
第2相（[■4 　　] 期)	食塊が咽頭から [■5 　　　] へ送り込まれる時期（反射的な嚥下運動）。軟口蓋が鼻腔を閉じ、喉頭蓋が気管の入り口を閉じる
第3相（[■6 　　] 期)	食道の蠕動運動によって食塊が食道から [■7 　　] に移動する

第1相　第2相　第3相
上顎骨　舌尖　軟口蓋
食塊　口唇　舌　喉頭蓋　甲状軟骨
下顎骨　舌骨　喉頭　食道　声帯　気管

□□□　食事時の体位は、嚥下しやすいように [■8 　　] 位または [■9 　　　　　　] 位とするのがよい。なるべく上半身を挙上し、やや前屈した姿勢が望ましい。 （■8 ■9 順不同）

□□□　嚥下障害がある場合、誤嚥予防のため、食物の形態は、食物が急速に移動しない よう [■10 　　　　] をつけたものがよい。一口の量は少なめにし、確実に [■11 　　] したことを確認してから次の食物を口腔に入れる。緊急時に備え [■12 　　] 器を用意しておく。

□□□　[■13 　　　　] 側の口腔内には食物残渣がたまりやすく、誤嚥の原因となるので、 食後には口腔内を清潔にする。

【1】 誤嚥で発症するのはどれか。
　1．肺　炎　　　2．胃　炎　　　3．肝　炎　　　4．膵　炎

嚥下障害患者の食事

【2】 嚥下障害の患者に食事を再開する場合の開始食で適切なのはどれか。
　1．プリン　　　　　　　　　　　2．こんにゃく
　3．野菜きざみ食　　　　　　　　4．コンソメスープ

嚥下障害患者の食事

【3】 嚥下障害のある成人患者への食事の工夫で最も適切なのはどれか。
　1．冷たい料理は温める。
　2．固い食材は細かく刻む。
　3．汁物にはとろみをつける。
　4．一口量はティースプーン半分を目安にする。

嚥下障害患者の食事介助

【4】 誤嚥しやすい患者の食事の援助で適切なのはどれか。
　1．食材は細かく刻む。　　　　　2．水分の摂取を促す。
　3．粘りの強い食品を選ぶ。　　　4．頸部を前屈した体位をとる。

誤嚥防止

【5】 誤嚥を防ぐための食事介助で適切なのはどれか。
　1．パサパサした食べ物を準備する。
　2．患者の体位は、頸部を後屈させ下顎を挙上させる。
　3．食物を口に運んだスプーンは上方へ抜き取る。
　4．飲み込んだのを確認してから、次の食物を口に入れる。

自力摂取困難な患者の食事介助

【6】 自力での摂取が困難な成人患者の食事介護で適切なのはどれか。
　1．水分の少ない食べ物を準備する。
　2．時間をかけずに次々と食物を口に入れる。
　3．患者に食事内容が見える位置に食器を配置する。
　4．患者の下顎が上がるよう高い位置からスプーンを操作する。

━〔解答・解説〕━

【1】 1　誤嚥により肺炎が引き起こされる（誤嚥性肺炎）。
【2】 1　嚥下障害のある患者の食事は、①舌で押しつぶせる固さ、②適度な粘度がある、③口腔内でバラバラにならない、④喉をスムーズに通過できる形態が望ましい。開始食はプリンやゼリー、茶わん蒸しなどが適している。
【3】 3　摂取した物が急速に移動しないよう、適度な粘度をつけるとよい。1：料理の温度はおいしさや食欲に影響するため、冷たいものは冷たい状態で提供する。2：咀嚼力が低下している場合には、適切な工夫といえる。
【4】 4　誤嚥しやすい患者の援助では、とろみのある食事にし、頸部を前屈する。
【5】 4　1：パサパサした食物は誤嚥しやすい。2：頸部は前屈させる。3：上方へ抜き取ると口蓋が傷つくおそれがある。
【6】 3　1：水分が少ないと誤嚥しやすい。2：相手の状態を見ながら食物を口に入れる。4：やや前屈させる。

B　排　泄①

■ 排泄の援助（床上、トイレ、ポータブルトイレ、おむつ）

□□□　床上排泄とは、ベッドから降りられない、またはベッド上安静が必要な場合に、床上で排泄を行うことをいい、[**1**　　　]や[**2**　　　]を用いる。冷感を防ぐため便器カバーを使用したり、仙骨の突出がある場合はゴム便器を用いたりする。（**1 2**順不同）

□□□　床上排泄における正しい便器の当て方は右図のとおり、[**3**　　　]が便器の中央にくるように配置する。上下の方向についても間違いのないよう注意する。

□□□　排泄時は可能な範囲で上半身を[**4**　　　]し、腹圧をかけやすくするとよい。

肛門

解答

1便器　**2**尿器

3肛門

4挙上

■ 導　尿

□□□　導尿とは、カテーテルを尿道から膀胱内に[**1**　　　]的に挿入して、貯留している尿を排出する方法をいう。一時的導尿と[**2**　　　]的導尿がある。

□□□　導尿時の体位は[**3**　　　]位とし、不必要な露出を避け、プライバシーの保護に努める。

□□□　成人の導尿には6〜8号のネラトンカテーテルを使用する。男女で尿道の長さが異なる（女性約3〜4cm、男性約16〜18cm）ため、カテーテル挿入の長さは女性[**4**　〜　]cm程度、男性[**5**　〜　]cm程度とする。

□□□　膀胱留置カテーテルの挿入時、尿の流出が確認されたら、さらに[**6**　〜　]cm進めてから留置する（尿道や膀胱の損傷を防ぐため）。

□□□　膀胱留置カテーテルのバルーン（カフ）には[**7**　　　]を入れておく。生理食塩水は塩分が結晶化することがあるため使用しない。

□□□　女性の外陰部を消毒する際は、中央から外周へ、[**8**　　　]から[**9**　　　]部に向けて行い、動作ごとに消毒綿を交換する。

□□□　カテーテルが尿器に浸った状態では[**10**　　　]が起こる危険性があるため注意する。

□□□　膀胱留置カテーテルを固定する際、女性の場合には大腿内側に、男性の場合には尿道瘻を予防するために陰茎を上向きにして[**11**　　　]に固定する（右図）。

尿道瘻

1無菌
2持続

3仰臥

45〜7
518〜20
62〜3
7滅菌蒸留水

8尿道口　**9**肛門

10逆行性感染

11下腹部

■ 浣　腸　　　　　　　　　　　　　　　▶国試によく出る

□□□　浣腸とは、肛門から直腸に薬液を挿入して[**1**　　　]を促す処置をいう。自然排便が困難な場合のほか、検査や治療の前処置としても行われる。

1排便

【2】【3】はまとめて解いてみよう！

【1】の問題は、96回では一般問題として出題されたものが、101、104回では必修問題で登場したよ。

□□□
床上排泄

一般 96回 AM52、必修 101回 PM19、104回 AM19

【1】 女性患者の床上排泄において洋式便器をあてる位置を図に示す。
適切なのはどれか。

1. 　　2. 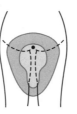　　3. 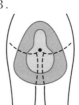　　4.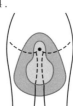

肛門

□□□
男性・女性の導尿

必修 101回 PM20、104回 PM20 改

【2】 成人男性に対して一時的な導尿をする際に、カテーテルを挿入する長さはどれか。
1. 4～6cm　　2. 8～10cm
3. 18～20cm　　4. 28～30cm

必修 98回 PM12 改、102回 AM16

【3】 成人女性に一時的な導尿を行う際に、カテーテルを挿入する長さはどれか。
1. 1～3cm　　2. 5～7cm
3. 9～11cm　　4. 18～20cm

□□□
男性の導尿

必修 107回 PM18

【4】 男性に導尿を行う際、カテーテル挿入を開始するときの腹壁に対する挿入角度で最も適切なのはどれか。
1. 30～40度　　2. 80～90度　　3. 120～130度　　4. 160～170度

□□□
膀胱留置カテーテル

必修 96回 AM29

【5】 膀胱留置カテーテルの固定用バルーンに入れるのはどれか。
1. 水道水　　2. エタノール　　3. 滅菌蒸留水　　4. 滅菌グリセリン

□□□
浣腸液の温度

必修 103回 AM16

【6】 注入時の浣腸液の温度で適切なのはどれか。
1. 32～33℃　　2. 36～37℃　　3. 40～41℃　　4. 44～45℃

IV
看護技術に関する基本的な知識を問う

◀ 解答・解説 ▶

【1】 　　1　2：便器の挿入が浅く、排泄量が多いと排泄物が便器外に漏れるおそれがある。3、4：便器の挿入方向が逆で、患者の仙骨部に当たり苦痛を伴う。

【2】3【3】2　成人男性の尿道の長さは16～18cmであるため、カテーテルは18～20cm程度挿入する。成人女性では尿道は3～4cmであるためカテーテル挿入は5～7cmとする。

【4】 　　2　男性の導尿では、陰茎を腹壁に対して約90°（垂直）に少し引き上げ、尿道が一直線になるようにしてカテーテルを挿入する。球部から膜様部のあたりにカテーテルがくると、尿道が屈曲しているため、やや抵抗を感じる。このとき、陰茎を大腿側に倒し、できるかぎり尿道が一直線になるように挿入する。

【5】 　　3　1、2：エタノールやグリセリン、水道水は、バルーンを損傷させる危険性があり、膀胱内に漏れ出した場合には膀胱内の無菌状態を保てなかったり、刺激を与える危険性がある。

【6】 　　3　浣腸液の温度は高すぎず低すぎない40～41℃とする。

Ⓑ 排 泄②

▶国試によく出る

■ 浣 腸（つづき）

□□□ しばしば用いられる主な浣腸の種類は下表のとおりである。

種　類	濃　度	１回量	温　度	カテーテル
グリセリン浣腸	50%	80〜120mL	40〜41℃	直腸管８〜12号、ネラトンカテーテル10〜15号 ※４〜５cm 挿入
石けん浣腸	１〜２％	500〜1000mL		

□□□ 浣腸液の温度は、高すぎると腸粘膜を損傷し、低すぎると末梢血管が収縮して血圧が〔**2**　　　　〕するため、40〜41℃とする。

□□□ 浣腸時の患者の体位は、解剖学的構造を考慮して直腸・Ｓ状結腸・下行結腸に浣腸液が流れるよう〔**3**　　　　〕位とする。

□□□ グリセリン浣腸を立位で行うと、〔**4**　　　　　　〕を起こす危険性がある。また、直腸粘膜に傷がある場合は、そこからグリセリンが吸収されて〔**5**　　　　〕や腎障害を招くおそれがある。

□□□ 浣腸液はゆっくりと注入（グリセリン浣腸で60mL/20秒程度）し、外肛門括約筋や腹筋の緊張を緩和させるために患者には〔**6**　　　〕呼吸をするよう促す。

□□□ 浣腸液注入後は、便意を催しても〔**7**　　〜　　〕分程度排泄を我慢するように伝える。

■ 摘 便

□□□ 摘便は、〔**1**　　　　〕下部の硬便を手指でかき出し排便させる方法である。自然排便や浣腸による排便が困難な場合に行う。

□□□ ゴム手袋をはめて潤滑油を塗布した後、〔**2**　　　　　〕指を直腸壁に沿って肛門に挿入し、便塊をかき出す。なお、あらかじめ〔**3**　　　　　〕油または50%グリセリンを注入して、便を軟らかくしておくと摘便しやすくなる。

■ 失禁のケア

□□□ 失禁は便失禁と尿失禁に分けられる。尿失禁には、下表のような種類がある。

尿失禁の分類		原　因	
器質性尿失禁	〔**1**　　〕性尿失禁	腹圧の急激な上昇	妊娠、出産、肥満、加齢、便秘など
	〔**2**　　〕性尿失禁	尿意の抑制困難	原因がない場合が多い。脳血管障害、前立腺肥大症、膀胱がんなどが原因になることもある
	〔**3**　　〕性尿失禁	反射的な膀胱の収縮	脊髄損傷など
	溢流性尿失禁	尿道狭窄、神経の損傷	前立腺肥大症、膀胱結石、尿道結石、神経因性膀胱、子宮筋腫など
〔**4**　　〕性尿失禁		排泄動作の障害	認知症、ADL 障害など

□□□ 臥床患者では、失禁が〔**5**　　　　〕の原因にもなるため保清に努める。

□□□ 腹圧性尿失禁は、腹筋や〔**6**　　　　　〕筋群を鍛えることによって改善が期待できる。

〔解答〕

2 上昇

3 左側臥

4 直腸穿孔

5 溶血

6 口

7 3〜5

1 直腸

2 第２または示、人差し

3 オリーブ

1 腹圧

2 切迫

3 反射

4 機能

5 褥瘡

6 骨盤底

「浣腸」は
国試の頻出項目だよ！

【9】の問題は、96回では一般問題として出題されたものが、102回と106回では必修問題で登場したよ。

□□□
浣腸液

必修 107回 AM16

【7】 排便を促す目的のために浣腸液として使用されるのはどれか。
1．バリウム　　　2．ヒマシ油　　　3．グリセリン　　　4．エタノール

□□□
浣腸時の体位

必修 95回 AM22 改、100回 PM20、103回追 PM19

【8】 成人患者に浣腸を行うときの患者の体位で適切なのはどれか。
1．坐　位　　　2．仰臥位　　　3．右側臥位　　　4．左側臥位

□□□
浣腸時の体位

一般 96回 AM53 改、必修 102回 PM16 改、106回 PM19

【9】 グリセリン浣腸を実施する際、腸管穿孔の危険性が最も高い体位はどれか。
1．立　位　　　2．仰臥位　　　3．腹臥位　　　4．左側臥位

□□□
グリセリン浣腸

必修 108回 PM18

【10】 成人のグリセリン浣腸で肛門に挿入するチューブの深さはどれか。
1．2cm　　　2．5cm　　　3．12cm　　　4．15cm

□□□
グリセリン浣腸

必修 93回 AM23 改

【11】 成人のグリセリン浣腸で正しいのはどれか。
1．液の温度は45～46℃とする。　　　2．患者の体位は右側臥位とする。
3．カテーテルは5cm挿入する。　　　4．注入後すぐに排便を促す。

□□□
尿失禁

必修 102回 PM25

【12】 努責やくしゃみをしたときに生じる尿失禁はどれか。
1．溢流性尿失禁
（overflow incontinence of urine）
2．機能性尿失禁
（functional incontinence of urine）
3．切迫性尿失禁
（urge incontinence of urine）
4．反射性尿失禁
（reflex incontinence of urine）
5．腹圧性尿失禁
（stress incontinence of urine）

□□□
骨盤底筋訓練

必修 105回 AM18

【13】 骨盤底筋訓練が最も有効なのはどれか。
1．溢流性尿失禁
（overflow incontinence of urine）
2．切迫性尿失禁
（urge incontinence of urine）
3．反射性尿失禁
（reflex incontinence of urine）
4．腹圧性尿失禁
（stress incontinence of urine）

IV

看護技術に関する基本的な知識を問う

───〈 解答・解説 〉───

【7】　　3　50%グリセリンが浣腸用として用いられている。1：バリウムは、消化器の造影検査に用いる。2：伝統的に、下剤として用いられる。4：注射部位の消毒などに、消毒用アルコールが用いられている。
【8】　　4　左側臥位では、S状結腸から下行結腸に向けて自然な位置になるため、腸の走行に沿って浣腸液が流入しやすい。
【9】　　1　立位ではカテーテルが直腸の走行に沿わず、直腸壁を穿孔するおそれがある。
【10】 2 【11】 3　カテーテル挿入の長さは4～5cm程度を目安とする。1：直腸温よりやや高めの40～41℃程度がよい。2：左側臥位がよい。4：注入直後に排便を試みると、浣腸液のみが排泄されてしまう。3～5分間我慢してから排泄する。
【12】　　5　努責時やくしゃみをしたときには腹圧がかかり、腹圧が上昇して失禁する。
【13】　　4　腹圧性尿失禁では、骨盤底筋群の脆弱化などがみられるため骨盤底筋訓練が有効である。

C 活動と休息①

解答

□□□ 寝たきりの患者や、自力での寝返りが困難な患者に対しては、状態に応じ適切に体位変換を行うことで、局所への圧迫による阻血を防ぎ、[**1**　　　　]や深部静脈血栓などの合併症の発生を予防する。

1 褥瘡

□□□ 患者の循環動態や解剖生理学的特徴を考慮し、状況に応じて適切な体位に整えることで、患者の安全・安楽を確保する。

2 ボディメカニクス

□□□ 体位変換にあたっては、[**2**　　　　　　　　　]を活用し、患者・看護師双方にとって安全・安楽に実施することができるようにする。

□□□ 基本的な体位の名称と特徴は以下のとおりである。

名　称	特　徴
[**3**　　]位	最もエネルギー消耗が大きい、循環血液量が最少、身体基底面が狭く重心も高いため不安定、胸郭運動は十分に行える
[**4**　　]位	上半身の重みが殿部に集中する。心・肺への負担は少ない
[**5**　　　]位	筋緊張が最少、エネルギー消耗が少ない、循環血液量が最大、身体基底面が広く安定感がある
[**6**　　　]位	身体の下側に体圧が集中し、圧反射で下側の生理機能が低下する
[**7**　　　]位	胸郭運動が抑制されやすい。股関節の屈曲拘縮や嘔吐が予防できる
シムス位	下腹部の緊張がとれ腹痛が軽減される。脊柱に重力が加わらない。呼吸抑制が少なく嘔吐をしても安全
[**8**　　　]位	胸と膝を床につけ、殿部を持ち上げた姿勢。肛門の診察や無酸素発作時に適応となる
[**9**　　　]位	横隔膜を圧迫するため肺活量が最少になる。分娩・陰部の処置・ダグラス窩穿刺時に用いる。截石位ともいう
[**10**　　　]位	ショックや破水時に用いる。トレンデレンブルグ体位ともいう

3 立

4 座

5 仰臥

6 側臥

7 腹臥

8 膝胸

9 砕石

10 骨盤高

□□□
体 位

【1】 体位の写真（口絵 p. I ）を別に示す。
Fowler ＜ファウラー＞位はどれか。

1. ① 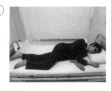　　2. ② 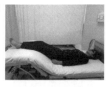　　3. ③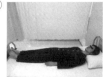

4. ④ 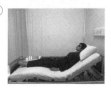　　5. ⑤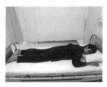

□□□
体 位

【2】 体位を図に示す。
Sims ＜シムス＞位はどれか。

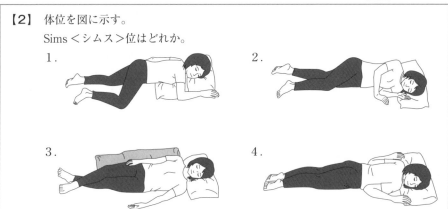

1.　　　　　2.

3.　　　　　4.

□□□
体 位

【3】 成人において胃食道逆流を防ぐために食後30分から1時間程度とるとよい体位は
どれか。
　　1. 左側臥位　　　　2. 半側臥位　　　　3. 仰臥位　　　　4. 坐 位

□□□
体 位

【4】 胃から食道への逆流を防ぐために、成人が食後30分から1時間程度とるとよい体
位はどれか。
　　1. 座 位　　　　2. 仰臥位　　　　3. 右側臥位　　　　4. 半側臥位

───◆ 解答・解説 ◆────────────────

【1】　　　4　1：側臥位、2：ショック体位、3：仰臥位、5：腹臥位である。
【2】　　　1　2：側臥位、4：腹臥位である。
【3】4【4】1　食後30分以上は座位を保つ。

Ⓒ 活動と休息②

■ **移動、移送**
●**車椅子による移動と移送**

□□□ 車椅子は患者の [**1**] 側に、ベッドに対して [**2**] ～45°の角度で準備する。止まっているときには必ず [**3**] をかける。

□□□ 段差を上がるときは [**4**] を踏み込み、キャスター（小車輪）を浮かせて段の上に乗せ、その後グリップを持ち上げながら後輪を持ち上げて進む。

□□□ 下り坂や段差を下りるときは [**5** 前／後ろ] 向きに下りる。

□□□ エレベーターに乗り込むときは原則として [**6** 前／後ろ] 向きに入る。内部で車椅子を回転させない。

●**ストレッチャーによる移動と移送**

□□□ 患者をベッドからストレッチャーへ移動するときは、ベッドの高さに合わせストッパーをかけたストレッチャーをベッドと平行に置き、シーツを用いて看護者4名で [**7**] 移動させる。

□□□ ストレッチャーの進行時、平地では患者の [**8**] 側を前にする。下りでは患者の [**9**] 側を、上りでは [**10**] 側を前にする。

□□□ ストレッチャーの進行時、患者の [**11**] 側にいる看護者は患者を観察しながらストレッチャーを押す。[**12**] 側にいる看護者は進行方向を確認しながら進路を決定し、進む。

●**杖歩行の患者の移動、麻痺のある患者の移動**

□□□ 松葉杖やT字杖は、握り部分が [**13**] の位置にくるように長さを調整する。松葉杖の腋窩受けは、腋窩に当てずに、腋窩から2～3横指下にくるように調整する。T字杖は [**14**] 側で持つよう指導する。

□□□ 歩行の介助や指導を行うときは患者の [**15**] に立って行う。

□□□ 片麻痺のある患者の歩行介助では、介助者は患者の [**16**] 側に立つ。

□□□ 片麻痺のある患者の階段昇降では、[**17**] 側から昇り、[**18**] 側から下りるよう指導する。

□□□ 視覚障害者の歩行介助では、患者に腕をつかんでもらい、ななめ [**19**] 前を歩く。

■ **ボディメカニクス**

□□□ 体位変換で活用されるボディメカニクスには、[**1**] の原理、慣性の法則、大きな筋群の有効利用、[**2**] 抵抗の最小化などがある。

【5】 車椅子による移送で適切なのはどれか。
　1．エレベーターを利用するときは、エレベーターの中で方向転換する。
　2．移乗する前にフットレスト〈足のせ台〉を上げる。
　3．急な下り坂では前向きに車椅子を進める。
　4．段差は勢いをつけて乗り越える。

【6】 水平移動時の移送方法の写真（口絵 p.Ⅱ）を別に示す。適切なのはどれか。

1．①
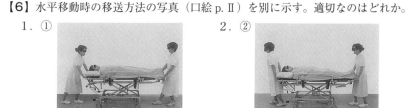
2．②
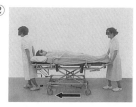

3．③
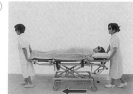
4．④
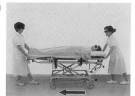

【7】 ストレッチャーによる移送で患者の頭部側を先行させるのはどれか。
　1．平坦な廊下　　　2．上り坂　　　3．曲がり角　　　4．段差のある所

【8】 動作を安定させるために行うのはどれか。
　1．重心位置を低くする。
　2．足を閉じた姿勢にする。
　3．底が滑らかな素材の靴を履く。
　4．重心線を支持基底面の中心より遠くする。

─◀ 解答・解説 ▶─

【5】 2　1：エレベーター内では十分なスペースがなく危険である。3：急な下り坂では後ろ向きで進める。4：段差では前輪を浮かせて段の上に乗せ、その後に後輪を持ち上げて段差に乗せる。
【6】 3　前方者は前方向の確認と舵取り、後方者は患者を観察しながらストレッチャーを押す、というふうに役割分担する。
【7】 2　坂道では患者の頭部側が高くなるようにする。重力によるうっ血状態、それによる不安感を防ぐためである。
【8】 1　2：足を開き基底面を大きくする。3：摩擦力の大きい靴をはく。4：重心線が支持基底面を通るように動く。

ⓒ 活動と休息③

■ **ボディメカニクス（つづき）**

□□□ 安定した作業姿勢を得るには、①［**3**　　　　　　］を広くとる、②［**4**　　　　　　　　］を低くする、③対象を小さくまとめて看護師の重心に近づける、④動き出す方向に看護師の［**5**　　　　　］を向ける、などがポイントとなる。

□□□ 患者の四肢はできるだけ［**6**　　　　　　］に近づけることで、重力の分散を防ぐことができる。また、大きな筋群も利用することができる。

□□□ 摩擦抵抗を減らすためには、患者を持ち上げるのではなく、できるだけ［**7**　　　　　］移動させる。また、押すよりも［**8**　　　　　］。

■ **廃用症候群の予防**

□□□ ［**1**　　　　　　　　　］とは、心身の不使用や活動の低下（寝たきりや過度の安静）によって二次的に生じる全身の機能低下で、以下のような症状が現れる。

分　類	症　状
筋　肉	［**2**　　　　　　　］、筋［**3**　　　　　］、腰背部痛、体力や持久力の低下
骨	［**4**　　　　　］症、骨萎縮、化骨形成
消化器系	［**5**　　　　　］、胃痛、胸やけ、胃もたれ、食欲不振、肝機能障害
循環器系	［**6**　　　　　］症、肺塞栓症、起立性低血圧、めまい、肺炎
精　神	認知症、抑うつ、不眠
皮　膚	［**7**　　　　　］、皮膚の萎縮、浮腫
自律神経系	便秘、尿・便の失禁、低体温症
泌尿器系	尿路感染、頻尿

□□□ 廃用症候群を予防するためのリハビリテーションは、可能な限り［**8**　　　　　］に開始することが大切である。

□□□ 関節可動域の保持、拘縮の予防には［**9**　　　　　］運動が効果的である。

□□□ 筋力や心肺の予備力を増強するためには［**10**　　　　　］運動が効果的である。

■ **睡　眠**

□□□ 睡眠と覚醒のリズムは、一定の環境下ではほぼ［**1**　　　　　］時間の周期で維持されている（サーカディアンリズム）。

□□□ 正常な入眠後、最初に訪れる眠りを［**2**　　　　　　　］睡眠（徐波睡眠）とよび［**3**　　　　　］の睡眠と考えられている。この睡眠は、脳波パターンによってさらに4段階に分けられる。

□□□ ノンレム睡眠の後に訪れる身体の眠りを［**4**　　　　　］睡眠とよぶ。急速な［**5**　　　　　　　］、夢をみる、筋緊張の［**6**　　　　　］、バイタルサインの変動がみられる。

3 支持基底面
4 重心
5 足先
6 体幹

7 水平
8 引く

1 廃用症候群

2 関節拘縮　**3** 萎縮

4 骨粗鬆
5 便秘
6 静脈血栓

7 褥瘡

8 早期

9 他動
10 自動

1 25

2 ノンレム
3 脳

4 レム
5 眼球運動　**6** 低下

□□□
ボディメカニクス

【9】 体位変換時の看護師のボディメカニクスで正しいのはどれか。
1. 大きな筋群を使う。　　　　　　2. 基底面を狭くする。
3. 患者との間に距離をとる。　　　4. 重心を高くする。

□□□
ボディメカニクス

【10】 シーツ交換時にシーツを引っ張る動作でボディメカニクスを応用した姿勢はどれか。
1. 両足を前後に開き、両膝を伸ばす。　　2. 両足を前後に開き、両膝を曲げる。
3. 両足をそろえ、両膝を伸ばす。　　　　4. 両足をそろえ、両膝を曲げる。

□□□
ボディメカニクス

【11】 立位を最も安定させる足の位置はどれか。

1. 　　2. 　　3.　　4.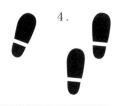

□□□
長期臥床

【12】 長期臥床によって生じるのはどれか。
1. 高血糖　　2. 筋萎縮　　3. 食欲増進　　4. 心拍出量の増加

□□□
不活動の持続

【13】 不活動状態が持続することで生じるのはどれか。
1. 廃用症候群 disuse syndrome
2. 緊張病症候群 catatonia syndrome
3. 慢性疲労症候群 chronic fatigue syndrome
4. シックハウス症候群 sick house syndrome

□□□
廃用症候群

【14】 廃用症候群 disuse syndrome を示すのはどれか。
1. 濃い味付けに慣れると薄味がわからなくなる。
2. 年齢を重ねると小さな字が読みにくくなる。
3. 多量の発汗があると尿量が少なくなる。
4. 歩かないと下肢筋力が低下する。

◀ 解答・解説 ▶

【9】　1　大きな筋群を用いることで力を効率的に使える。2：基底面は広くとる。3：患者との距離は近いほうが小さな力で動かせる。
【10】　2　重心を移動させやすいよう、引っ張る方向へ前後に足を開き、膝を曲げて重心を低くすると安定した作業姿勢が得られる。
【11】　3　身体の重心移動がしやすいように両下肢を前後もしくは左右に開くと、基底面積が広がって姿勢が安定する。
【12】　2　長期臥床のために筋力が低下し、筋萎縮などがみられる。
【13】　1　活動量の低下が持続すると、全身の機能低下である廃用症候群が生じる。
【14】　4　1：高齢者では味覚の閾値が上昇するため、味覚が低下するが、廃用症候群との関連はない。2：加齢により、水晶体の弾力性が低下するが、廃用症候群との関連はない。3：発汗により脱水になりやすいが、廃用症候群との関連はない。

IV
看護技術に関する基本的な知識を問う

C 活動と休息④

■ 睡　眠（つづき）

□□□ ノンレム睡眠からレム睡眠までを睡眠周期といい、1周期は約［**7**　　　　］分である。8時間の睡眠では、睡眠周期が4〜5回繰り返される。

□□□ 睡眠への援助としては、①身体症状（発熱、瘙痒感、咳嗽など）を緩和する、②適切な体位変換を行う、③リラクセーションとして［**8**　　　　　］や［**9**　　　　　］を行う、④日中の活動を促して生活のリズムをつける、⑤就寝直前の［**10**　　　　　］摂取は控える、⑥眠りやすい環境を整える、などがあげられる。（**8** **9** 順不同）

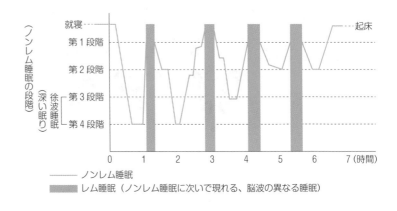

必修 101回 AM20

【15】 廃用症候群 disuse syndrome の予防で正しいのはどれか。

1．温罨法
2．安静臥床
3．減塩食の提供
4．関節可動域訓練

必修 95回 AM2改、102回 AM13

【16】 サーカディアンリズムの周期はどれか。

1．約8時間
2．約12時間
3．約24時間
4．約48時間

一般 107回 PM39

【17】 ノンレム睡眠中の状態で正しいのはどれか。

1．骨格筋が弛緩している。
2．夢をみていることが多い。
3．大脳皮質の活動が低下している。
4．組織の新陳代謝が低下している。

一般 109回 AM35

【18】 成人の睡眠で正しいのはどれか。

1．レム睡眠中は骨格筋が弛緩する。
2．入眠前の喫煙は睡眠導入時間を短くする。
3．ノンレム睡眠中はエネルギー代謝が亢進する。
4．睡眠周期は90分のレム睡眠と数分のノンレム睡眠を繰り返す。

一般 106回 AM55

【19】 高齢者の活動と休息のリズムの調整について最も適切なのはどれか。

1．午前中に日光を浴びる機会をつくる。
2．昼食後に入浴する。
3．昼寝をしない。
4．就寝前に水分を多く摂る。

IV
看護技術に関する基本的な知識を問う

―◀ 解答・解説 ▶―

【15】 4 廃用症候群は、心身の不使用・不活発（寝たきり、過度の安静）によって生じる。関節可動域訓練によって関節拘縮を予防し、活動性を拡大させる。

【16】 3 ヒトがもっている生まれつきの体内時計は、約25時間のリズムである。脳は昼夜の24時間周期、つまり昼と夜の明暗サイクルに合わせて1時間の体内時計の遅れを修整している。

【17】 3 ノンレム睡眠時は脳の活動は低下し、いわゆる「脳の眠り」ともいわれる。

【18】 1 レム睡眠時は、筋の弛緩や急速な眼球運動、不規則な呼吸や心拍などが生じる。

【19】 1 セロトニンは睡眠に関わる神経伝達物質で、午前中に日光浴をすると生成され、睡眠の質を高めるメラトニンとなる。また、日中の活動の充実も睡眠の質を高める効果があるので、午前中に日光浴の機会を作ることは、活動と休息のリズム調整のうえで適切である。

D 清　潔①

■ 入浴、シャワー浴

□□□　入浴は、清潔維持の方法のなかで最も［**1**　　　　　　］消費量が大きい方法である。

□□□　入浴時の湯温は［**2**　　〜　　］℃がよい。湯温が42℃以上になると［**3**　　　　］神経が刺激され血圧が［**4**　　　　］し、全身の代謝が亢進する。また、38℃程度であれば、［**5**　　　　］神経が刺激され血圧がわずかに［**6**　　　　］し、代謝はそれほど亢進しない。

□□□　入浴は食事の前後［**7**　　　］時間以内は避け、時間は10分以内程度とする。脱衣室や浴室の温度は22〜26℃とし、病室の室温との差を少なくする。

■ 清　拭

□□□　清拭はエネルギーの消耗が少ないため、体力の低下した患者にも適応できる。清潔効果以外に皮膚の［**1**　　　　］効果も期待される。

□□□　清拭に際して準備する湯温は55℃程度とし、患者の皮膚に当たるときのタオルの温度が［**2**　　〜　　］℃になるように調整する。

□□□　清拭を行う際、室温は24℃前後に保ち、窓を閉めるなどしてできるだけ手早く行い、［**3**　　　　］を与えないよう配慮する。不必要な［**4**　　　　］を避ける。

□□□　清拭の際、上肢・下肢は［**5**　　　　］から［**6**　　　　］へ向かって、胸部・背部は筋肉の走行に沿うように、乳房は外側から内側に円を描くように、腹部は［**7**　　　］の走行に沿うように、女性の陰部は前から後ろに向かって拭く。

■ 口腔ケア

□□□　口腔ケアは、歯や歯肉、口腔内の清潔保持、歯肉マッサージによる［**1**　　　　］の予防、食欲増進、誤嚥性［**2**　　　　］の予防など種々の目的で行う。［**3**　　　　］摂取していない患者や意識障害のある患者にも、積極的に実施する。

□□□　口腔ケアの実施体位は、可能な限り［**4**　　　　］とする。ただし、それができない場合は側臥位またはファーラー位として顔を横に向ける。また、麻痺のある患者の場合は［**5**　　　　］側を上にした側臥位とする。

□□□　ブラッシング（スクラビング法）は、毛先を歯と歯肉の境目に［**6**　　　　］°に当て、適度な圧力で5〜10mmの幅を目安に小刻みに前後させる（下図）。

□□□　含嗽水は常温の水か［**7**　　　　］とする。側臥位の場合、含嗽水を吐き出すガーグルベースンは、患者の吐き出す側の頬に密着させる。

□□□　意識障害のある患者の場合には、清拭法で口腔ケアを行う。また、誤嚥に備え［**8**　　　　］器を用意しておく。

□□□　義歯ははずして水かぬるま湯で洗浄し、装着しないときは［**9**　　　］を入れた専用容器に保管する。総義歯でも、義歯の洗浄とともに口腔ケアを実施する。

入浴の作用

【1】 入浴の温熱作用はどれか。
1. 筋緊張が増す。　　　　　　　　2. 末梢血管が拡張する。
3. 慢性疼痛が増強する。　　　　　4. 循環血液量が減少する。

入浴の援助

【2】 冬期の入浴の援助で適切なのはどれか。
1. 食後30分以内の入浴を促す。　　2. 脱衣室の室温は22～26℃に調節する。
3. 浴槽の湯を43～44℃に調節する。　4. 浴槽の湯に30分以上入る。

清　拭

【3】 全身清拭時、洗面器に準備する湯の温度で適切なのはどれか。
1. 20～25℃　　　2. 30～35℃　　　3. 40～45℃　　　4. 50～55℃

清　拭

【4】 全身清拭時に皮膚に触れるタオルの温度で適切なのはどれか。
1. 20～22℃　　　2. 30～32℃　　　3. 40～42℃　　　4. 50～52℃

口腔ケア

【5】 口腔ケアで適切なのはどれか。
1. 歯肉出血がある場合は実施しない。
2. 含嗽ができない患者には禁忌である。
3. 経口摂取の有無に関係なく実施する。
4. 総義歯の場合は義歯を入れた状態で実施する。

義歯の取り扱い方法

【6】 高齢者の義歯の取り扱い方法で正しいのはどれか。
1. 就寝時に外す。　　　　　　　　2. 熱湯で洗浄する。
3. 保管時は乾燥させる。　　　　　4. 総義歯は奥歯を起点に外す。

IV

看護技術に関する基本的な知識を問う

―◀ 解答・解説 ▶―

【1】　2　温熱作用により末梢血管は拡張し、循環血液量が増加する。筋緊張や疼痛は緩和する。
【2】　2　湯温と室温の温度差に起因する血圧変動を招かないように、脱衣室を22～26℃で調整する。1：入浴により消化管に集まっていた血液が減少し消化吸収を妨げる恐れがあるため、食後30分から1時間は入浴を避けたほうがよい。3：湯温は38～41℃がよい。4：浴槽につかる時間は10分以内程度がよい。
【3】　4【4】　3　準備する湯の温度は55℃程度とする。タオルの温度は40～42℃とする。
【5】　3　経口摂取の有無にかかわらず、口腔内は不潔になりやすいため、口腔ケアは積極的に行う。1：出血がある場合には愛護的に実施する。2：含嗽ができない場合は特に口腔内が不潔になるため、口腔ケアを行う。4：義歯ははずして行う。
【6】　1　2：熱湯で洗浄すると義歯が変形する恐れがあるため、水かぬるま湯で洗浄する。3：保管時は水を入れた保管容器に保管する。4：総義歯は前歯部分を起点にして奥歯側からはずす。

Ⓓ　清　潔②

[解答]

■1皮脂

■240～41

■3気化熱

■1足
■2入眠

■3健

■1粘膜
■2石けん
■3ゴム手袋
■4尿路
■5尿道口　**■6**肛門
■7肛門
■8露出

■1リズム

■2環境

■1吸湿　**■2**保温
■3通気

■4汚れ

■5回復

■6健　**■7**患

■8点滴ボトル
■9腕
■10左

■ 洗　髪
□□□　洗髪は、頭部の[**1**　　　]や汗などの分泌物の除去を主目的として行う。

□□□　洗髪に用いる湯の温度は[**2**　　～　　]℃とする。

□□□　疲労感を生じやすいため、15～20分以内で手早く行う。洗髪後はすぐに乾かすことで、[**3**　　　]による冷感が生じるのを防ぐ。

■ 手浴、足浴
□□□　部分浴には手浴や[**1**　　　]浴がある。清潔保持のほか、血液循環の促進や鎮静効果、リラクセーション効果、[**2**　　　]効果、筋緊張の緩和と運動訓練、爪を軟化させ切りやすくする、などの目的がある。

□□□　手浴や足浴に用いる湯の温度は40～41℃とし、片麻痺のある患者に手浴や足浴を行う場合は、[**3**　　　]側の手や足から湯に入れる。

■ 陰部洗浄
□□□　陰部洗浄に用いる湯の温度は、[**1**　　　]の損傷を防ぐため38～39℃とする。湯だけで汚染が除去できないときは[**2**　　　]を用いてもよい。

□□□　感染予防のため、陰部洗浄を実施する際は、必ず[**3**　　　]を着用する。

□□□　女性では尿道が短いため、[**4**　　　]感染を予防することが洗浄の大きな目的となる。陰唇を十分に開き、[**5**　　　]から[**6**　　　]の方向に向けて洗浄する。男女を問わず最後に洗う部分は[**7**　　　]である。

□□□　羞恥心に十分配慮し、不必要な[**8**　　　]は避ける。

■ 整　容
□□□　身だしなみを整えることは、1日の生活にメリハリをつけ、生活の[**1**　　　]を整えることに役立つ。

□□□　整容には、洗顔、化粧、結髪、理髪、爪切り、髭剃り、着替えなどのほか、ベッド周囲や生活スペースの[**2**　　　]を整えることも含まれる。

■ 寝衣交換
□□□　寝衣の素材は、[**1**　　　]性・[**2**　　　]性・[**3**　　　]性に富み、皮膚を刺激せず、洗濯に耐えるものを選択する（綿が適している）。(**1**～**3**順不同)

□□□　寝衣として望ましい要件にはほかに、身につけて安全であること、[**4**　　　]の目立つ色であること、着脱しやすいこと、などがあげられる。

□□□　和式寝衣は着脱が容易だが、活動しにくいため、[**5**　　　]期の患者には不向きである。

□□□　麻痺などのある患者の寝衣を交換する場合は、[**6**　　　]側から脱がせ、[**7**　　　]側から着せる。

□□□　点滴をしている患者の寝衣交換では、先に[**8**　　　]を通し、次いで[**9**　　　]を通す。

□□□　和式寝衣では、[**10**　　　]側の前身頃を上（右前）にして重ね、帯が縦結びにならないよう配慮する。

□□□
洗髪の援助

【7】 患者の洗髪の介助方法で適切なのはどれか。
　1．30℃の湯をかける。　　　　　　2．脱脂綿で耳栓をする。
　3．指の腹を使って洗う。　　　　　4．強い振動を加えて洗う。

□□□
足　浴

【8】 足浴の効果で最も期待されるのはどれか。
　1．食欲増進　　2．睡眠の促進　　3．筋緊張の亢進　　4．皮膚温の低下

□□□
陰部洗浄

【9】 陰部洗浄の実施で正しいのはどれか。
　1．腰部の安静が必要な患者には行わない。　2．湯は鼠径部にかけてから陰部にかける。
　3．陰唇の付着物をこすって取り除く。　　　4．洗浄後はドライヤーで乾燥させる。

□□□
爪のケア

【10】 爪の切り方の模式図を示す。
　　　爪のケアとして適切な切り方はどれか。

　1. 　　　2. 　　　3. 　　　4.

□□□
片麻痺患者の寝衣
交換

【11】 左片麻痺患者の上衣の交換で適切なのはどれか。
　1．左腕から脱がせ、左腕から着せる。　　2．左腕から脱がせ、右腕から着せる。
　3．右腕から脱がせ、左腕から着せる。　　4．右腕から脱がせ、右腕から着せる。

□□□
持続点滴患者の寝
衣交換

【12】 右前腕に持続点滴をしている患者の寝衣交換で適切なのはどれか。
　1．左袖から脱ぎ、右袖から着る。　　　2．左袖から脱ぎ、左袖から着る。
　3．右袖から脱ぎ、左袖から着る。　　　4．右袖から脱ぎ、右袖から着る。

IV

看護技術に関する基本的な知識を問う

‹ 解答・解説 ›

【7】　　3　湯温は40〜41℃程度とする。脱脂綿は湯を吸うため適さない。耳栓が必要な場合は青梅綿を用いる。強い振動を加えると眩暈や悪心を招くことがある。指の腹で、頭皮の汚れを取り除くように洗う。

【8】　　2　鎮静効果やリラクセーション効果があり、安眠を促す援助に用いることも多い。3：筋緊張を緩和させる作用がある。

【9】　　2　湯の温度を患者に確かめてもらうために、鼠径部や大腿内側に湯をかけてから陰部にかけるとよい。1：陰部の清潔を保つため、腰部の安静に留意しながら陰部洗浄を行う。3：こすらず、皮膚や粘膜を傷つけないようにする。4：洗浄後は乾いたタオルで水分を拭き取る。

【10】　　2　爪は、まず伸びている白い部分を少し残して横にまっすぐ切り、指の形に合わせてスクエアオフに整える。1：角張っていて危険である。3、4：三角カットや深爪は、巻き爪や陥入爪の原因になる。

【11】　3　【12】　1　関節可動域の大きい健側から脱がせ、着せるときは患側を先にする。

Ⓐ 療養環境

■ 病室環境 ··

□□□ 適切な病室環境は以下のとおりである。

分　類	条　件
温度、湿度	夏季：22〜24℃、45〜65% 冬季：18〜22℃、40〜60%
照　度	[1]　　　　〜　　　　] ルクス
騒　音	昼：50dB 以下、夜：40dB 以下
換　気	二酸化炭素：通常 [2]　　　　] %（恕限度*は0.1%） 3〜4時間ごとに3分間程度換気する
病室の広さ	1人当たりの床面積：[3]　　　　] m²以上 既存の施設では、1人部屋で6.3m²以上、2人以上の部屋で 1人当たり4.3m²以上 （[4]　　　　] 法施行規則による規定） ベッド間隔：1m以上あることが望ましい
病室の壁の色	中間色（安らぎを与える効果）
採　光	床面積の [5]　　　　　] 以上の有効採光面積（窓から の自然光）が必要（建築基準法による規定）

＊恕限度：人体に悪影響を及ぼさない濃度の上限（または下限）のこと

1 100〜200

2 0.03

3 6.4

4 医療

5 7分の1

■ 共有スペース ··

□□□ 療養環境における [1]　　　　] スペースとは、食堂やラウンジ、談話室など、療養者が共通に使用するスペースのことであり、家族との団欒や療養者の憩い、交流の場として機能する。

1 共有

■ 居住スペース ··

□□□ 療養環境における [1]　　　　] スペースとは、療養者が起居する場のことであり、[2]　　　　　] が守られるべきスペースのことである。すなわち、通所リハビリテーション施設などの療養環境には共有スペースのみが設置され、居住スペースは設置されない。

1 居住
2 プライバシー

□□□

環境に応じた照度

【1】 最も高い照度を必要とするのはどれか。
　　1．病　室　　　2．手術野　　　3．トイレ　　　4．病棟の廊下

□□□

病室の照度

【2】 病室環境に適した照度はどれか。
　　1．100〜200ルクス
　　2．300〜400ルクス
　　3．500〜600ルクス
　　4．700〜800ルクス

□□□

病室環境

【3】 療養施設、社会福祉施設等が集合して設置されている地域の昼間の騒音について、環境基本法に基づく環境基準で定められているのはどれか。
　　1．20dB 以下　　　　　　　　　　2．50dB 以下
　　3．80dB 以下　　　　　　　　　　4．110dB 以下

□□□

病室環境

【4】 一般的な病室における冬季の湿度で適切なのはどれか。
　　1．約10%　　　　　　　　　　　2．約30%
　　3．約50%　　　　　　　　　　　4．約70%

□□□

病室床面積

【5】 医療法施行規則に定められている病院の一般病床における患者1人に必要な病室床面積はどれか。
　　1．3.4m^{2}以上　　　　　　　　　2．4.4m^{2}以上
　　3．5.4m^{2}以上　　　　　　　　　4．6.4m^{2}以上

□□□

病床環境の規定

【6】 医療法施行規則で規定されているのはどれか。
　　1．病室の室温　　　　　　　　　　2．病室の照度
　　3．ベッドの高さ　　　　　　　　　4．1床あたりの床面積

──◀ 解答・解説 ▶──

【1】　2　精緻な作業を行う手術野で、最も高い照度が必要である。1万〜10万ルクスが基準となっている。
【2】　1　病室の照度は100〜200ルクスが適切とされている。
【3】　2　環境基準において、療養施設、社会福祉施設等が集合して設置される地域などでの昼間の基準値は50dB 以下、夜間は40dB 以下に定められている。
【4】　3　湿度は、冬季には40〜60%が望ましい。
【5】　4　医療法施行規則では、病院の一般病床における患者1人に必要な病室床面積は6.4m^{2}以上と定められている。
【6】　4　医療法施行規則第16条に、「①病院の病室および診療所の療養病床に係る病室の床面積は、患者1人につき6.4m^{2}以上とすること」、「①以外の病室の床面積は、患者1人を入院させるものにあっては6.3m^{2}以上、患者2人以上を入院させるものにあっては患者1人につき4.3m^{2}以上とすること」と定められている。

Ⓑ 医療安全対策①

■ 転倒・転落の防止

□□□　医療施設内で多い事故には、廊下や浴室、トイレなどでの [**1**　　　　]、ベッドからの [**2**　　　　] があげられ、特に [**3**　　　　] や小児に多い。

□□□　高齢者では、入院直後や術後の麻酔覚醒時、薬物（ふらつきやめまいを引き起こす睡眠薬や [**4**　　　　] 薬、[**5**　　　　　　　] を引き起こす降圧薬や利尿薬など）の服用中に転倒・転落が起こりやすい。

□□□　小児では、わずかに目を離した際の転落や、柵を乗り越えての転落などがある。

□□□　医療者は、患者周囲の環境を常に整備し、ベッド上の患者にケアを行った後には [**6**　　　　　　] の上げ忘れやルート類の配置などに注意する。

□□□　患者には、スリッパやサンダルではなく [**7**　　　　] 型の履物を履いてもらったり、予防物品（マットや転倒防止用蛍光テープなど）を利用してもらう。

■ 誤薬の防止

□□□　患者に薬剤などを投与する業務には、注射、輸血、内服投与、経管栄養の4つがあるが、このうち最も危険度が高く、かつヒヤリ・ハット報告が多く、その報告者の大部分が看護師であるものは [**1**　　　　] である。

□□□　看護師が行う注射業務のプロセスは、指示受け➡準備➡実施➡実施後の観察・管理であるが、このうちヒヤリ・ハット報告が最も多いのは [**2**　　　　] である。

□□□　誤薬を防止する第一歩として、薬剤の準備や与薬の際、伝票と現物をつき合わせて「5R（Right）」を合計3回、声に出して確認する必要がある。「5R」とは、①正しい [**3**　　　　]、②正しい [**4**　　　　　]、③正しい [**5**　　　　　　　]、④正しい [**6**　　　　]、⑤正しい [**7**　　　　] である。これら5Rに「⑥正しい目的」を加え、6Rとする場合もある。（**3**～**7**順不同）

□□□　3回の確認は、①薬剤の容器を手にするとき、②容器から [**8**　　　　　] とき、③容器を戻すとき・[**9**　　　　] するときに行う。

□□□　汚れやしみなどで薬剤のラベルが不鮮明な場合は、使用せずに [**10**　　　　] に返却する。

■ 患者誤認の防止

□□□　患者誤認を防止するには、患者の名前を呼ぶときは [**1**　　　　　　　] で呼ぶ、患者に [**2**　　　　　　　　] を装着してもらう、患者自身に名乗ってもらう、患者との信頼関係を築く、バーコードシステムを利用するなど、ソフト・ハード両面からの対策が必要である。

□□□　患者と [**3**　　　　　] を一緒に移動させることも患者誤認を防止する一つの方法である。また、医療チームとしての連携強化を心がけ、[**4**　　　　　] を励行することで、思い込みや記憶違いによる誤認を防止する。

□□□　同じ姓名・年齢、類似した症状・病態・治療方法であるなど、患者誤認の危険性が高い患者同士は [**5**　　　　] 室にするとよい。

□□□　手術や処置を行う際は、立ち会う看護師が事前に患者の病室を [**6**　　　　] し、本人と面接を行うことが望ましい。主治医は、手術前日または当日の朝、手術をする側の手掌または手背、前腕に油性ペンで [**7**　　　　　　　] をし、手術室の看護師・医師に引き継ぐことで、患者の取り違えや手術部位の誤認を防ぐ。

【3】【4】は
まとめて解こう！

□□□
転倒・転落の防止

必修 108回 PM20

【1】 転倒・転落の危険性が高い成人の入院患者に看護師が行う対応で正しいのはどれか。
1．夜間はおむつを使用する。
2．履物はスリッパを使用する。
3．離床センサーの使用は控える。
4．端坐位時に足底が床につくベッドの高さにする。

□□□
高齢者の安全な住環境

一般 94回 AM108

【2】 高齢者の安全な住環境で適切でないのはどれか。
1．ベッド周囲に生活に必要な物品を置く。
2．トイレに立ち上がりを補助する手すりをつける。
3．浴室への出入り口は段差をなくす。
4．椅子は座った時にかかとのつくものにする。

□□□
患者の誤認予防

必修 100回 AM18

【3】 入院患者の本人確認の方法で最も適切なのはどれか。
1．病室でのベッドの位置
2．ベッドネーム
3．ネームバンド
4．呼名への反応

□□□
患者の誤認予防

必修 106回 PM7

【4】 入院患者の与薬時に誤認を防止するために確認するのは患者の名前とどれか。
1．診察券
2．お薬手帳
3．健康保険証
4．ネームバンド

IV
看護技術に関する基本的な知識を問う

◀ 解答・解説 ▶

【1】 4 高齢者では、わずかな段差でも転倒の危険性がある。転倒の危険性が高い場合は、低床のベッドを使用する。
【2】 1 必要な物品が手近にあると便利だが、活動性を低下させたり、細々とした物が移動を妨げて転倒・転落の要因となる危険性もある。
【3】 3 【4】 4 呼名への反応は不確実になりやすい。患者自らフルネームを名乗ってもらうのがよい。ただし、認知症や言語障害のある場合などは困難なことがある。選択肢のなかで確実なのはネームバンドである。

Ⓑ 医療安全対策②

解答

■ **誤嚥・窒息の防止**‥‥‥‥‥‥‥‥‥‥‥‥‥‥‥‥‥‥‥‥‥‥‥‥‥‥‥‥‥‥‥‥

□□□　誤嚥や誤嚥による窒息を防止するためには、適切な食事介助が必要である。
（詳細は p.232「誤嚥の予防」を参照）

■ **コミュニケーションエラーの防止**‥‥‥‥‥‥‥‥‥‥‥‥‥‥‥‥‥‥‥‥‥‥‥‥

1 報告　**2** 連絡
3 相談

□□□　情報伝達と共有の基本は、[**1**　　　　]・[**2**　　　　]・[**3**　　　　]（ホウ・レン・ソウ）である。

4 多様

□□□　情報伝達の過程におけるエラーは、情報が[**4**　　　　]化している、情報内容が高度に専門化されている、客観性を欠いているなどの場合に生じやすい。

5 共有

□□□　医療事故を防止するためには、情報の[**5**　　　　]化を図ることである。

6 リスク
7 評価
8 医療安全管理

□□□　リスクマネジメント、セーフティマネジメントは、組織が使命や理念を達成する過程で負う危険性のある[**6**　　　　]を回避あるいは最小限にとどめるための管理プロセスのことを指す。リスクを把握・分析し、リスク因子を[**7**　　　　]し、対応策を講じる。医療現場では[**8**　　　　]と同義に用いられることが多い。

9 リスクマネジメント
10 セーフティマネジメント

□□□　近年では、リスクの管理に力点をおいた[**9**　　　　　　]という表現より、医療の安全確保に力点をおいた[**10**　　　　　　]という表現のほうが用いられるようになっている。

11 インシデント

□□□　[**11**　　　　　　]（ヒヤリ・ハット）とは、「適切な処理が行われないと事故につながる危険性のある出来事（エラー）」のことをいい、これを報告書としてまとめたものをインシデントレポートという。

12 アクシデント

□□□　インシデントに気がつかない場合や、適切に処理されなかった場合に[**12**　　　　]（医療事故）が発生する。インシデントレポートは、インシデントの情報を蓄積・分析し、共有化することで同様のエラーが再び起こらないよう対策を講じるために利用される。

13 自発

□□□　インシデントレポートはエラーを起こした当事者が[**13**　　　　]的に報告することが望ましいが、発見者や上席者などが報告してもよい。

14 インシデント

□□□　ハインリッヒの法則（労働災害における経験則を表したもの）では、1つの重大な事故（アクシデント）の前には29の軽微な事故があり、さらにその背景には300の[**14**　　　　　　]があるとされている。

必修 106回 AM10

【5】 ヒューマンエラーによる医療事故を防止するための対策で最も適切なのはどれか。
  1. 性格検査の実施
  2. 事故発生時の罰則の規定
  3. 注意力強化のための訓練の実施
  4. 操作を誤りにくい医療機器の導入

必修 100回 PM22 改、103回 AM9

【6】 インシデントレポートの目的はどれか。
  1. 責任の追及　　　　　　　　2. 再発の防止
  3. 懲罰の決定　　　　　　　　4. 相手への謝罪

必修 99回 AM22

【7】 インシデントレポートで正しいのはどれか。
  1. 実際に事故が発生するまでは報告しない。
  2. 法令で書式が統一されている。
  3. 当事者以外が報告してよい。
  4. 警察署への届出義務がある。

IV

看護技術に関する基本的な知識を問う

一般 109回 AM34

【8】 インシデントレポートで適切なのはどれか。
  1. 責任追及のためには使用されない。
  2. インシデントの発生から1か月後に提出する。
  3. 主な記述内容はインシデントの再発防止策である。
  4. 実施前に発見されたインシデントの報告は不要である。

一般 102回 PM36

【9】 インシデントレポートについて正しいのはどれか。
  1. 警察への届出義務がある。
  2. 法令で書式が統一されている。
  3. 事故が発生するまで報告しない。
  4. 異なる職種間で内容を共有する。

――◆ 解答・解説 ◆――

【5】 4　ヒューマンエラーによる医療事故防止対策で重要なのは、個人の知識や技術に帰結した結論で終わらせないことである。事故が起こり得る状況、体制、一つ一つを点検し、環境に潜むリスクを取り除くことこそが重要なのである。※厚生労働省発表では、問題としては適切であるが、必修問題としては妥当でないとしている（不正解者は採点除外）。
【6】 2　インシデントレポートは、なぜそれが起きたかを分析し、再発防止に役立てるために作成する。
【7】 3　1：事故を未然に防ぐためにも直ちに報告する。2：書式は定められていない。4：警察署への届出義務はない。
【8】 1　インシデントレポートは、発生した事象、日時、発生後の対応などを記載する。それを分析し再発防止に役立てる。責任追及には使用しない。
【9】 4　インシデントを多職種で共有し、システムの改善を図るなどをすることで、再発を防ぐことができる。

C 感染防止対策①

国試によく出る

■ 標準予防策〈スタンダードプリコーション〉

解答

1 血液　**2** 汗
3 皮膚

□□□ スタンダードプリコーションとは、1996年に CDC（米国疾病対策予防センター）が提唱した標準予防策で、すべての患者の「[**1**　　]」・「[**2**　　]」を除くすべての体液、分泌物、排泄物・「傷のある [**3**　　]」・「粘膜」を感染媒体とみなし、これらに対して適切な感染防護策を講じることである。

4 防護用具

□□□ スタンダードプリコーションの具体策としては、適切な手洗い、[**4**　　] の着用（手袋、マスク、ゴーグル、ガウンなど）、感染性廃棄物の適切な取り扱いなどがあげられる。

5 感染経路

□□□ 感染予防の3原則として、①病原体の除去、② [**5**　　] の遮断、③抵抗力の増強があげられる。

6 接触　**7** 飛沫
8 空気または飛沫核

□□□ 病原体の主な感染経路には、[**6**　　] 感染、[**7**　　] 感染、[**8**　　] 感染があり、状況に応じた感染経路別予防策を講じる必要がある。（**6**～**8** 順不同）

■ 感染経路別予防策

1 標準予防策

□□□ 感染経路別予防策とは、[**1**　　] に加えて、感染性の強い病原体に感染している患者や感染が疑われる患者に対して、感染拡大を防ぐために追加して行われる予防策である。

2 接触

□□□ 感染経路別予防策には、[**2**　　] 予防策、飛沫予防策、空気予防策がある。

● 接触予防策

3 薬剤

□□□ 接触感染は患者や医療従事者の手指や器具を介して感染する。メチシリン耐性黄色ブドウ球菌（MRSA）などの [**3**　　] 耐性菌、ノロウイルスなどがある。

□□□ 接触予防策では、個室への収容が望ましい。難しい場合は、同じ病原体の保菌者を同じ部屋に集団隔離する。

4 前　**5** 前

□□□ 個人防護具は、入室 [**4** 前／後] に着用し、退室 [**5** 前／後] に脱ぐ。

6 1

□□□ ベッド柵やオーバーベッドテーブルなどの高頻度接触面は1日 [**6**　　] 回以上の清拭消毒を行う。

● 飛沫予防策

7 飛沫

□□□ 飛沫感染は、咳やくしゃみなどで生じた [**7**　　] によって感染する。インフルエンザ（インフルエンザウイルス）、流行性耳下腺炎（ムンプスウイルス）、風疹（風疹ウイルス）などがある。

8 個室

□□□ 飛沫予防策では、[**8**　　] への収容が望ましい。難しい場合は、同じ病原体の保菌者を同じ部屋に集団隔離する。

9 サージカル

□□□ 患者の移送や移動時には患者に [**9**　　] マスクを着用してもらう。

● 空気予防策

10 飛沫核

□□□ 空気感染は、空中を漂う [**10**　　] により広範に感染する。結核（結核菌）、麻疹（麻疹ウイルス）、水痘（水痘帯状疱疹ウイルス）などがある。

11 陰圧

□□□ 空気予防策では、[**11**　　] に管理された空気感染隔離室に収容する。

12 N95

□□□ 医療従事者は [**12**　　] マスクを着用する。患者にはサージカルマスクを着用させる。

□□□
感染制御チーム

必修 106回 PM10

【1】 病床数300床以上の医療機関で活動する感染制御チームで適切なのはどれか。
1．医師で構成される。　　　　　　2．各病棟に配置される。
3．アウトブレイク時に結成される。　4．感染症に関するサーベイランスを行う。

□□□
スタンダードプリコーションの目的

必修 96回 AM28 改、101回 AM25

【2】 スタンダードプリコーションで予防するのはどれか。
1．誤 薬　　　　　　2．誤 嚥　　　　　　3．患者誤認
4．院内感染　　　　　5．転倒・転落

□□□
スタンダードプリコーションの対象

必修 109回 PM21

【3】 標準予防策〈スタンダードプリコーション〉で感染源として取り扱うのはどれか。
1．汗　　　　2．爪　　　　3．唾 液　　　　4．頭 髪

□□□
標準予防策

必修 107回 PM19

【4】 標準予防策〈スタンダードプリコーション〉において、創傷や感染のない患者への援助で使い捨て手袋が必要なのはどれか。
1．手 浴　　　2．洗 髪　　　3．口腔ケア　　　4．寝衣交換

□□□
空気感染の防護用具

必修 110回 PM21

【5】 空気感染を予防するための医療者の個人防護具で適切なのはどれか。
1．手 袋　　　　　　　　　　2．N95マスク
3．シューズカバー　　　　　　4．フェイスシールド

□□□
風疹の隔離予防策

一般 108回 PM33

【6】 風疹の疑いがある入院患者の隔離予防策で適切なのはどれか。
1．標準予防策
2．標準予防策と接触感染予防策
3．標準予防策と飛沫感染予防策
4．標準予防策と空気感染予防策

IV

看護技術に関する基本的な知識を問う

─ 解答・解説 ─

【1】 4　感染制御チーム（ICT）とは、医療施設において感染管理を担当する専門職によるグループをいう。院内感染サーベイランスや特定の感染症が疑われる場合に適切な隔離予防策を指導し、また標準予防策や手洗いなどの職員教育を行う。

【2】 4　スタンダードプリコーション（標準予防策）に基づき感染防護策を実施することで、院内感染（医療関連感染）を予防する。なお、96回では選択肢2を除いた4肢問題として出題された。

【3】 3　標準予防策の対象は、すべての患者の「血液」「汗を除くすべての体液、分泌物、排泄物」「傷のある皮膚」「粘膜」である。

【4】 3　標準予防策（スタンダードプリコーション）の原則に基づく。口腔内の粘膜は、分泌物の存在から考えて手袋が必要になる。

【5】 2　N95マスクは、微粒子を捕集する性能があり、空気感染の防止に有効である。

【6】 3　風疹ウイルスは飛沫感染するため、標準予防策と飛沫感染予防策を講じる。

C 感染防止対策②

■ 手指衛生

□□□ 手洗いの種類と目的・方法は以下のとおりである。

種　類	目的と方法
[2　　　] 的手洗い	患者の日常生活行動に伴うケアの前後に、汚れおよび一過性微生物を除去する [1　　　] と流水で洗い流す（スクラブ法）
[3　　　] 学的手洗い	医療処置の前後や感染症患者・易感染性患者のケア時、一過性微生物の除去または常在菌を除去・殺菌する 手指消毒薬と流水で洗い流す（スクラブ法）。または速乾性擦式手指消毒薬をすり込み消毒する（ラビング法）
[4　　　] 時手洗い	手術や観血的検査時、一過性微生物を除去・殺菌する。皮膚常在菌を著しく減少させ、抑制効果を持続させる 手指から肘関節 [5　　　] cm 上位までを手指消毒薬とブラシで洗う

①流水で十分にぬらす　②石けんを十分に泡立てる　③手の甲を伸ばすように洗う　④指先、爪の間をよく洗う

⑤指の間を十分に洗う　⑥親指と手のひらをねじり洗いする　⑦手首も洗う　⑧流水で十分に洗い流す

□□□ 手指の清潔のために、爪は短く切る、手洗い後は顔や [6　　　] に触れない、手荒れを予防する、指輪をはめない、などに努める。

□□□ 手指消毒薬には、0.1〜0.5％グルコン酸クロルヘキシジン、0.05〜0.1％塩化ベンザルコニウム、10% [7　　　] などが用いられる。

□□□ 手洗いの原則は「[8　　　] 処置 [9　　　] 手洗い」である。

■ 必要な防護用具（手袋、マスク、ガウン、ゴーグル）の選択・着脱

□□□ 個人防護具（personal protective equipment：PPE）は、感染症を引き起こすおそれがある [1　　　] から患者や医療従事者を守るために装着する物品をさす。

□□□ 個人防護具には、手袋、ガウン、マスク、フェイスシールド、[2　　　]、キャップなどがある。

□□□ 個人防護具は、標準予防策の考えに基づき、感染の有無にかかわらず、血液、汗を除く [3　　　]・分泌物・排泄物、損傷した [4　　　]・粘膜に触れる可能性がある場合に着用する。

□□□ 手袋は、[5　　　]、体液、分泌物、排泄物などと接触があるとき、粘膜や傷のある皮膚と接触する可能性があるときに用いる。

□□□ 手袋の装着の前後には、[6　　　] を行う。

□□□ 無菌操作が必要な場合には、[7　　　] 手袋を装着する。

解答

1 石けん
2 日常
3 衛生

4 手術
5 6

6 毛髪

7 ポビドンヨード
8 － 　9 －

1 病原体

2 ゴーグル

3 体液　4 皮膚

5 血液

6 手指衛生
7 滅菌

【7】 感染予防のための手指衛生で正しいのはどれか。
1. 石けんは十分に泡立てる。
2. 洗面器に溜めた水で洗う。
3. 水分を拭きとるタオルを共用にする。
4. 塗布したアルコール消毒液は紙で拭き取る。

滅菌手袋

【8】 看護師が行う処置で滅菌手袋を使用すべきなのはどれか。
1. 筋肉内注射
2. 口腔内吸引
3. ストーマパウチの交換
4. 尿道カテーテルの挿入

個人防護具

【9】 個人防護具の脱衣手順で最初に外すのはどれか。
1. 手　袋
2. ガウン
3. サージカルマスク
4. フェイスシールド

Ⅳ

看護技術に関する基本的な知識を問う

―◀ 解答・解説 ▶―

【7】 1　2：流水で洗う。3：タオルは共用にしない。4：拭くのではなく乾燥させる。
【8】 4　尿路感染症予防のため、尿道カテーテルの挿入は滅菌手袋をして無菌操作で行う。
【9】 1　個人防護具の脱衣時は、最初に手袋を外す。

ⓒ 感染防止対策③

■ 必要な防護用具（手袋、マスク、ガウン、ゴーグル）の選択・着脱（つづき)……

☐☐☐ ガウンやエプロンは、血液、体液、排泄物が飛散する可能性のあるケアや処置を行うときに用いる。

8 汚染

☐☐☐ ガウン・エプロンの表面は ［**8** 　　　　］ されていると考え、触れないようにする。

ガウンの着脱

着けかた

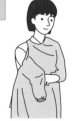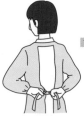

1 首から静かにかぶり、膝から首までの全身をしっかりとガウンで覆い、腰ひもを結ぶ

外しかた

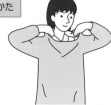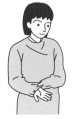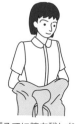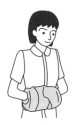

1 首ひもを引きちぎる　**2** ガウンの表面に触れないように袖から手を抜く　**3** そでに腕を残しながらガウンが裏返るように脱ぐ　**4** そでに腕を残したままガウンを巻き上げる

☐☐☐ マスク、ゴーグル、フェイスシールドは、血液、体液、分泌物などが飛散する可能性のあるときに、目、鼻、口腔の粘膜を防ぐ。

9 ひも

☐☐☐ マスクの着脱時には、マスクの表面に触れないよう、［**9** 　　　　］ を持つようにする。

☐☐☐ マスクの外側は汚染しているものとして、触れないように取り扱う。

10 目

☐☐☐ ゴーグルやフェイスシールドは、［**10** 　　　　］ が覆われるように着用する。

11 マスク
12 手袋

☐☐☐ 個人防護具の着衣は、エプロン／ガウン→ ［**11** 　　　　］ →ゴーグル／フェイスシールド→ ［**12** 　　　　］ の順で行う。

13 手袋
14 マスク

☐☐☐ 個人防護具の脱衣は、［**13** 　　　　］ →ゴーグル／フェイスシールド→エプロン／ガウン→ ［**14** 　　　　］ の順で行う。

【10】 クロストリジウム・ディフィシレ（ディフィシル）による下痢を発症している患者の陰部洗浄をベッド上で行う際の個人防護具を着用した看護師の写真（口絵 p. Ⅱ）を別に示す。適切なのはどれか。

1. A

撥水性のエプロン、マスク、
手袋

2. B

撥水性のエプロン、マスク、
手袋、ゴーグル

3. C

撥水性のガウン、マスク、
手袋

4. D

撥水性のガウン、マスク、
手袋、ゴーグル

──◖ 解答・解説 ◗──

【10】 4 接触予防策である手袋、ガウンの着用に加え、洗浄時の飛散による目や口腔、患者粘膜への接触の可能性を考慮し、マスク、ゴーグルを着用する。

C 感染防止対策④

解 答

1 滅菌

2 有効期限

3 汚染

4 手洗い

5 下

6 上　**7** 下

■ 無菌操作 ‥‥‥‥‥‥‥‥‥‥‥‥‥‥‥‥‥‥‥‥‥‥‥‥‥‥‥‥‥‥‥‥‥

□□□　無菌操作とは、[**1**　　　　]した物品（手袋、鑷子、鉗子など）を無菌的に
（汚染されないように）取り扱うことである。

□□□　無菌操作の定式は右記のと
おりである。

●滅菌物の[**2**　　　　　　]を確かめる
●直前に取り出し、一度出したら戻さない
●意識をそらさず無菌操作に集中する
●清潔と汚染の接触を避ける空間を確保する
●[**3**　　　　]物の上を通過しない
●会話、咳嗽、くしゃみをしない
●汚染したらすぐ区別する

□□□　滅菌手袋は[**4**　　　　]をしてから着用する。その際、包装の内側部分が汚
染されないよう注意して操作する。

□□□　鑷子で綿球を受け渡すときは、鑷子同士が触れないよう綿球の端を挟み、鑷子の
先端は常に[**5**　　　]向きにしておく。両者の位置関係は、渡す側（清潔）が
[**6**　　　]、受け取る側（不潔）が[**7**　　　]とする。

《滅菌手袋の装着》

①内側に触れないように開く　②折り返し部分を持つ　③右手袋の外側が左手袋の内側
　　　　　　　　　　　　　　　　　　　　　　　　　　に触れないように装着する

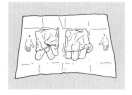
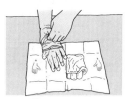
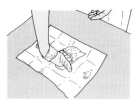

④手袋の内側や皮膚に触れない
　ように折り返し部分を伸ばす

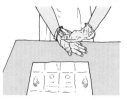

⑤手を胸の前で組み，
　周囲のものに触れない

《鑷子立て》

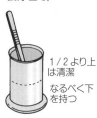

1/2より上
は清潔

なるべく下
を持つ

《包布の開け方》

外側の角から順に内側に触れな
いように外側をつまんで開く

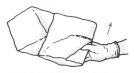

※最後の角は鑷子を使用する

□□□
滅菌手袋の装着

【11】 滅菌手袋の装着時の写真（口絵 p. Ⅲ）を別に示す。手袋が不潔になるのはどれか。

1. ①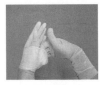

2. ②

3. ③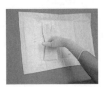

4. ④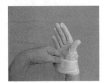

5. ⑤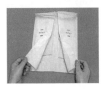

□□□
無菌操作

【12】 無菌操作の写真（口絵 p. Ⅲ）を別に示す。正しいのはどれか。

1. a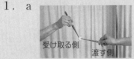

2. b

3. c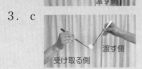

4. d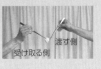

□□□
滅菌物の取り扱い

【13】 滅菌物の取り扱いで正しいのはどれか。
1. 鉗子の先端は水平より高く保つ。
2. 鑷子の先端を閉じた状態で取り出す。
3. 滅菌パックはハサミを用いて開封する。
4. 滅菌包みは布の内側の端を手でつまんで開く。

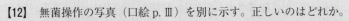

─< 解答・解説 >─

【11】 4 手袋の外側は滅菌面であり、素手でつかんではいけない。
【12】 3 鑷子は渡す側・受け取る側ともに下を向いており、渡す側は綿球の上部を、受け取る側は綿球の下部を把持している。
【13】 2 鉗子の先端は水平より上に上げない。鑷子の先端は閉じる。滅菌パックは両端を持って開く。滅菌包の内側は清潔であり触れない。

C 感染防止対策⑤

解答

1 滅菌
2 消毒

■ 滅菌と消毒

□□□ 病原性・非病原性を問わず全微生物を死滅させることを [1　　　] 、感染力をもつ微生物を死滅・除去することを [2　　　] という。

□□□ 主な滅菌・消毒の方法は下表のとおりである。

	滅菌法	対象	方法・特徴
加熱法	高圧蒸気滅菌法（オートクレーブ法）	高音・高圧水蒸気に耐え得る器械器具類	2気圧、121℃、10〜20分間、短時間で滅菌可
ガス滅菌法	酸化エチレンガス（EOG）滅菌	内視鏡、カテーテル、ゴム製品など	毒性があるため、設備・作業環境などに規制がある
	過酸化水素ガスプラズマ滅菌	プラスチック製品、電子機器、金属性の製品など	低温・低湿度・短時間で滅菌できる
照射法	放射線滅菌法	ディスポーザブル製品	製造過程で広く使用される
	紫外線滅菌法	すでに滅菌・消毒した物品の保管、清潔区域やガウンの殺菌	人体に直接照射すると危険。紫外線の当たらない部分（重なっている部分）は殺菌されない
	消毒法	対象	方法・特徴
煮沸消毒		衣類、寝具、ガラス・金属類	15分間以上煮沸
消毒薬		器械器具類、身体部位	対象に合った薬物を使用する

3 濃度　4 時間
5 温度

□□□ 消毒薬は化学反応を利用しているため、使用 [3　　　] 、作用 [4　　　]、作用 [5　　　] を守る。（4 5 順不同）

■ 針刺し・切創の防止

1 肝炎
2 リキャップ
3 片

4 流水

5 陽

□□□ 針刺し事故では、B・C型 [1　　　] 、HIV 感染などのおそれがある。

□□□ 医療者の針刺し・切創事故を防止するため、注射針は原則 [2　　　] をしない。必要がある場合には [3　　] 手ですくい上げるように行う。

□□□ 針刺し事故が生じた場合には、すぐに [4　　　] で十分に洗い流し、管理者に報告した後、患者の血液の感染性を確認する。だれのものかわからない血液、感染性の有無が不明の血液は、HBs 抗原・HCV [5　　] 性として扱う。

■ 感染性廃棄物の取り扱い

1 バイオハザード

□□□ 感染性廃棄物を入れた容器には、その種類に応じて [1　　　　] マークを付け、一般の廃棄物と区別する。

マークの色／廃棄物の取り扱い	主な分類	主な廃棄物の内容
赤色／固形化剤で固める	液状・泥状の物	血液・臓器
橙色／ビニール袋に入れて口を固く結ぶ（完全密閉）	固形状の物	ディスポーザブル注射器、輸液・輸血セット、手袋、綿球、おむつ、検体容器、ドレーン、カテーテル
[2　] 色／密閉できる硬い材質の専用容器に入れる	鋭利な物	注射針、メスの刃、かみそり、ガラス製の検体容器

2 黄

無菌操作

【14】 無菌操作を必要とするのはどれか。
1．鼻腔吸引　　2．気管内吸引　　3．口腔内吸引　　4．胃内容物の吸引

オートクレーブ

【15】 オートクレーブによる滅菌法はどれか。
1．酸化エチレンガス滅菌　　　　2．高圧蒸気滅菌
3．放射線滅菌　　　　　　　　　4．乾熱滅菌

消毒薬

【16】 消毒薬に最も抵抗性が強いのはどれか。
1．細菌芽胞　　2．栄養型細菌　　3．DNA ウイルス　　4．RNA ウイルス

針刺し事故による
感染

【17】 針刺し事故によって感染するのはどれか。
1．RS ウイルス　　　　　　　　2．B 型肝炎ウイルス
3．ヘルペスウイルス　　　　　　4．サイトメガロウイルス

感染性廃棄物

【18】 感染性廃棄物の廃棄容器に表示するのはどれか。
1.　　　　　　　　2.　　　　　　　　3.　　　　　　　　4.

バイオハザードマーク

【19】 使用後の注射針を廃棄する容器のバイオハザードマークの色はどれか。
1．赤　　　　2．黄　　　　3．黒　　　　4．橙

IV
看護技術に関する基本的な知識を問う

──◀ 解答・解説 ▶──

【14】 2　気管内に細菌が侵入すると、肺炎などの感染症を引き起こすため、無菌操作が必要である。
【15】 2　高圧蒸気滅菌にはオートクレーブを使用する。芽胞を含め、あらゆる微生物を死滅させる。1：酸化エチレンガスを用いる。3：放射線を用いる。4：滅菌用オーブンを用いる。
【16】 1　芽胞は熱、乾燥、消毒薬などに強い抵抗性を示す。2：栄養型細菌とは芽胞を形成していない細菌のこと。3、4：一般にウイルスは消毒薬感受性が高い。
【17】 2　針刺し事故で感染が起こりやすいのは B 型肝炎ウイルスである。
【18】 1　感染性廃棄物（感染のおそれがある廃棄物）にはバイオハザードマークを貼付し、取り扱いに留意する。
【19】 2　黄色のバイオハザードマークは、鋭利な物、注射針やメスの刃などである。

A 栄養法

［解答］

■ 経管・経腸栄養法 ··· ▶国試によく出る

☐☐☐ 主な経管栄養法の種類は以下のとおりである。

種　類	説　明
経鼻 ［**1**　　　　　　　］	鼻腔から食道を経由して胃まで管（チューブ）を挿入する
［**2**　　　　　］	内視鏡下または外科的手術によって皮膚表面から胃内に通じる瘻孔を空け、胃にチューブを挿入・留置する
［**3**　　　　　］	外科的手術によって皮膚表面から空腸に通じる瘻孔を空け、空腸にチューブを挿入・留置する

1 胃管または胃チューブ

2 胃瘻

3 腸瘻または空腸瘻

4 半座位

☐☐☐ 患者の体位は、座位または ［**4**　　　　　］（ファーラー位）とする。

5 45〜55

☐☐☐ 経鼻胃管では、まずチューブを ［**5**　　〜　　］cm（鼻孔から胃噴門部までの長さに相当）挿入し、さらに 5〜10cm 進める。

6 胃液

7 聴診

☐☐☐ チューブが確実に胃内に到達しているか否かを確かめるため、［**6**　　　　］を軽く吸引するか、空気を少量入れて空気音を ［**7**　　　　］する。

8 38

9 低　**10** 多

☐☐☐ 注入液は ［**8**　　　　］℃程度に温め、1回150〜200mL/ 時を目安に注入する。注入速度が速かったり、注入液の温度が ［**9**　　　　］い、脂肪分が ［**10**　　　　］いなどは、下痢や嘔吐、腹痛、腹部膨満などの原因となる。

11 50

12 逆流

☐☐☐ 注入が終了したら、ぬるま湯（白湯）約 ［**11**　　　　］mL をチューブ内に通して洗浄して腐敗や詰まりを防ぐ。［**12**　　　　］防止のため30〜60分間は半座位のまま安静を保つ。

■ 経静脈栄養法 ··

1 糖

☐☐☐ 末梢静脈栄養法は、脂肪乳剤に ［**1**　　　　］質を加えたものを、末梢から点滴静脈内注射する方法である。

2 高エネルギーまたは高カロリー

3 ブドウ糖

☐☐☐ 中心静脈栄養法は、［**2**　　　　　　　　　］輸液ともいい、［**3**　　　　　　］を主体としてアミノ酸と混合した輸液を持続点滴注入する方法である。

4 鎖骨下

5 上大静脈　**6** 気胸

☐☐☐ 中心静脈栄養法のカテーテルは、主に ［**4**　　　　］静脈を穿刺して ［**5**　　　　　　　　］に挿入することが多い。挿入時の合併症には ［**6**　　　　］や空気塞栓、血胸などがある。

7 敗血症

☐☐☐ カテーテル感染から ［**7**　　　　　　］や血栓性静脈炎などに移行することがあるため、無菌操作の徹底、ドレッシングの定期的な交換、感染徴候の観察などに注意する。

8 高血糖　**9** 脱水

☐☐☐ 高濃度ブドウ糖液の副作用として、［**8**　　　　　］や ［**9**　　　　　］を起こすことがあるため、血糖チェックや脱水症状の出現に注意する。（**8 9** 順不同）

☐☐☐

経鼻胃チューブ

必修 93回 AM25、103回追 PM23

【1】 経鼻胃管の先端が胃内に留置されていることを確認する方法はどれか。
1．挿入した経鼻胃管の長さの確認　　　2．口腔内の観察
3．胃液の吸引　　　　　　　　　　　　4．水の注入

☐☐☐

経鼻経管栄養法

必修 100回 PM23

【2】 成人患者に経鼻的に経管栄養法を行う際のカテーテルの挿入で正しいのはどれか。
1．挿入時は、体位を仰臥位にする。
2．カテーテルの先端が咽頭部を通過するまでは、頸部を前屈位にする。
3．カテーテルの先端が咽頭部を通過した後は、頸部を後屈位にする。
4．挿入後は、カテーテルから胃内容物を吸引して挿入部位を確認する。

☐☐☐

経腸栄養剤の副作用（有害事象）

必修 107回 AM21

【3】 経腸栄養剤の副作用（有害事象）はどれか。
1．咳　嗽　　　2．脱　毛　　　3．下　痢　　　4．血　尿

☐☐☐

鼻孔から噴門までの長さ

必修 104回 PM22

【4】 成人の鼻孔から噴門までの長さで適切なのはどれか。
1．5cm 〜 15cm　　　　　　2．25cm 〜 35cm
3．45cm 〜 55cm　　　　　　4．65cm 〜 75cm

☐☐☐

中心静脈栄養法

必修 108回 PM21

【5】 中心静脈から投与しなければならないのはどれか。
1．脂肪乳剤　　　2．生理食塩液　　　3．5％ブドウ糖液　　　4．高カロリー輸液

☐☐☐

中心静脈カテーテルの挿入

必修 95回 AM27 改、103回 PM20

【6】 鎖骨下静脈へ中心静脈カテーテルを挿入する際に起こりやすい合併症はどれか。
1．肺　炎 pneumonia　　　2．気　胸 pneumothorax
3．嗄　声　　　　　　　　4．無気肺 atelectasis

IV

看護技術に関する基本的な知識を問う

─〔 解答・解説 〕─

【1】 3　チューブが確実に胃内に到達しているかを確認するため、胃内容物を軽く吸引するか、空気を少量入れて空気音を聴診する。

【2】 4　1：体位は座位（半座位）がよい。2、3：カテーテルの先端が咽頭部を通過するまでは頸部を後屈位とするが、咽頭部通過後は前屈位にするとよい。

【3】 3　経腸栄養剤の浸透圧が高いことや温度が低いこと、注入速度が速すぎること、脂肪成分が多いことなどにより起こりやすい副作用である。1：咳嗽が起こるのは、チューブの誤挿入や誤嚥の場合であり、経腸栄養剤の副作用ではない。2、4：経管栄養、経腸栄養剤のどちらにも関係しない。

【4】 3　鼻孔から噴門までの長さは、成人では45〜55cm程度である。

【5】 4　濃度の高い輸液は中心静脈を使用する。

【6】 2　胸膜の誤穿刺で気胸が生じる。その他、血胸、動脈誤穿刺、胸管損傷なども穿刺時の合併症である。

B 薬物療法①

| 解 答 |

■ **与薬方法**‥‥‥‥‥‥‥‥‥‥‥‥‥‥‥‥‥‥‥‥‥‥‥‥‥‥‥ ►国試によく出る

●外用薬の与薬法

□□□ 外用薬の与薬法には下表のようなものがある。

種　類	方　法
直腸内与薬法 （坐薬）	左側臥位または膝を立てた仰臥位とし、患者に［**1**　］呼吸をするよう促す。素手で持たず、先端に潤滑剤を塗布し、肛門から5〜6cm挿入する。挿入後、1分程度肛門を押さえて坐薬の脱出を防ぐ
吸入法 （ネブライザー）	起座位とし、マウスピースを軽く口にくわえ、［**2**　］呼吸をするよう促す。終了後、口腔内の薬液は吐き出させる
軟膏塗擦法	皮膚を清拭し、皮膚割線に沿って指腹で円を描くように擦り込む
［**3**　］法	仰臥位または座位で上を向かせ、鼻尖を片手で押し上げて鼻腔に薬液を滴下する
［**4**　］法	下眼瞼を軽く下に引き、患者に上方を見るよう促して、下眼瞼結膜の中央に薬液を滴下する。滴下後は眼を閉じてもらい、拭き綿を当てる

●経口与薬法

□□□ 主な経口与薬（内用薬）の種類と方法は下表のとおりである。

種　類	方　法
［**5**　］剤	飲みにくいものは舌の中央（味蕾が少ない）に入れるかオブラートに包んで内服する（ただし、胃粘膜に直接作用させるものは除く）
水　剤	目盛りを正確に測り、よく振盪する。残った薬剤は容器に戻さない
［**6**　］剤	冷水やレモン水などに溶かして内服する
［**7**　］	十分な水とともに内服する
［**8**　］錠	舌下に置き、唾液で溶解させる。噛んだり飲み込んだりしない
［**9**　］錠	臼歯と頬の間に入れ、唾液で溶解させる。水は用いない
［**10**　］錠	口腔内に含み、唾液で溶解させる。噛んだり飲み込んだりしない

□□□ 内用薬には、食前30分に服用する［**11**　］薬（食欲増進薬、鎮咳薬、制吐薬など）、食直後または食後30分に服用する［**12**　］薬（胃腸を刺激しやすい薬剤、消化吸収を助ける薬剤など）、食後2〜3時間経ってから服用する［**13**　］薬（胃腸壁に直接作用させる薬剤）がある。

□□□ その他、薬物の血中濃度を一定に保つため、定時ごとに内服する［**14**　］薬（ジギタリス製剤など）や、就寝時薬（就寝時刻30分〜1時間前に服用する）、［**15**　］薬（疼痛時や発作時に頓用する）がある。

□□□ 経口与薬時の患者の体位は、誤嚥を避けるため、［**16**　］または半座位とする。仰臥位しかとれない場合には、頭部を［**17**　］する。

解答欄（左側）

1 腹式

2 腹式

3 点鼻

4 点眼

5 散

6 油
7 カプセル
8 舌下
9 バッカル
10 トローチ

11 食前
12 食後

13 食間

14 時間

15 頓服
16 座位
17 挙上

□□□
服薬の指示

【1】 服薬の指示で食間はどれか。

1．食事中　　　　　　　　　　2．食後30分

3．食前30分　　　　　　　　　4．食後120分

□□□
与薬方法

【2】 成人への坐薬の挿入方法で正しいのはどれか。

1．息を止めるよう説明する。

2．右側臥位になるよう説明する。

3．挿入後1、2分肛門を押さえる

4．肛門から2cmの位置に挿入する。

□□□
与薬方法

【3】 与薬方法で正しいのはどれか。

1．筋肉内注射は大殿筋に行う。

2．点眼薬は下眼瞼結膜の中央に滴下する。

3．バッカル錠は、かんでから飲み込むよう促す。

4．口腔内に溜まった吸入薬は飲み込むよう促す。

IV

看護技術に関する基本的な知識を問う

□□□
薬効発現

【4】 目的とする効果が安定して発現するまでに最も時間がかかる薬はどれか。

1．睡眠薬　　　　　　　　　　2．鎮痛薬

3．抗うつ薬　　　　　　　　　4．抗血栓薬

□□□
薬液量の計算

【5】 250mg/5mLと表記された注射薬を200mg与薬するのに必要な薬液量はどれか。

1．1mL　　　　2．2mL　　　　3．3mL　　　　4．4mL

□□□
薬液量の計算

【6】 「フロセミド注15mgを静脈内注射」の指示を受けた。注射薬のラベルに「20mg/2mL」と表示されていた。注射量を求めよ。

1．1.0mL　　　　2．1.5mL　　　　3．2.0mL　　　　4．2.5mL

─◀ 解答・解説 ▶─

【1】 4　1：食事中に薬剤を服用することはない。2：食後薬、3：食前薬である。

【2】 3　1：息は止めない。2：左側臥位が適する。4：5～6cmほどの位置に挿入する。

【3】 2　点眼薬は下眼瞼結膜中央に滴下する。

【4】 3　抗うつ薬は効果が発現するまでに1～2週間を要し、安定的に効果が出るまで4～6週間かかる。

【5】 4　250mg/5mLであるので、1mL当たり50mg（50mg/1mL）となる（250：5＝x：1からx＝250÷5＝50となる）。薬液1mL当たりに50mgの薬剤が存在するということであるので、この薬剤200mgを与薬するには、50：1＝200：xで、x＝4mLとなる（50mgの4倍の200mgを与薬するには、薬液量も同じく4倍の4mLが必要だとわかる）。

【6】 2　15mg：20mg＝xmL：2mLとなることから、x＝15×2÷20＝1.5（mL）となる。

B　薬物療法②

国試によく出る

与薬方法（つづき）

●注射による与薬法

	皮内注射	皮下注射	筋肉内注射	静脈内注射
注射針	26〜27G（SB）	22〜25G（RB）	21〜23G（RB）	21〜23G（SB）
刺入角度	ほぼ平行	[18]　〜　　]°	45〜90°	15〜20°
主な刺入部位	[19]　　　　]内側・外側	●肩峰と肘頭を結んだ線上の肘頭から1/3 ●三角筋（肩峰から3横指下のやや前面）、大腿四頭筋外側広筋など	●三角筋 ●上腕三頭筋 ●大腿四頭筋 ●中殿筋（4分3分法、クラークの点、ホッホシュテッターの点）	●肘正中皮静脈 ●尺側皮静脈 ●橈側皮静脈など
主な用途	●アレルギーテスト ●ツベルクリン反応テスト	●種々の薬剤投与	●種々の薬剤投与	●種々の薬剤投与 ●点滴栄養
注意点	●終了後にもまない	●皮膚をつまみ上げて刺入する ●一度吸引して[20]　　　]の混入がないことを確認する	●一度吸引して血液の混入がないことを確認する ●しびれが現れたら直ちに中止する	●駆血帯は刺入部より[21]　〜　　] cm上部に巻く ●終了後にもまない ●痛み・しびれの有無に留意する

※ SB（short bevel）＝刃面角度18°、RB（regular bevel）＝刃面角度12°

薬効・副作用（有害事象）の観察

□□□　治療の目的に沿った薬効（薬理作用）を、その薬物の[1]　　　　　] といい、それ以外の不必要な薬効を、その薬物の[2]　　　　　]（有害事象）という。

□□□　看護師は用いる薬物の副作用を理解し、与薬後は患者の[3]　　　　　] を観察し、重篤な副作用の出現を見逃さないよう留意する。また、患者[4]　　　　　] に、異変を感じたらすぐに申し出てもらうよう伝える。

[18]10〜30

[19]前腕

[20]血液　[21]7〜10

[1]主作用
[2]副作用
[3]経過
[4]本人

☐☐☐
注射針の太さの単位

必修 103回追 PM24

【7】 注射針の太さの単位はどれか。
1．ゲージ　　2．アンプル　　3．フレンチ　　4．バイアル

☐☐☐
薬効発現速度

必修 94回 AM28

【8】 注入された薬物の作用が最も速く発現するのはどれか。
1．皮内注射　　2．皮下注射　　3．筋肉内注射　　4．静脈内注射

☐☐☐
薬効発現速度

必修 105回 AM22

【9】 薬剤の血中濃度の上昇が最も速い与薬方法はどれか。
1．坐　薬　　2．経口薬　　3．筋肉内注射　　4．静脈内注射

☐☐☐
注射法

必修 101回 PM22 改、105回 AM21 改、111回 PM22

【10】 注射針の刺入角度が45～90度の注射法はどれか。
1．皮下注射　　2．皮内注射　　3．筋肉内注射　　4．静脈内注射

☐☐☐
注射法

必修 100回 AM19

【11】 注射部位の皮膚をつまみ上げて実施するのはどれか。
1．皮内注射　　2．皮下注射　　3．筋肉内注射　　4．静脈内注射

☐☐☐
皮下注射

必修 109回 AM23

【12】 皮下注射で適切なのはどれか。
1．注射部位を伸展する。　　2．注射針は18～20Gを使用する。
3．針の刺入角度は45～90度にする。　　4．皮下脂肪が5mm以上の部位を選択する。

☐☐☐
注射液

必修 107回 AM22

【13】 静脈内注射を行う際に、必ず希釈して用いる注射液はどれか。
1．5％ブドウ糖　　2．15％塩化カリウム
3．0.9％塩化ナトリウム　　4．7％炭酸水素ナトリウム

ーく 解答・解説 〉ー

【7】 1　ゲージ（G）は、針の内径が1インチの何分の1に当たるかを表している、注射針の太さの単位である。2、4：アンプルやバイアルは、注射液の容器をいう。3：フレンチ（Fr）は、カテーテルの太さを表す単位である。
【8】 4　注射による与薬の薬物血中濃度の上昇の速度（すなわち、吸収速度、薬効の発現速度）は、速い順に静脈内注射＞筋肉内注射＞皮下注射＞皮内注射の順である。
【9】 4　選択肢のうち、静脈内注射が最も速い。血液はおよそ1分間で全身を巡る。静脈内注射された薬液は、速いスピードで全身の血管に送られ、速やかに効果が発現する。
【10】 3　1：皮下注射は10～30°、2：皮内注射は皮膚に対しほぼ平行、4：静脈内注射は15～20°で挿入する。
【11】 2　皮下組織は可動性で、つまみ上げると厚みが推測できる。血管や神経の損傷を防ぐため、刺入部位は皮下厚が5mm以上あるのが望ましい。
【12】 4　皮下注射は皮膚をつまみ上げて刺入する。注射針は22～25Gを用い、刃面を上に向け10～30°で刺入する。皮下脂肪が5mm以上の部位を選択する。
【13】 2　15％塩化カリウムは、高濃度のカリウム製剤である。塩化カリウム製剤の原液は絶対にそのまま静脈内注射を行ってはならない。1、3：必ず希釈して使用する必要はない。4：主な使用目的は、アシドーシスの是正であるため、希釈して使うとその効果が下がってしまい、意味がない。

⒞ 輸液・輸血管理

■ 刺入部位の観察

□□□　輸液は、体液バランス維持、[**1**　　　　　　　　] の改善、栄養補給、その他治療を目的として、末梢静脈または中心静脈から体内に薬液を注入する方法である。

□□□　[**2**　　　　　　　　] は、輸液セットなどを用いて、大量の薬液を持続的に静脈内に注射する方法である。点滴刺入部位の観察では、以下の点に留意する。

　1）点滴部位周囲の発赤、疼痛、腫脹、組織の壊死、水疱形成などの有無
　2）薬液の漏出、出血、血液の [**3**　　　　] の有無
　3）静脈走行部の発赤、疼痛、血管痛（静脈炎）の有無
　　➡抗がん薬などの毒性の強い薬物の漏出では組織の壊死が生じることがある
　　➡上記1）〜3）の症状がみられたら、直ちに点滴を [**4**　　　　] する
　4）針の固定状態、テープかぶれの有無

■ 点滴静脈内注射　　　　　　　　　　　　　　➡ 国試によく出る

□□□　[**1**　　　　　　　　] は、機械的なポンプの力を利用して、自動かつ正確に薬液を注入する機器のことをいい、決められた時間で規定量を確実に注入する必要がある場合（化学療法など）に用いられる。

□□□　輸液ポンプの入力設定が [**2**　　　　]（1時間当たりの注入量）を設定する方式か [**3**　　　　　]（輸液を完了する予定の量）を設定する方式かを常に確認し、設定ミスによる事故を防ぐ。

□□□　[**4**　　　　　　　　] を用いて輸液を行う場合には、高低差による薬液の過剰投与を防ぐため、患者と同じ高さにポンプ本体を配置し固定する。

□□□　輸液中も指示どおり滴下されているかを確認し、ポンプを取り外すときは [**5**　　　　] や三方活栓が閉じられていることを確認する。アラームが鳴った場合には、原因（[**6**　　　　] 混入や管内閉塞）を確認して対処する。

□□□　点滴所要時間が医師より指示されている場合、滴下速度は以下の式で求められる。

$$1分間の滴下数 = \frac{指示総量（mL）×使用点滴セットの1\,mLの滴下数}{指定された [\textbf{1}\qquad] ×60（分）}$$

□□□　点滴セットには、成人用（[**2**　　　] 滴 /mL）と小児用（[**3**　　　] 滴 /mL）がある。

□□□　滴下数が指示されていない場合は、[**4**　　〜　　] 滴 / 分の速度で滴下する（成人用）。[**5**　　〜　　] mL/ 分の注入であれば循環器系への負担が少ない。

□□□　滴下速度が変化する要因には、患者の体位や刺入部の四肢の [**6**　　　　]、薬液の粘稠度、ラインの屈曲、針内の血栓、針先の [**7**　　　　　] への接触、点滴架台の高さなどがある。

■ 輸　血

□□□　輸血には、[**1**　　　　　　　　]、濃厚血小板製剤、新鮮凍結血漿、血漿分画製剤などがある。

□□□
血管外漏出

【1】 点滴静脈内注射の血管外漏出で注意すべき初期症状はどれか。
  1．疼 痛　　　2．水 疱　　　3．潰 瘍　　　4．皮膚壊死

□□□
点滴静脈内注射

【2】 点滴静脈内注射の刺入部位が発赤腫脹しているときの適切な処置はどれか。
  1．マッサージをする。2．温罨法をする。3．注入を中止する。4．体位を換える。

□□□
持続点滴静脈内注
射の穿刺部位

【3】 成人の持続点滴静脈内注射のために選択される部位で最も適切なのはどれか。
  1．足 背　　　2．鼠 径　　　3．前腕内側　　　4．肘関節付近

□□□
輸液ポンプ

【4】 輸液ポンプ使用の主目的はどれか。
  1．異物の除去　2．感染の防止　3．輸液速度の調整　4．薬物の効果判定

□□□
輸液ポンプ

【5】 点滴静脈内注射で輸液ポンプを使用する際に設定する項目はどれか。
  1．薬剤名　　2．終了時間　　3．投与月日　　4．1時間あたりの流量

□□□
輸液ポンプ

【6】 輸液ポンプを50mL/ 時に設定し、500mL の輸液を午前10時から開始した。終了
    予定時刻はどれか。
  1．午後2時　　　　2．午後4時　　　　3．午後6時　　　　4．午後8時

□□□
滴下数

【7】 点滴静脈内注射1800mL/ 日を行う。
    一般用輸液セット（20滴÷ 1 mL）を使用した場合、1分間の滴下数はどれか。
  1．19滴　　　　2．25滴　　　　3．50滴　　　　4．75滴

□□□
濃度計算

【8】 血漿と等張のブドウ糖溶液の濃度はどれか。
  1．5 ％　　　　2．10%　　　　3．20%　　　　4．50%

解答・解説

【1】 1 【2】 3　点滴薬が血管外に漏れると初期症状として発赤や腫脹がみられ、患者は痛みを訴える。その場合、直ちに注入を中止する。

【3】　　3　針の固定が容易で患者の動きを妨げない血管が望ましい。

【4】 3 【5】 4　輸液ポンプは薬液の注入速度を調整するために使用するポンプである。輸液ポンプには、流量を設定する。

【6】　　4　1時間に50mL 投与されるので、500mL 全量の投与にかかる時間は、「50mL：1 時間＝500mL：x 時間」より10時間である（500mL÷50mL＝10時間）。よって、午後8時に終了する。

【7】　　2　$\dfrac{1800\text{mL}\times 20\ 滴}{24\ 時間\times 60\ 分}$＝25滴。1mL 当たり20滴なので、1800mL は36000滴に相当する（1800mL ×20滴＝36000滴）。これを1日（＝24時間＝24×60＝1440分）で与薬するので、36000÷1440＝25滴/分という計算となる。

【8】　　1　5 ％ブドウ糖水溶液の濃度は277mOsm/L。血漿の浸透圧の正常値は275〜290mOsm/L なので、ほぼ等張である。

Ｄ 採 血

■ 刺入部位

□□□ 採血には、静脈血採血、動脈血採血、臍帯血採血がある。このうち看護師が行うのは［**1**　　　］採血である。

1 静脈血

□□□ 静脈血採血を行う際に最も一般的な部位は［**2**　　　］の表在性の皮静脈であり、用いる血管には右図のようなものがある。

2 上肢

□□□ 右図以外にも、［**3**　　　］静脈や［**4**　　　］静脈、大腿静脈などが用いられることがある。（**3** **4** 順不同）

3 手背
4 足背

肘正中皮静脈
橈側皮静脈
尺側皮静脈
前腕正中皮静脈

■ 採血方法

1 検体容器

□□□ 医師の指示箋を確認し、目的に合った［**1**　　　　　］を準備する。また、溶血を防ぐため、注射針は20〜22 Gの細すぎないものを選ぶ。

2 同意

□□□ 患者の氏名を確認するとともに、目的と方法を説明し［**2**　　　］を得る。

3 末梢

□□□ 採血部位を露出させ、必要時には処置用シーツ・肘枕を置く。前腕から輸液を行っている場合には、点滴薬剤の影響を避けるため、点滴部位より［**3**　　　］で行うか、反対の腕で行う。また、利き手側や麻痺側、ブラッドアクセス、循環障害のある側の上腕はできるだけ避ける。

4 7〜10　**5** 内

□□□ 駆血帯を刺入部位より［**4**　〜　］cm中枢側に巻き、患者に母指を［**5**　　　］側にして手を握るよう説明する。駆血帯はきつく締めすぎない。

6 乾燥
7 温める
8 末梢　**9** 中枢

□□□ 採血する血管を決め、刺入部位を消毒し、［**6**　　　］させてから採血を行う。血管の視診・触診が困難な場合には、採血部位を［**7**　　　］、駆血した状態で［**8**　　　］から［**9**　　　］に向けてマッサージする、手を握ったり開いたりしてもらうなどを行うと、血管が浮き出てくることがある。

10 利き手

□□□ ［**10**　　　　］で注射器を持ち、血管の走行に沿って、刺入部から5cm下の皮膚をもう片方の母指で伸展させ血管を固定する。刺入時にしびれや強い疼痛が生じた場合には、針が神経を損傷している危険があるため速やかに針を抜く。

11 15〜20
12 3
13 溶血

□□□ 注射針を血管壁に［**11**　〜　］°の角度で刺入し、血液が流入してきたら針を寝かせ、さらに［**12**　　　］mm程度挿入し、内筒を静かに引いて必要量を採血する。このとき、急激に吸引すると［**13**　　　］が起こる。

14 蒼白

□□□ しびれや顔面［**14**　　　］、冷汗、呼吸の乱れなどがないか確認する。

15 駆血帯

□□□ 握っていた手を開いてもらい、［**15**　　　　］をはずしてから抜針する。

16 圧迫
17 マッサージ

□□□ 抜針後は5分以上［**16**　　　］止血する。血管損傷や血腫の原因となるため［**17**　　　　］は行わない。

18 リキャップ

□□□ 使用した針は［**18**　　　　］せず針専用の医療廃棄物処理容器に廃棄する。

■ 採血後の観察内容、採血に関連する有害事象

1 出血

□□□ 採血部位に［**1**　　　］、腫脹、疼痛などがないか観察する。

2 アレルギー
3 神経

□□□ 採血に関連する有害事象として、消毒薬による［**2**　　　　　］、［**3**　　　］損傷、皮下出血、血管迷走神経反応などがある。

採血部位

【1】 成人の静脈血採血の穿刺部位で適切なのはどれか。
　1．腋窩静脈　　　2．上腕静脈　　　3．腕頭静脈　　　4．肘正中皮静脈

採血と注射針

【2】 成人の静脈血採血で通常用いられる注射針の太さはどれか。
　1．14G　　　　2．18G　　　　3．22G　　　　4．26G

駆血部位

【3】 肘正中皮静脈からの採血における駆血部位の写真（口絵 p.Ⅳ）を別に示す。
　　正しいのはどれか。ただし、×は刺入部である。

1．①　　　　　　　　2．②　　　　　　　　3．③

4．④　　　　　　　　5．⑤

採血

【4】 採血で正しいのはどれか。
　1．駆血帯は強く巻くほど良い。　　　2．血管が怒張しない場合は冷罨法を行う。
　3．抜針は駆血帯をはずしてから行う。　4．抜針後は採血部位をよくもむ。

採血

【5】 成人の静脈血採血で適切なのはどれか。
　1．採血部位から2、3cm中枢側に駆血帯を巻く。
　2．血管の走行に合わせ60度の角度で刺入する。
　3．採血後は刺入部位を圧迫しながら抜針する。
　4．刺入部位は5分以上圧迫し、止血する。

Ⅳ
看護技術に関する基本的な知識を問う

解答・解説

【1】 4　静脈血採血では一般に、肘正中皮静脈のほか、橈側皮静脈などが用いられる。
【2】 3　採血、静脈内注射、筋肉内注射、皮下注射で用いる。1：通常用いない。2：輸血などで用いる。4：皮内注射で用いる。
【3】 2　駆血帯は、刺入部より7～10cm中枢側に巻く。
【4】 3　駆血帯をはずして血液還流を戻さないと、抜針後の出血量が増えたり皮下血腫が生じたりする。1：駆血帯はきつく締めすぎない。2：冷罨法ではなく温罨法がよい。4：抜針後に採血部位をもむと、血管損傷や血腫の原因となる。
【5】 4　3、4：抜針後に、5分以上圧迫して止血する。1：駆血帯は、採血部位から7～10cm中枢側に巻く。2：注射針は血管壁に15～20°の角度で刺入する。

E 呼吸管理①

解答

1 60
2 40

3 低酸素

4 火気
5 CO_2

■ 酸素療法の原則

□□□ 酸素吸入療法の相対的適応は、動脈血酸素分圧（PaO_2）[**1**　　　] mmHg 未満、絶対的適応は PaO_2 [**2**　　　] mmHg 未満であり、その他、全身循環不全時や低酸素血症に陥る危険のある場合などで適応となる。

□□□ 酸素吸入療法の目的には、[**3**　　　　] 血症の改善、換気仕事量・心筋仕事量の軽減などがある。

□□□ 酸素は支燃性であることから、酸素吸入時は [**4**　　　] 厳禁とする。

□□□ 酸素療法の合併症に、酸素中毒、[**5**　　　] ナルコーシスなどがある。

1 1.105

2 黒

3 40

4 横
5 150

■ 酸素ボンベ

□□□ 酸素は無味・無臭、無色透明の気体で、常温では比重 [**1**　　　]（空気より少し重い）、大気中の酸素濃度は約21％である。

□□□ 酸素ボンベの色は、高圧ガス保安法により [**2**　　] 色と規定されている。

□□□ 酸素ボンベは、直射日光の当たらない [**3**　　] ℃以下の場所で保管する。保管時は専用の架台に立てて置き、ボンベの転倒を防ぐために鎖などで固定する。運搬の際には運搬車を用い、バルブを必ず閉める。空になったボンベはだれが見てもそれとわかるように [**4**　　] にしておく。

□□□ 酸素ボンベには、通常 [**5**　　] kgf/cm^2（＝14.7MPa（メガパスカル））に圧搾された酸素が充填されている。

□□□ ボンベ内の酸素残量は以下の式で求められる。

$$酸素残量 [L] = \frac{ボンベの容量 [L] \times 圧力計が示す残圧 [kgf/cm^2]}{完全充填時の圧 [kgf/cm^2]}$$

$$使用可能時間 [分] = \frac{ボンベの容量 [L] \times 圧力計が示す圧 [kgf/cm^2]}{酸素流量 [L/分] \times 完全充填時の圧 [kgf/cm^2]}$$

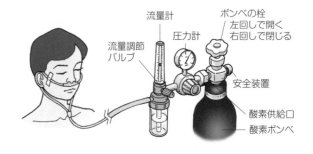

流量計
ボンベの栓
左回しで開く
右回しで閉じる
圧力計
流量調節バルブ
安全装置
酸素供給口
酸素ボンベ

1 滅菌蒸留水または滅菌精製水

2 ボールまたは球

3 ロタまたはコマ、フロート、ロケット、T字

■ 酸素流量計

□□□ 酸素吸入による口腔・鼻腔・気道粘膜の乾燥や刺激を防ぐため、加湿を行う。加湿器に上限水位まで [**1**　　　　] を入れ、流量計に接続する。流量計の目盛りを指示された投与量に合わせ、酸素の流量を確認する。

※加湿は、鼻カニューレで3L/分以下、ベンチュリーマスクで吸入酸素濃度40％以下は不要とするガイドラインもある（日本呼吸器学会、日本呼吸管理学会）。

□□□ 流量計の目盛りは、[**2**　　　　] 型の浮子の場合は球の中央の高さを、[**3**　　　] 型の浮子は浮子の上面の高さをそれぞれ読む。

□□□
酸素療法の適応

必修 112回 AM23

【1】 室内空気下での呼吸で、成人の一般的な酸素療法の適応の基準はどれか。
  1. 動脈血酸素分圧〈PaO₂〉60Torr 以上
  2. 動脈血酸素分圧〈PaO₂〉60Torr 未満
  3. 動脈血二酸化炭素分圧〈PaCO₂〉60Torr 以上
  4. 動脈血二酸化炭素分圧〈PaCO₂〉60Torr 未満

□□□
酸素吸入中の禁止行為

必修 93回 AM28、97回 AM28 改、103回 AM21 改

【2】 酸素吸入中に禁止するのはどれか。
  1. ライターの使用　2. トイレへの歩行　3. 友人との面会　4. 食堂での食事

□□□
酸素ボンベ

必修 101回 AM22

【3】 日本の法令で定められている酸素ボンベの色はどれか。
  1. 赤　　　　　2. 黄　　　　　3. 緑　　　　　4. 黒

□□□
酸素ボンベ内の残量確認

必修 95回 AM29、103回追 AM23 改

【4】 酸素ボンベ内の残量を確認する方法はどれか。
  1. バルブを開けた時の噴出音　　　2. 圧力計の示す値
  3. 加湿ビン内の気泡の量　　　　　4. 酸素流量計の目盛

□□□
酸素ボンベの保管方法

必修 107回 AM23

【5】 充填された酸素ボンベの保管方法で正しいのはどれか。
  1. 横に倒して保管する。　　　　2. 保管場所は火気厳禁とする。
  3. バルブを開放して保管する。　4. 日当たりの良い場所で保管する。

□□□
酸素投与

必修 104回 PM24

【6】 医療用酸素ボンベと酸素流量計とを図に示す。
酸素の流量を調節するのはどれか。
  1. ①　　2. ②
  3. ③　　4. ④

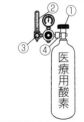

解答・解説

【1】 2　一般的な酸素療法の適応基準は PaO₂ 60Torr（mmHg）未満である。
【2】 1　酸素自体は燃えないが、引火・爆発を助長する性質があるため、ライターの使用は厳禁である。酸素吸入中の患者から2m以内は火気厳禁とする。なお、磁気や電磁波を避けなければいけないのは、ペースメーカーを装着している場合である。
【3】 4　3：緑色は二酸化炭素のボンベである。
【4】 2　酸素ボンベ内の残量は、圧力計の値とボンベの容量から計算できる。
【5】 2　酸素は支燃性であることから、火気厳禁である。1：酸素ボンベは、専用の架台に立てておき、ボンベの転倒を防ぐために鎖などで固定して保管する。3：バルブを開放してしまうと酸素が流出してしまい保管にならない。4：酸素ボンベは直射日光の当たらない40℃以下の場所で保管する。
【6】 3　酸素流量の調節は、流量計の下のつまみ（流量調節バルブ）を回して行う。

E　呼吸管理②

■ 鼻腔カニューラ

□□□　鼻腔カニューレで期待される酸素濃度と特徴は下表のとおりである。

酸素流量と吸入酸素濃度（FiO$_2$）
● 1L/分（24％）
● 2L/分（28％）
● 3L/分（32％）
● 4L/分（36％）
● 5L/分（40％）
● 6L/分（44％）

1 食事

2 口

鼻腔カニューレの特徴
● ［**1**　　　　　］や会話の妨げにならない
● 取り扱いが簡便
● ［**2**　　　　］呼吸や鼻閉時には効果が得られない
● 高濃度の酸素吸入はできない
● 口腔・鼻腔が乾燥しやすい

■ 酸素マスク

□□□　酸素マスクで期待される酸素濃度と特徴は下表のとおりである。

1 高濃度

2 酸素流量
3 ベンチュリー

マスクの種類	酸素流量と吸入酸素濃度（FiO$_2$）	特　徴
単純フェイスマスク	5〜6L/分（40％） 6〜7L/分（50％） 7〜8L/分（60％）	● ［**1**　　　　　］の酸素が得られる ● 呼吸パターンに左右されずに一定の酸素濃度が得られる ● 加湿効果により、粘膜の乾燥を防ぐことができる
リザーバー付マスク	6〜7L/分（60〜70％） 8〜10L/分（80〜99％）	
［**3**　　　　　］マスク	4L/分（28％） 6L/分（35％） 8L/分（40％） 12L/分（50％）	● ［**2**　　　　　　］が少ないと二酸化炭素の蓄積が起こる ● 食事や会話の妨げになる ● 顔面の圧迫感、不快感がある

4 医師

□□□　酸素流量や使用する器具は［**4**　　　　　］の指示に基づいて決められるため、看護師の判断で勝手に変更したりしてはならない。

■ ネブライザー

1 エアロゾル

□□□　ネブライザーによって作られる［**1**　　　　　　　］は、薬液などを小粒子に変えて気体中に浮遊させたもので、吸入によって気管や気道病変の改善、気道分泌物の排除、気道粘膜の乾燥緩和などに作用する。

2 超音波ネブライザー

3 肺胞

□□□　ネブライザーには、ジェットネブライザーと［**2**　　　　　　　　］（超音波振動によって0.5〜5.0μmのエアロゾルを大量に発生させ、薬物を［**3**　　　　　］まで到達させることができる）がある。

4 食事

5 座位　**6** 側臥位

7 外気または空気

□□□　ネブライザーの使用は［**4**　　　　　］の直前・直後を避け、呼吸筋を十分拡張できるよう［**5**　　　　　］で行う。安静臥床中では［**6**　　　　　］で行う。

□□□　マウスピースを使用する場合、エアロゾルが細気管支まで届くよう［**7**　　　　　］と一緒に薬液を吸い込むように促す。

8 深呼吸

□□□　ゆっくりとした［**8**　　　　　］で吸入し、2〜3秒こらえてからマスク（マウスピース）を顔から離してゆっくり息を吐くよう促す。

【7】 CO₂ナルコーシスの症状で正しいのはどれか。
　1．咳　嗽　　　2．徐　脈　　　3．浮　腫　　　4．意識障害

【8】 酸素吸入濃度50〜98％に最も適した器具はどれか。
　1．鼻カニューレ　　　　　　　　　2．単純酸素マスク
　3．ベンチュリーマスク　　　　　　4．リザーバー付酸素マスク

【9】 ベンチュリーマスクの写真（口絵 p. Ⅳ）を別に示す。
　　酸素流量の設定と併せて吸入酸素濃度を調節するのは
　　どれか。
　1．①
　2．②
　3．③
　4．④

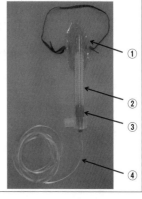

【10】 1回換気量に関係なく吸入酸素濃度を調節できる器具はどれか。
　1．鼻カニューレ　　　　　　　　　2．フェイスマスク
　3．ベンチュリーマスク　　　　　　4．リザーバー付酸素マスク

【11】 発生する粒子が最も小さいのはどれか。
　1．ジェットネブライザー　　　　　2．超音波ネブライザー
　3．定量式携帯吸入器　　　　　　　4．蒸気吸入器

Ⅳ
看護技術に関する基本的な知識を問う

───〔 解答・解説 〕───

【7】 4　CO₂ナルコーシスでは意識障害を生じうる。
【8】 4　リザーバー付マスクには、酸素貯留用のバッグ（リザーバー）がついており、酸素流量10L/分で99％の酸素濃度を確保できる。
【9】 3　ベンチュリーマスクは高流量システムの酸素療法に用いられるマスクで、ベンチュリー効果によって安定した濃度の酸素を供給するのに適している。ベンチュリー効果はアダプタ部分（ダイリュータ）が生み出す。
【10】 3　ベンチュリーマスクは1回換気量にかかわらず、設定した吸入酸素濃度を保つことができる。
【11】 2　超音波ネブライザーの噴霧粒径は0.5〜5.0μmである。1：ジェットネブライザーの噴霧粒径は3〜10μm。3：定量式携帯吸入器（ハンドネブライザー）の噴霧粒径は2〜7μm。4：蒸気吸入器の噴霧粒径は15μm程度。

E 呼吸管理③

[解答]

■ 口腔内・鼻腔内吸引 ……………………………

□□□ 口腔内・鼻腔内吸引は、気道閉塞の予防、肺換気の改善を目的として、口腔内・鼻腔内の分泌物が多く痰の粘稠度が [**1**　　　] い場合、また、排痰ができない、しにくい場合などに行う。

1 高

2 10〜14
3 200

□□□ 口腔内・鼻腔内吸引には [**2**　〜　] Fr の吸引カテーテルを用いる（成人）。また、吸引圧は [**3**　　　] mmHg 以下とするのが望ましいとされる。

4 横

□□□ 嘔吐反射による窒息や誤嚥を防ぐために、患者の顔を [**4**　　　] に向ける。

5 滅菌蒸留水

□□□ カテーテルを水道水または [**5**　　　　　] に通し、吸引圧を調整する。

6 陰圧
7 回転　**8** 低酸素

□□□ 粘膜損傷を防ぐために [**6**　　　] をかけずに15〜20cm 挿入し、カテーテルを [**7**　　　] させながら吸引を開始する。[**8**　　　　] 血症を防ぐため、吸引時間は [**9**　〜　] 秒とする。終了後はカテーテルに通水する。

9 10〜15

10 深呼吸

□□□ 吸引前後には [**10**　　　] を促し、肺胞換気を十分に行う。

■ 気管内吸引 ……………………………… ▶国試によく出る

1 2分の1
2 150

□□□ 気管内吸引に用いるカテーテルは、気管チューブの [**1**　　　] 以下の太さとする。また、気管壁の線毛上皮の損傷を防ぐため、吸引圧は [**2**　　　] mmHg 以下とするのが望ましいとされる。

3 無菌操作

□□□ 気管支分岐部以下は無菌状態のため、気管内吸引は [**3**　　　] で行い、口腔内・鼻腔内吸引に用いたカテーテルは使用しない。

4 12〜15

□□□ 吸引圧を調整し、陰圧をかけずに挿入する。気管切開では [**4**　〜　] cm 程度、気管チューブ（経口挿管）では21〜26cm 程度挿入し、回転させ吸引する。吸引時間は10〜15秒とする。挿入前後にはカテーテルを滅菌蒸留水に通す。

5 アンビューバッグ
6 ジャクソンリース

□□□ 吸引前後には [**5**　　　　　] または [**6**　　　　　] を用いて加圧し、低酸素血症を防ぐ。終了後は呼吸を整えてから人工呼吸器をつなぐ。（**5**　**6** 順不同）

■ 体位ドレナージ ……………………………………

1 高
2 重力

□□□ 体位ドレナージとは、気道分泌物貯留部位が [**1** 高／低] くなるよう体位を整え、[**2**　　　] により分泌物を中央気道に移動させ、喀出を促す方法をいう。

3 無気
4 咳嗽
5 気胸

□□□ 胸・腹部の術後で [**3**　　　] 肺や肺炎の予防が必要な患者、長期臥床中の患者、疼痛などのため十分な [**4**　　　] ができない患者、気管支拡張症や慢性気管支炎などで大量の喀痰がある患者などが対象となる。緊張性 [**5**　　　] や心筋梗塞などの血行動態が不安定な患者、体位変換ができない患者には禁忌である。

6 血圧
7 食後

□□□ 高低差を利用することから循環系に影響を及ぼすため、特に脈拍や [**6**　　　] の変動に留意する。誤嚥や嘔吐の危険があるので [**7**　　　] 2時間は実施を避ける。

8 スクイージング

□□□ 聴診などにより分泌物の貯留部位を確認し、体位を決定して3〜15分程度体位を保持し、深呼吸と排痰を促す。ドレナージとともに [**8**　　　　　]（呼気胸郭圧迫法）や振動法などを併用することで体位ドレナージの効果が高まる。

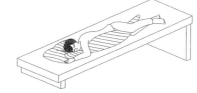 は全然関係ない位置に出てくるから注意。

「気管内吸引」は
国試の頻出項目だよ！

【13】【14】【15】は3問いっきに
解いてみよう！
設問文と選択肢の言い回しの
違いに着目してみて。

鼻腔内吸引

【12】 鼻腔内の吸引で正しいのはどれか。
1．無菌操作で行う。
2．吸引圧をかけた状態で吸引チューブを挿入する。
3．鼻翼から一定の距離で固定して吸引する。
4．吸引チューブを回転させながら吸引する。

気管内吸引

【13】 1回の気管内吸引時間で適切なのはどれか。
1．10〜15秒以内　　　2．20〜25秒以内
3．30〜35秒以内　　　4．40〜45秒以内

気管内吸引

【14】 1回の気管内吸引を30秒以上実施した場合に生じるのはどれか。
1．嘔　吐　　　　　　2．感　染
3．低酸素血症　　　　4．気道粘膜の損傷

気管内吸引

【15】 気管内吸引で正しいのはどれか。
1．1回の吸引時間は30〜40秒とする。　2．吸引圧は500〜600mmHgとする。
3．無菌操作で実施する。　　　　　　　4．吸引後に体位ドレナージを行う。

体位ドレナージ

【16】 体位ドレナージの直接の目的はどれか。
1．痛みの軽減　　　　　　　　2．睡眠の導入
3．排痰の促進　　　　　　　　4．廃用症候群 disuse syndrome の予防

体位ドレナージ

【17】 図のような体位でドレナージを行う肺葉はどれか。
1．右上葉
2．右下葉
3．左上葉
4．左下葉

IV

看護技術に関する基本的な知識を問う

─〈 解答・解説 〉───────────────────────────────────

【12】　　　　4　1：清潔操作で行う。2：吸引圧はかけずに挿入する。3：鼻翼からの距離は固定しなくてよい。
【13】　1　【14】　3　気管内吸引の時間が長いと低酸素状態となるため、1回の吸引時間は10〜15秒を目安とする。低酸素状態の予防として、実施前に十分な換気を行う。
【15】　　　　3　1：1回の吸引時間は10〜15秒とする。2：吸引圧は150mmHg以下とする。4：ドレナージは吸引前に実施すると、吸引の効果が高まる。
【16】　　　　3　体位ドレナージとは、喀痰が貯留している部位を高くすることで分泌物を中央気道に移動させ、喀出を促す方法である。
【17】　　　　4　喀痰が貯留している肺葉が高い位置にくるような体位をとる。図の場合は左下葉の喀痰貯留を改善する。

F　救命救急処置①

[解答]

1気道
2舌根沈下

3 CPR（心肺蘇生）
4頭部後屈顎先挙上
5顎先
6下顎挙上

7異物

8回復体位

9腹部

■ 気道の確保

□□□　[**1**　　　]の確保は、生命を維持するために最優先に実施すべき処置である。BLS（一次救命処置）においては、呼吸の有無を確認する際に気道確保を行う（JRC 蘇生ガイドライン2020）。

□□□　気道閉塞の主な原因には、意識喪失に伴う[**2**　　　]や気道異物などがある。また、炎症や腫瘍による狭窄などでも気道が閉塞することがある。

□□□　気道を確保することによって自発呼吸が再開することがある。再開しない場合あるいは微弱の場合には[**3**　　　]の適応となる。

□□□　気道確保は全例で[**4**　　　]法（傷病者の額から頭部に手を当て、他方の手の人差し指と中指で傷病者の[**5**　　　]を上方に押し上げる）で行う。頸椎損傷が疑われる傷病者に対し、訓練された者が行う場合には[**6**　　　]法で行われることがある。

□□□　実施の際には対象者を仰臥位にし、口腔内に[**7**　　　]がないことを確認してから行う。

□□□　傷病者の呼吸が再開した場合には、舌根沈下や誤嚥を回避するために側臥位（[**8**　　　]）をとらせる。このとき、気道が十分に確保されるよう留意する。

□□□　気道内の異物の除去法には、[**9**　　　]圧迫法（ハイムリック法）、背部叩打法がある。

■ 人工呼吸

1呼気吹き込み

□□□　人工呼吸には、口対口または口対口鼻（乳幼児）などで行う[**1**　　　]法のほか、アンビューバッグなどを用いて換気するバッグバルブマスク法、人工呼吸器を用いて行う方法がある。

21

□□□　人工呼吸による1回換気量の目安は、対象者の胸の上がりを確認できる程度とする。送気（呼気吹き込み）は約[**2**　　　]秒かけて行う。

※感染予防のため、実際にはポケットマスクやバッグバルブマスクの使用が望ましい。

■ 胸骨圧迫

□□□　呼吸の確認で呼吸なしと判断した場合は、直ちにCPR（心肺蘇生；Cardiopulmonary Resuscitation）を行う。CPRは以下のように実施する。

15

2100〜120

330　**4**2

- 胸骨圧迫（心臓マッサージ）を開始する。
  ・深さ（成人は胸が約[**1**　　　]cm 沈むよう（ただし6 cm を超えないように）、小児は胸の厚さの約1/3）
  ・テンポ（[**2**　　　〜　　　]回/分）・CPR 中の胸骨圧迫の中断は最小にする
- 救助者に人工呼吸を行う技術と意思がある場合は「胸骨圧迫：人工呼吸＝[**3**　　　]：[**4**　　　]」の比で行う。　　　（JRC 蘇生ガイドライン2020）

5胸骨の下半分
6 AED または自動体外式除細動器

□□□　胸骨圧迫の部位は、[**5**　　　]とする。

□□□　胸骨圧迫は[**6**　　　]を装着するまで、または ALS（二次救命処置）チームに引き継ぐまで、または傷病者の呼吸や目的のある仕草がみられるまで CPR を続ける。

7肋骨　**8**脂肪

□□□　胸骨圧迫の合併症には、[**7**　　　]解離、気胸、血胸、肺挫傷、[**8**　　　]塞栓、内臓損傷などがある。

【3】【4】【5】【6】はまとめて
解いてみてね。

□□□
意識障害者の救命
救急処置

必修 93回 AM30 改、104回 PM12、108回 AM5 改

【1】 意識障害がある患者への救命救急処置で最も優先されるのはどれか。
1．保 温　　　2．輸 液　　　3．酸素吸入　　　4．気道確保

□□□
救命救急処置

必修 107回 PM23

【2】 呼びかけに反応はないが正常な呼吸がみられる傷病者に対して、まず行うべき対応はどれか。
1．下肢を挙上する。　　　　　　2．胸骨圧迫を行う。
3．回復体位をとる。　　　　　　4．自動体外式除細動器〈AED〉を装着する。

□□□
胸骨圧迫と人工呼
吸の回数比

必修 111回 AM24

【3】 成人に対する一次救命処置〈BLS〉において、胸骨圧迫と人工呼吸の回数比は
（　　）：2である。（　　）に入るのはどれか。
1．5　　　　　2．10　　　　　3．30　　　　　4．50

□□□
胸骨圧迫

必修 101回 PM24

【4】 成人の一次救命処置における圧迫部位を図に示す。正しいのはどれか。

1.
2.
3.
4.

□□□
胸骨圧迫

必修 106回 PM24 改、110回 AM25

【5】 成人の心肺蘇生時の胸骨圧迫の深さの目安はどれか。
1．2cm　　　2．5cm　　　3．8cm　　　4．11cm

□□□
胸骨圧迫

必修 112回 PM24

【6】 成人の一次救命処置〈BLS〉における胸骨圧迫の速さ（回数）で正しいのはどれか。
1．40〜60回／分　　　　　　2．70〜90回／分
3．100〜120回／分　　　　　4．130〜150回／分

Ⅳ

看護技術に関する基本的な知識を問う

─◖ 解答・解説 ◗─

【1】　4　生命の危険を取り除くことが最優先されるので、選択肢のうちまずは気道を確保して呼吸を維持する。
【2】　3　意識はないが正常な呼吸を確認できているため、まず気道を確保するために「回復体位」をとることが重要である。
【3】　3　胸骨圧迫30回（1分間に約100〜120回）に対し、人工呼吸2回の回数比で行う。
【4】　1　圧迫部位は、胸骨の下半分と表現される位置である。剣状突起を強い力で圧迫すると、腹部臓器を損傷する危険性がある。
【5】　2　成人では胸が約5cm以上沈む深さ（ただし6cmを超えないように）。小児では胸の厚さの約1/3の深さになるようにする。
【6】　3　胸骨圧迫の速さは100〜120回／分とする。

F 救命救急処置②

【解答】

1 心室細動

2 直流除細動

1 電気的除細動

2 一般市民

3 右前胸
4 左側胸

5 触れない

6 胸骨圧迫

7 拭き取って

8 6

9 ペースメーカー

10 心肺蘇生

11 一次救命処置
12 二次救命処置

■ 直流除細動器

□□□ 電気的除細動とは、直流電気刺激を胸壁上から心臓に与えることで、[**1**
　　　　](VF)や無脈性心室頻拍(VT)などの心筋の無秩序な収縮を抑制し、規則正しい収縮を生じさせる治療法であり、[**2**　　　　　　]器が用いられる。

■ 自動体外式除細動器〈AED〉

□□□ 自動体外式除細動器(AED)は、心停止に陥った傷病者の除細動の必要性を自動的に判断し、必要時には自動で[**1**　　　　　　　　]を行う治療機器である。

□□□ 従来の除細動器が医師などの専門家のみが実施できる手動式であるのに対し、AEDは[**2**　　　　　]の使用が可能であり(わが国では2004年から使用可能になった)、公共施設などに多く設置されている。

□□□ 一般的な操作方法は以下のとおりである。

1．電源を入れる	(その後は音声ガイダンスに従う)
2．電極パッドを貼り、解析ボタンを押す	➡2枚の電極パッドを傷病者の[**3**　　　]部と[**4**　　　]部に直接貼付してAED本体と接続し、心電図解析ボタンを押す(**3 4**順不同)
3．ショックボタンを押す	➡心電図解析が開始されたら、傷病者に[**5**　　　]ようにする ➡AEDの音声メッセージに従ってショックボタンを押し電気ショックを行う
4．胸骨圧迫を再開する	➡電気ショック後は直ちに[**6**　　　　]を再開する

□□□ AEDを用いる際、傷病者の身体が濡れていれば[**7**　　　　　]から電極パッドを貼付する。また、体毛が濃い場合には除毛シートなどで除去するか、体毛の薄い部分を選びしっかりと貼り付ける。

□□□ 小児用の電極パッドは、乳児から未就学児(およそ[**8**　　]歳)までの子どもに対して使用する。小児用の電極パッドがない場合は成人用パッドを使用する。

□□□ 皮膚に貼布薬が貼付されている場合は、それをはがして軽く清拭してから行う。また、[**9**　　　　　　　]や埋め込み型除細動器を使用している場合には、埋め込まれた部分を避けて電極パッドを貼付する。

□□□ 気道の確保(airway)・人工呼吸(breathing)・心マッサージ(circulation)・除細動(defibrillation)を実施し、生命を維持する処置のことを[**10**　　　]法(CPR)という。特別な医療器具を用いずに一般市民にも行えるCPRのことを[**11**　　　　　　](basic life support；BLS)、医療者が医療器具を用いて専門的に行う心肺蘇生法のことを[**12**　　　　　　](advanced life support；ALS)という。

□□□
気道の異物除去

必修 112回 PM21

【7】 成人の気道の異物除去を目的とするのはどれか。
1．胸骨圧迫 　　　　　　　　　2．人工呼吸
3．頭部後屈顎先挙上法 　　　　4．腹部圧迫法〈Heimlich〈ハイムリック〉法〉

□□□
直流除細動器

必修 104回 PM25 改、109回 AM19 改、113回 AM24

【8】 直流除細動器の使用目的はどれか。
1．血圧の上昇 　　　　　　　　2．呼吸の促進
3．体温の上昇 　　　　　　　　4．洞調律の回復

□□□
AED

必修 113回 PM23

【9】 自動体外式除細動器〈AED〉を使用するときに、胸骨圧迫を中断するのはどれか。
1．電源を入れるとき 　　　　　2．電極パッドを貼るとき
3．心電図の解析中 　　　　　　4．電気ショックの直後

□□□
AED

必修 102回 PM20

【10】 AED の使用方法で正しいのはどれか。
1．電極パッドは水で濡らしてから貼る。　2．電極パッドは心臓をはさむ位置に貼る。
3．通電時は四肢を押さえる。　　　　　　4．通電直後は患者に触れない。

□□□
自動体外式除細動
器

必修 110回 PM24

【11】 自動体外式除細動器〈AED〉の電極パッドの貼付位置を図に示す。適切なのはどれか。

1. 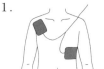 　　2. 　　3. 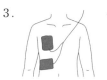 　　4.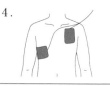

□□□
一次救命処置

必修 96回 AM30

【12】 一次救命処置はどれか。
1．気管挿管 　　　　　　　　　2．酸素吸入
3．静脈路の確保 　　　　　　　4．心臓マッサージ

─ 解答・解説 ）─

【7】 4 腹部圧迫法（ハイムリック法）は、患者の後ろから両腕で患者の腹部を抱え、両手を臍上部付近で合わせ、心窩部に向かって強くこするように圧迫する。
【8】 4 除細動器は、心臓に電気的刺激を与えることで不整脈（心筋の無秩序な収縮）を洞調律に復帰させる。
【9】 3 心電図の解析中は胸骨圧迫を中断する。
【10】 2 1：電極パッドも傷病者の身体も、水で濡れていると通電が正確に行われない原因となったり、救助者への感電の危険性がある。3、4：通電時には患者の身体に触れてはいけない。通電後は直ちに CPR を実施することが重要である。
【11】 1 心臓に効率よく電気を送るには、刺激伝導系（右心房の洞結節から発生した電気刺激が心室のプルキンエ線維に到達する）を考慮し、2つの電極パッドで心臓を挟むように右前胸部と左側胸部に貼付する。
【12】 4 一次救命処置とは、特別な医療器具なしで行える応急処置のことをいう。1、2、3は医療者が器具や薬剤を用いて行う二次救命処置に当たる。

Ｆ　救命救急処置③

180

2心臓

3中枢

■■■ 止血法

□□□　人間の全血液量は体重１kg当たり約 [**1**　　　] mL で、全血液量の３分の１を失うと生命の危機状態となる。

□□□　主な外出血の止血法は以下のとおりである。

直接圧迫止血法	●最も確実で基本的な止血法であり、出血部位に直接ガーゼ類を当てて圧迫する ●四肢の出血では患部を [**2**　　　] より高い位置で保持し、血液の心臓への還流を促す
間接圧迫止血法	●四肢や顔面の出血の場合、出血部位より [**3**　　　] 側の動脈（止血点（右図））を手指で圧迫し、血流を遮断して止血する 総頸動脈 腋窩動脈 上腕動脈 橈骨動脈 大腿動脈 足背動脈
直接圧迫止血法・間接圧迫止血法の併用	●直接圧迫止血法だけでは止血が困難な場合に、間接圧迫止血法を併用する。直接圧迫がすぐに困難な場合にはまず間接圧迫を行う
[**4**　　　] 法	●上記の方法でも止血できない場合、あるいは搬送に際し止血帯を用いなければ止血できない場合に限り行う ●止血帯を用いて [**5**　　　] 圧以上の圧を加え止血を行う。90分以上の駆血では虚血による障害（組織壊死、麻痺など）が起こる ●止血帯の幅が [**6**　　　] すぎると組織損傷が生じるため、３〜５cm程度のものを用いる ●長時間の駆血では、30分に１回程度緊縛を解き、１〜２分間、血流再開を図る ● [**7**　　　] 時間を記録しておく

4止血帯　**5**動脈

6狭

7圧迫開始

□□□

必修 95回 AM30

【13】 前腕の動脈性外出血の止血で正しいのはどれか。
1. 出血部より末梢側を圧迫する。
2. 圧迫部位を心臓より高く保つ。
3. 直接圧迫は2〜3分行う。
4. 止血帯は90分以上連続して使用する。

□□□

間接圧迫止血

必修 111回 AM23

【14】 上腕出血時の間接圧迫止血の部位はどれか。
1. 腋窩動脈
2. 尺骨動脈
3. 大腿動脈
4. 撓骨動脈

□□□

止血点

一般 99回 PM43

【15】 前脛骨動脈の外出血に対する用手間接圧迫法の止血点で適切なのはどれか。
1. 足背動脈
2. 外踝動脈
3. 後脛骨動脈
4. 大腿動脈

□□□

止血点

予想

【16】 動脈性出血時の止血について写真（口絵 p.Ⅴ）を別に示す。上腕出血の止血点として適切なのはどれか。
1. a
2. b
3. c
4. d

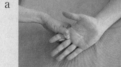

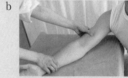
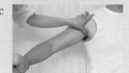
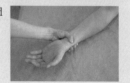

a

b

c

d

Ⅳ

看護技術に関する基本的な知識を問う

⊰ 解答・解説 ⊱

【13】 2　1：中枢側を圧迫する。3：少なくとも4〜5分間は行う。4：虚血による障害を避けるため30分ごとに緊縛を緩める。

【14】 1　間接圧迫止血法では、出血部位より中枢側の動脈を圧迫して血流を遮断することで止血する。

【15】 4　用手間接圧迫法は、出血部位より中枢側の動脈を圧迫するので、前脛骨動脈からの外出血では、それより中枢側の大腿動脈を選択する。

【16】 3　腋窩動脈は上腕の出血に対応する止血点である。1：指先から出血した場合の止血点である。2：上腕動脈は前腕の出血に対応する止血点である。4：撓骨動脈は手首より末端の出血に対応する止血点である。

F　救命救急処置④

［解答］

1 優先順位

2 応急処置または治療

3 搬送

4 治療

5 赤

6 黄　**7** 緑

8 黒

9 トリアージタッグ

10 右

■トリアージ

□□□　トリアージとは、災害時に治療の［**1**　　　　　　］を決定することをいい、災害医療の3T【トリアージ（triage）、［**2**　　　　　　］（treatment）、［**3**　　　　　　］（transportation）】の一つである。

□□□　トリアージは医師（救急医）や救急救命士、（救急）看護師が行う。トリアージ担当者は［**4**　　　　　］行為をせず、トリアージのみに専念する。

□□□　トリアージカラーは、治療優先度の高い順に［**5**　　　］（緊急治療：最優先治療群）、［**6**　　　］（準緊急治療：待機的治療群）、［**7**　　　］（軽症：保留群）、［**8**　　　］（死亡群）に分けられ、災害現場では、これらの色を示した［**9**　　　　　　　］を原則として傷病者の［**10**　　　］手首に装着することで、優先度が一目で把握できるようにする。

トリアージ

災害時のトリアージとは、負傷者の治療の優先順位を決定することをいう。トリアージカラーは万国共通で、災害現場では救急医や救急救命士、救急看護師によって行われる。救急医療では重症度より緊急度が優先されることが多く、緊急度の高さは生命の維持と直結している。

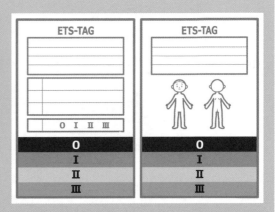

分類	色	傷病者の状態の目安
カテゴリー0	黒	死亡群。死亡、およびその状況下では救命不可能と判断されたもの
カテゴリーI	赤	最優先治療群。生命を脅かされる重篤な状態（多量の出血やショックの危険がある、気道閉塞など）で、直ちに処置を必要とし、救命の可能性があるもの
カテゴリーII	黄	待機的治療群。バイタルサインが安定しており、生命が脅かされるほどではないが、早期に処置や搬送が必要なもの
カテゴリーIII	緑	保留群。軽症で搬送の必要がないもの

災害医療の3T

①トリアージ（Triage）
②応急処置（Treatment）
③搬送（Tranportation）

【20】は96回では一般問題として出題されていたものが、102回では必修問題で登場したよ。

□□□
トリアージ

【17】 トリアージの目的で正しいのはどれか。
　　1．医療事故の予防　　　　　　　2．患者の意思の尊重
　　3．治療優先度の決定　　　　　　4．保健医療福祉の連携

□□□
トリアージ

【18】 災害現場でのトリアージはどれか。
　　1．医療物資の調達　　　　　　　2．避難方法の決定
　　3．行方不明者の安否確認　　　　4．負傷者の治療順位の決定

□□□
トリアージタッグ
の装着部位

【19】 トリアージタッグを装着する部位で適切なのはどれか。
　　1．靴　　　　　　　　　　　　　2．衣　服
　　3．右手首　　　　　　　　　　　4．負傷した部位

□□□
トリアージタッグ

【20】 災害時のトリアージで最優先治療群のトリアージタッグはどれか。
　　1．赤　　　　　2．黄　　　　　3．黒　　　　　4．緑

□□□
トリアージタッグ

【21】 赤色のトリアージタグが意味するのはどれか。
　　1．死亡群　　　　　　　　　　　2．保留群
　　3．最優先治療群　　　　　　　　4．待機的治療群

□□□
災害時に優先する
治療

【22】 災害時に最も優先して治療を行うのはどれか。
　　1．脱　臼 dislocation　　　　　　2．気道熱傷 burn of the respiratory tract
　　3．足関節捻挫 ankle sprains　　　4．過換気症候群 hyperventilation syndrome

Ⅳ

看護技術に関する基本的な知識を問う

― 解答・解説 ―

【17】　3　トリアージとは、災害時や救急領域など制約のある状況下で、治療の優先度を決定することである。
【18】　4　災害時のトリアージとは、傷病者の治療の優先順位を決定することである。災害現場では重傷度より緊急度が優先されることが多い。
【19】　3　トリアージタッグは原則として右手首に装着する。負傷などで右手首に装着できない場合には、左手首→右足首→左足首、の順に装着位置を変える。
【20】　1　赤は最優先治療群である。多量の出血やショックの危険性があり、救命のために直ちに処置を必要とする状態。気道閉塞や意識障害、挫滅症候群などが該当する。
【21】　3　1：死亡群は黒色、2：保留群（軽症）は緑色、4：待機的治療群（準緊急治療）は黄色である。
【22】　2　気道熱傷は、直ちに処置をしなければ生命に危険がある状態で最優先治療群に該当する。

Ⓖ 皮膚・創傷の管理①

■ 創傷管理‥‥‥‥‥‥‥‥‥‥‥‥‥‥‥‥‥‥‥‥‥‥‥‥‥‥‥‥‥‥‥‥

□□□ 創傷とは、外傷などにより体表または体内臓器が [**1**　　　　] または [**2**　　　　] した状態をいう。(**1 2**順不同)

□□□ 創傷は [**3**　　　　] 期➡ [**4**　　　　] 期➡ 再形成期（成熟期）を経て治癒に至る。

□□□ 炎症期には、血小板や血管収縮による [**5**　　　　] が起こり、その後好中球や [**6**　　　　　　] の貪食作用により凝血や不要組織の清浄化が行われる。

□□□ 増殖期には、[**7**　　　　] 細胞が増殖してコラーゲン線維をつくり、創部に [**8**　　　　] 組織を形成する。

□□□ 再形成期にはコラーゲン線維が収縮して硬くなり [**9**　　　] が再生される。

□□□ 治癒過程を阻害する局所的な要因には、[**10**　　　]、異物、壊死組織などがある。全身的な要因には、[**11**　　　] 状態、[**12**　　　] 病、高齢などがある。

□□□ 出血や感染の有無、創部の状態を観察し、処置の際は [**13**　　　　] で行う。

■ 褥瘡の予防・処置‥‥‥‥‥‥‥‥‥‥‥‥‥‥‥‥‥‥‥‥ ➤ **国試によく出る**

□□□ 褥瘡（床ずれ）とは、身体の局所が長時間にわたり圧迫され虚血性変化が生じた結果起こる、局所組織の [**1**　　　　] のことをいう。

□□□ 褥瘡の局所的な発生要因には、[**2**　　　　]、ずれ、摩擦、失禁などによる [**3**　　　　] がある。

□□□ 褥瘡の全身的な発生要因には、[**4**　　] 栄養、るいそう（やせ）、可動性の低下、知覚の低下、皮膚バリア機能の低下、基礎疾患（[**5**　　　　] や閉塞性動脈疾患、悪性腫瘍など）、薬剤（[**6**　　　　　　] 薬、抗がん薬の使用）などがある。

□□□ 褥瘡の好発部位は、体圧のかかる [**7**　　　] の突出部で、以下のとおりである。

仰臥位

後頭部　肩甲骨部　肘頭部　仙骨部　　　　　踵骨部

側臥位

耳介部　　　肋骨部　　　大転子部　膝関節部　外果部・内果部
　　肩峰突起部　　腸骨部

腹臥位

耳介部　　　　乳房　　　　性器　　　膝関節部　　　　趾部
　肩峰突起部　（女性の場合）（男性の場合）

□□□
創面の管理

必修 103回 AM22

【1】 創傷部位の創面の管理について正しいのはどれか。
1．洗浄する。　2．加圧する。　3．乾燥させる。　4．マッサージする。

□□□
創傷の治癒

必修 108回 AM23

【2】 感染を伴わない創傷の治癒を促進させる方法で適切なのはどれか。
1．乾燥　　　2．消毒　　　3．洗浄　　　4．ガーゼ保護

□□□
褥瘡の初期症状

必修 94回 AM24

【3】 褥瘡の初期症状はどれか。
1．発赤　　　2．水疱　　　3．びらん　　　4．壊死

□□□
褥瘡の好発部位

必修 93回 AM24 改、102回 AM20 改、109回 PM24

【4】 仰臥位における褥瘡の好発部位はどれか。
1．踵骨部　　　2．内顆部　　　3．膝関節部　　　4．大転子部

□□□
褥瘡の好発部位

必修 113回 PM24

【5】 側臥位における褥瘡の好発部位はどれか。
1．後頭部　　　2．耳介部　　　3．仙骨部　　　4．肩甲骨部

□□□
褥瘡発生の予測

必修 107回 AM24

【6】 褥瘡発生の予測に用いるのはどれか。
1．ブリストルスケール　　　　　　2．Borg〈ボルグ〉スケール
3．Braden〈ブレーデン〉スケール　　　4．グラスゴー・コーマ・スケール

□□□
ブレーデンスケール

一般 109回 PM45

【7】 Braden（ブレーデン）スケールの評価項目で正しいのはどれか。
1．湿潤　　　2．循環　　　3．体圧　　　4．年齢

IV

看護技術に関する基本的な知識を問う

―◖ 解答・解説 ◗―

【1】1【2】3　創傷部位は洗浄することで肉芽形成を促す。加圧やマッサージは行わない。乾燥させると適切な治癒過程をたどれなくなる。

【3】　　1　褥瘡の深達度分類のステージⅠは、圧迫を除去しても消退しない発赤で、指で圧迫しても蒼白にならない状態。2、3：水疱はステージⅡに当たる。皮下脂肪組織にも及ばない皮膚のびらんや、真皮までの浅い潰瘍を認める状態。水疱もここに分類される。4：組織の壊死はステージⅣに当たる。

【4】　　1　仰臥位での褥瘡好発部位は、後頭部、肩甲骨部、肘頭部、仙骨部、踵骨部である。

【5】　　2　側臥位での褥瘡好発部位は、耳介部、肩峰突起部、肋骨部、腸骨部、大転子部、膝関節部、外果部・内果部である。

【6】　　3　ブレーデンスケールは、褥創発生の予測に用いるスケールである。1：ブリストルスケールは、便の性状分類である。2：ボルグスケールは、主観的運動強度の尺度である。看護においては、呼吸困難を訴える患者の自覚症状を客観的にとらえる指標として適用することができる。4：グラスゴー・コーマ・スケールは、意識レベルの評価指標である。

【7】　　1　ブレーデンスケールにおける6つの危険因子は、「知覚の認知」「湿潤」「活動性」「可動性」「栄養状態」「摩擦とずれ」である。

G　皮膚・創傷の管理②

■ 褥瘡の予防・処置（つづき）

□□□　褥瘡発生の危険度を予測するスケールには［**8**　　　　　　　　　　　　］があり、下表の６項目につき、危険度を最低６〜23点で評価する。点数が［**9**　　　　　　］ほど褥瘡発生の危険が高まり、［**10**　　　　］点以下で発生しやすい。

知覚の認知	1．まったく知覚なし　2．重度の障害　3．軽度の障害 4．障害なし
湿　潤	1．常に湿潤　2．たいてい湿潤　3．時々湿潤　4．めったにない
活動性	1．臥床　2．座位可能　3．時々は歩行可能　4．歩行可能
可動性	1．まったく体動なし　2．非常に限られる　3．やや限られる 4．自由
栄養状態	1．不良　2．やや不良　3．良好　4．非常に良好
摩擦とずれ	1．問題あり　2．潜在的に問題あり　3．問題なし

□□□　褥瘡の分類には NPIAP（米国褥瘡諮問委員会）の分類がある。褥瘡の評価には日本褥瘡学会の DESIGN-R® が広く使われている。

□□□　褥瘡の予防には［**11**　　　　］（エアマットや減圧用具の使用）、栄養管理、皮膚の保護（リネンのしわをつくらないなど）、［**12**　　　　］と清潔の保持（尿失禁時の速やかなおむつ交換など）、［**13**　　　　］時間ごとの体位変換（側臥位では30°の角度とする、腰部のずれを防ぐ）などが有効である。

□□□　褥瘡周囲の血流が障害され褥瘡の増悪を招くため、［**14**　　　　］は使用しない。

□□□　褥瘡創部の壊死組織は［**15**　　　　］（デブリードマン）し、清浄化した創部は閉鎖式ドレッシング材などで被覆し、［**16**　　　　］環境を保つ。

● 褥瘡の深達度分類（NPIAP分類）

DTI		圧力、せん断力によって生じる皮下軟部組織の損傷に起因する、限局性の紫または栗色の皮膚変色、または血疱。
ステージⅠ		消退しない発赤を伴う、損傷のない皮膚。
ステージⅡ		スラフを伴わない真皮の部分欠損。水疱として現れることがある。
ステージⅢ		全層組織欠損。スラフ、ポケット、瘻孔が存在することがある。
ステージⅣ		骨、腱、筋肉の露出を伴う全層組織欠損。黄色または黒色壊死組織が創底に存在することがある。ポケットや瘻孔を伴うことが多い。
判定不能		創底で、潰瘍の底面がスラフおよび／またはエスカーで覆われている全層組織欠損。

【8】 深達度による褥瘡分類で、組織欠損が皮下組織にまで及ぶのはどれか。

1．ステージⅠ　　　2．ステージⅡ　　　3．ステージⅢ　　　4．ステージⅣ

【9】 褥瘡の深達度分類で水疱形成のステージはどれか。

1．Ⅰ　　　2．Ⅱ　　　3．Ⅲ　　　4．Ⅳ

【10】 仙骨部にある褥瘡のケアで適切なのはどれか。

1．仙骨部への円座使用
2．褥瘡部のマッサージ
3．45度半坐位の保持
4．体圧分散寝具の使用

【11】 ドレッシング材で密閉してよい創の状態はどれか。

1．壊死組織の存在
2．鮮紅色の肉芽の形成
3．創周囲の発赤・熱感
4．大量の膿性分泌物の付着

【12】 褥瘡の洗浄液で適切なのはどれか。

1．エタノール
2．生理食塩水
3．ホルマリン
4．クロルヘキシジン

IV

看護技術に関する基本的な知識を問う

――◖ 解答・解説 ◗――

【8】3【9】2　1：ステージⅠの褥瘡は表皮までである。2：ステージⅡの褥瘡は真皮までで、水疱として現れることがある。3：ステージⅢの褥瘡は皮下組織までである。4：ステージⅣの褥瘡は筋や骨まで及ぶ。

【10】　4　1：仙骨部への血流が障害される。2：褥瘡部には不適切。3：仙骨部を圧迫する体位であり、褥瘡の増悪を招く。

【11】　2　鮮紅色の肉芽形成では、感染予防のために密閉する。1：壊死組織は除去する。3：発赤や熱感はステージⅠの褥瘡と考えられ、ドレッシングは不要である。4：膿性分泌物は洗浄して除去する必要がある。

【12】　2　褥瘡の洗浄は、滲出液や排泄物、汗などを取り除き、皮膚の清潔・湿潤を適切に調整し治癒を促す目的で行う。洗浄液は、生理食塩水を用いる。消毒薬は肉芽形成を妨げるため使用しない。

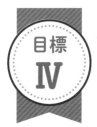

目標 IV

確認テスト

必修 101回 PM21

IV-【4】

左上肢に拘縮のある患者の寝衣交換で正しいのはどれか。

1. 脱がせるときも着せるときも右手から行う。
2. 脱がせるときは右手から行い、着せるときは左手から行う。
3. 脱がせるときも着せるときも左手から行う。
4. 脱がせるときは左手から行い、着せるときは右手から行う。

必修 109回 PM18

IV-【1】

過呼吸で正しいのはどれか。

1. 吸気時に下顎が動く。
2. 1回換気量が増加する。
3. 呼吸数が24/分以上になる。
4. 呼吸リズムが不規則になる。

必修 107回 PM14

IV-【5】

母体から胎児への感染はどれか。

1. 水平感染
2. 垂直感染
3. 接触感染
4. 飛沫感染

必修 94回 AM27 改、97回 AM26 改、105回 PM21 改、109回 AM20

IV-【2】

経鼻経管栄養法を受ける成人患者の体位で適切なのはどれか。

1. 砕石位
2. 半坐位
3. 腹臥位
4. Sims〈シムス〉位

必修 103回追 AM18

IV-【6】

陽圧に保った個室隔離が最も必要な状態はどれか。

1. 排菌状態
2. 大量下血
3. 免疫不全
4. 低酸素血症 hypoxemia

必修 100回 AM17

IV-【3】

口腔ケアで適切なのはどれか。

1. 歯肉出血があっても実施する。
2. 含嗽のできない患者には禁忌である。
3. 総義歯の場合、義歯の洗浄のみでよい。
4. 経口摂取をしていない患者には不要である。

一般 97回 AM72

IV-【7】

体位変換が有効でないのはどれか。

1. 無尿の改善
2. 局所血流の改善
3. 精神的苦痛の緩和
4. 気道分泌物の喀出促進

Ⅳ-【8】

患者をベッドから車椅子へ移乗介助するときの車椅子の配置を図に示す。
左片麻痺のある患者の介助で最も適切なのはどれか。

1. 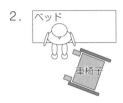　2. 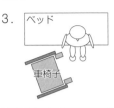　3. 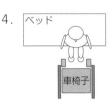　4.

Ⅳ-【9】

膝蓋腱反射の低下で疑われる病態はどれか。

1. 脚　気 beriberi
2. 壊血病 scurvy
3. くる病 rickets
4. 夜盲症 night blindness

Ⅳ-【12】

気管内吸引の時間が長いと低下しやすいのはどれか。

1. 血　圧
2. 体　温
3. 血　糖
4. 動脈血酸素飽和度〈SaO_2〉

Ⅳ-【10】

フィジカルアセスメントにおいて触診で有無を判断するのはどれか。

1. 腱反射
2. 瞳孔反射
3. 腸蠕動運動
4. リンパ節の腫脹

Ⅳ-【13】

聴診器を用いた気管呼吸音の聴取部位で正しいのはどれか。

1. 喉頭直下の上胸部（胸骨上部）
2. 肋骨縁と鎖骨中線の交差部位
3. 第2肋間と鎖骨中線の交差部位
4. 第4胸椎正中から肩甲骨部

Ⅳ-【11】

点滴静脈内注射中の刺入部位の腫脹を確認したときに、最初に実施するのはどれか。

1. 体位を変える。
2. 注入を中止する。
3. 刺入部位を挙上する。
4. 周囲のマッサージを行う。

Ⅳ-【14】

Fowler〈ファウラー〉位で食事を摂るときの姿勢で誤嚥を予防するのはどれか。

1. 頸部側屈位
2. 頸部前屈位
3. 頸部後屈位
4. 頸部回旋位

IV-【15】

腹腔ドレーンの排液バッグをベッド柵にかけた図を示す。正しいのはどれか。

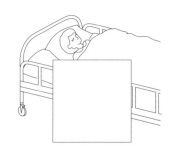

1.
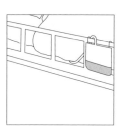

2.
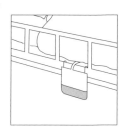

3.
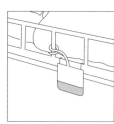

4.
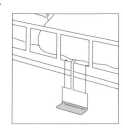

IV-【16】

静脈血採血の穿刺時の皮膚に対する針の適切な刺入角度はどれか。

1. 10〜30度
2. 35〜40度
3. 55〜60度
4. 75〜80度

IV-【18】

皮膚の写真（口絵 p.Ⅴ）を別に示す。矢印で示すのはどれか。

1. 褥瘡
2. 胃瘻
3. 人工肛門
4. 尿管皮膚瘻

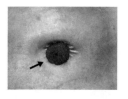

IV-【17】

代謝性アシドーシスによって起こる呼吸はどれか。

1. 奇異呼吸
2. 口すぼめ呼吸
3. Biot〈ビオー〉呼吸
4. Kussmaul〈クスマウル〉呼吸
5. Cheyne-Stokes〈チェーン−ストークス〉
   呼吸

IV-【19】

S状結腸に造設されたストーマから通常排泄される便はどれか。

1. 水様便
2. 泥状便
3. 固形便
4. 硬 便

解答・解説

Ⅳ-【1】
解答：2

1：下顎呼吸の徴候である。3：呼吸数が増加する頻呼吸である。4：過呼吸は呼吸数には変化がないためリズムは一定である。※厚生労働省発表では、「正解した受験者については採点対象に含め、不正解の受験者については採点対象から除外（理由：問題として適切であるが、必修問題としては妥当でないため）」

Ⅳ-【2】
解答：2

流動性の高い栄養剤の食道への逆流、誤嚥を防止するため、座位や半座位（ファーラー位）が望ましい。

Ⅳ-【3】
解答：1

歯肉出血がある場合は、愛護的に実施する。2、3、4：いずれの場合も、不潔になりやすいため、口腔ケアは積極的に行う。

Ⅳ-【4】
解答：2

関節可動域の大きい健側から脱がせ、着せるときは患側を先にする。

Ⅳ-【5】
解答：2

母体から胎児あるいは新生児への感染を垂直感染（母子感染）という。その感染経路によって、経胎盤感染、分娩時の産道感染、母乳を介する母乳感染がある。1：水平感染は、ヒトからヒトに、直接あるいは間接的に拡がっていく感染をいう。3：接触感染は、皮膚や粘膜の直接の接触あるいは病原体が付着した器具や物体を介した感染をいう。4：飛沫感染は、咳やくしゃみ、会話、気道吸引などによって飛散する体液の粒子（飛沫）を介して起きる感染をいう。

Ⅳ-【6】
解答：3

室外の汚染された空気が個室内へ流れないように調整された陽圧の個室では、免疫能が低下した患者などが入室する。一方、陰圧で調整された個室の場合は、個室内の空気が室外へ流れないため、結核などの感染症の患者が入室する。1：陰圧での隔離が必要。2：陽圧の個室隔離が必要とは限らない。4：個室隔離の必要はない。

Ⅳ-【7】
解答：1

無尿の原因は主に腎不全であり、局所の血流とは関連がないため、体位変換を行っても効果は期待できない。2：体位変換の目的として、局所の血流を改善し褥瘡を予防することがある。3：身体的に安楽が得られれば、精神的苦痛の緩和も期待できる。なお、視界を変化させることで脳に刺激を与え、精神活動を活発にする。4：体位ドレナージである。

Ⅳ-【8】
解答：3

麻痺がある患者の車椅子への移乗は、原則として、患者の健側に車椅子を設置し、健側に回転するようにする。また、車椅子は、ベッドと30°くらいの角度に置く。そうすることで、移動するためのスペースを十分確保でき、ベッドからの移動距離や回転動作を少なくすることができる。1：ベッドと車椅子の角度が適切ではない。2：麻痺側に車椅子が置かれており、適切ではない。4：ベッドからの移動距離や回転動作が大きく、不適切である。

Ⅳ-【9】
解答：1

脚気は、末梢神経障害をきたし、膝蓋腱反射を含む反射が低下する。ビタミンB_1の欠乏によって生じる。

Ⅳ-【10】
解答：4

腱反射は打診、瞳孔反射は視診、腸蠕動運動は聴診で状態を判断する。

Ⅳ-【11】
解答：2

点滴薬が血管外に漏れたとき、発赤や腫脹がみられる。その際は直ちに注入を中止する。1：体位との直接の関係はない。3：対応策としては考えられるが、最初に実施するものではない。4：周囲のマッサージは行わない。

Ⅳ-【12】
解答：4

気管内吸引中、患者は呼吸ができず、また吸引により気道内の空気が吸われるため、気管吸引の時間が長いと低酸素状態となり、動脈血酸素飽和度（SaO_2）が低下する。

Ⅳ-【13】
解答：1

気管呼吸音は、甲状軟骨から気管分岐部のある胸骨角までの間の気管上部で聴こえる。2、3：いずれも肺胞呼吸音である。4：気管支肺胞呼吸音あるいは肺胞呼吸音である。

Ⅳ-【14】
解答：2

「頸部前屈位」は、仰臥位での体幹角度を30°から60°にすることで、咽頭後壁に向けて重力が働き食塊を咽頭に誘導する方法である。そのため、嚥下反射の低下や食塊の咽頭残留がみられる場合であっても、食塊が咽頭内に留まり、食道上方に位置する気管に入りにくくなる。1：「頸部側屈位」は、健側に頭部を側屈することで、重力を利用して食塊を健側に誘導する方法である。3：「頸部後屈位」は、後屈によって頸部の筋肉が伸展し、気道主体の状態となるため誤嚥しやすくなる。4：「頸部回旋位」は、患側に頸部を回旋することにより、通過しやすい咽頭側へ食塊を誘導する方法である。

Ⅳ-【15】
解答：2

1：排液バッグはドレーン挿入部より低い位置に固定する。3：チューブがベッド柵にからんでおり、スムーズに排液できない。4：床につくと不潔になったり、排液の逆流などを起こす危険性がある。

Ⅳ-【16】
解答：1

静脈血採血の穿刺時は、皮膚に対して10〜30°の角度で刺入する。

Ⅳ-【17】
解答：4

代謝性アシドーシスが存在すると、pHの変化を最小限にするため、呼吸中枢を刺激してPCO$_2$を低下させ、pHの低下を防ごうとする代償が働き換気が促進される。呼吸数は減少するが著しく深いクスマウル呼吸が生じる。※厚生労働省発表では、「正解した受験者については採点対象に含め、不正解の受験者については採点対象から除外（理由：問題として適切であるが、必修問題としては妥当でないため）」

Ⅳ-【18】
解答：3

写真は人工肛門である。

Ⅳ-【19】
解答：3

消化管内を移動してきた食物は、大腸（上行結腸→ 横行結腸→ 下行結腸→ S状結腸）を通過する過程で水分が吸収されて便になっていく。便の性状としては水様便から徐々に固形便となり、最後はS状結腸に蓄えられて排便を待つ状態となる。すなわち、S状結腸にストーマを造設した場合に排泄される便の性状は、通常は固形便である。

Index

必修模擬試験 第1回 解答・解説

※別冊特別付録『パーフェクト！必修模擬試験』（巻末とじ込み付録）の解答・解説です。

【1】正解　2

令和4（2022）年の老年人口（65歳以上）は3623万6000人で総人口の29.0％を占める。なお、年少人口（0〜14歳）は1450万3000人で11.6％、生産年齢人口（15〜64歳）は7420万8000人で59.4％である。

【2】正解　3

令和4（2022）年の悪性新生物死亡者数は約39万人で、わが国の死因順位第1位である。

【3】正解　1

合計特殊出生率とは、1人の女性が一生のうちに産む平均的な子どもの数である。15〜49歳の女性を対象に算出する。令和4（2022）年は1.26である。

【4】正解　2

令和元（2019）年の国民生活基礎調査によると、男性の有訴者率の第1位は「腰痛」である。女性では「肩こり」が第1位となっている。

【5】正解　2

令和4（2022）年の労働力人口は6902万人（男性3805万人、女性3096万人）で、このうち就業者は6723万人（男性3699万人、女性3024万人）であった。前年比では、男性の就業者は12万人減少し、女性は22万人増加した。

【6】正解　3

令和3年国民生活基礎調査によると、わが国の令和3年の世帯数は5191万4000世帯である。

【7】正解　1

平成19年に、助産師、看護師、准看護師も名称独占が加わった。よって、保健師、助産師、看護師に共通するものは名称独占である。保健師は業務独占はない。業務内容は三資格は異なる。記録に関しては、看護記録は医療法で2年間、助産師記録は保助看法で5年間保存義務がある。

【8】正解　1

現物給付とは、診察を受けたり、薬剤処方を受けたりすることを指す。医療給付は原則として現物給付である。健康診断や正常分娩、予防接種などは医療給付の対象外である。被保険者の自己負担割合は3割である。日本では国民皆保険制度であり、医療保険の加入は強制である。

【9】正解　3

保険者とは、保険料を徴収し保険を運営する者（組織）をいう。介護保険の保険者は、市町村（特別区を含む）である。

【10】正解　4

健康保険の一般被保険者の医療給付は7割（すなわち自己負担は3割）である。

【11】正解　3

パターナリズムとは、父権主義や温情主義ともいい、強い立場にある者が、弱い立場にある者に対して本人の意志に反して行動に介入・干渉することをいう。本人の自己決定を阻害する。

【12】 正解　4
　都道府県ナースセンターは、「看護師等の人材確保の促進に関する法律」に規定されており、看護職の離職防止や再就業促進のための事業を行う。法律の改正により離職者の登録が追加され、平成27年（2015年）10月に施行された。1：無料職業紹介を行っている。3：訪問看護等の研修をしている。

【13】 正解　3
　WHO憲章前文によると、健康とは、病気ではないとか、弱っていないということではなく、肉体的にも、精神的にも、そして社会的にも、すべてが満たされた状態にあることをいう。

【14】 正解　4
　動脈管（ボタロー管）は胎児期にのみ存在する短絡路で、肺動脈と大動脈の間に位置する。出生後は動脈管索となり、機能を失う。

【15】 正解　1
　お座りするのは生後7か月、1人立ちするのは生後12か月、離乳完了期は生後12～18か月、意味のある言葉を話すのは1歳（生後12か月）頃がそれぞれ目安である。生後10か月でお座りができないのは発達の遅れを疑う。

【16】 正解　3
　ギャングエイジは徒党時代ともいい、仲間意識が強くなる学童期の特徴である。
　第二次性徴や心理的離乳（精神的自立を指す）は思春期の、モラトリアムは青年期の特徴である。

【17】 正解　3
　水分保持の役割をもつ筋が萎縮するため、高齢者では細胞内液が減少する。
　残気量、収縮期血圧は、いずれも増加・上昇する。唾液分泌量は減少する。

【18】 正解　4
　市町村保健センターは、地域保健法に規定されており、健康相談や保健指導などの地域住民への直接的サービスを行う場である。センター長は医師でなくてもよい。医師による診療は行わない。介護認定は市町村が行う。

【19】 正解　2
　エリスロポエチンは、低酸素状態が刺激となって腎臓が産生するホルモンである。骨髄に働き、赤芽球（赤血球の幼若細胞）の産生を促す。

【20】 正解　1、3
　左右で対になっている（有対）血管は、腕頭静脈と椎骨動脈である。

【21】 正解　2、5
　リパーゼは膵液に含まれる消化酵素で、脂肪の分解を行う。アミノペプチダーゼは小腸液に含まれる消化酵素で、ジペプチドとトリペプチドをアミノ酸に分解する。
　ガストリンは胃液の分泌を促す消化管ホルモン、インスリンは血糖を下降させる膵ホルモン、コレシストキニンは胆嚢収縮および膵液分泌に働く消化管ホルモンである。

【22】 正解　2
　気管は長さ10～12cmで、食道の前部に位置する。第4～5胸椎の高さで左右の（主）気管支に分岐する。右（主）気管支は、左（主）気管支に比べて太く短く分岐角度が小さいため、異物が流入しやすい。
　肺尖部とは肺の上部（鎖骨の上2cmほどの部分）を指す。

【23】 正解　1
　血球やアルブミンなどのタンパク質は高分子であるため、通常は腎臓の腎小体では濾過されない。それ以外の物質については、腎小体で濾過されたあと、ブドウ糖とアミノ酸およびビタミンは100％、ナトリウムイオンなどの電解質は99％、尿細管で再吸収される。

クレアチニンは腎小体で濾過された後、再吸収も分泌もされないため、糸球体濾過値（GFR）の指標となっている。

【24】 正解　4

喀血は、呼吸器疾患で起こるもので、弱アルカリ性で鮮紅色を呈し、流動性がある。これに対して吐血は、消化器疾患で起こり、酸性でコーヒー残渣様、暗赤色を呈し、凝固性である。

【25】 正解　3

1：血液分布異常性ショック（アナフィラキシーショック）の原因となる。2：心拍出量は低下する。4：血液分布異常性ショック（神経原性ショック）の原因となる。

【26】 正解　3、5

1、2、4は肝後性のため、直接ビリルビンが優位となる。

【27】 正解　3

水欠乏性脱水では、循環血液量が減少するため血圧が低下し、血漿浸透圧は上昇して尿量が減少する。

【28】 正解　4、5

コレラは三類感染症、ジフテリアは二類感染症、B型肝炎は五類感染症である。

【29】 正解　1

肺結核は結核菌の空気（飛沫核）感染によって起こる。

C型肝炎（C型肝炎ウイルス：HCV）、帯状疱疹（水痘－帯状疱疹ウイルス）、流行性耳下腺炎（ムンプスウイルス）はすべてウイルスが原因の感染症である。

【30】 正解　2

個人予防を目的としているのは、B類疾病（インフルエンザ）である。実施主体は市町村である。

【31】 正解　1

ジギタリス製剤は強心薬で、心収縮力を高め循環を改善する。また房室伝導時間を延長させ、心拍数を低下させる。副交感神経を刺激する働きもある。適応疾患として心不全、発作性上室性頻拍、心房細動があげられる。

心拍数を低下させるため、房室ブロックには禁忌である。

【32】 正解　3

アスピリンは血小板の凝集を阻害する抗血小板薬である。ワルファリンはビタミンKと拮抗し、抗凝固作用を示す。t-PAは血栓や塞栓を溶解する。ヘパリンはトロンビンの働きを抑制することで凝固を阻害する。

【33】 正解　3

体表面の体温は、外気温の影響を受けやすい。身体の中核から離れており、体表面に最も近い測定部位は腋窩である。

【34】 正解　1

第5肋間左鎖骨中線は僧帽弁領域、第4肋間胸骨左縁は三尖弁領域、第2肋間胸骨左縁は肺動脈弁領域である。

【35】 正解　4

笛を吹いたような音が聴取される。

いびき音は低音性連続性副雑音である。間質性肺炎時には細かい断続性副雑音（捻髪音）が聴取される。

【36】 正解　3

主観的情報と客観的情報に優劣はなく、また情報量は多いほどいいというものではない。系統的、分析的に情報を収集することで、看護上の問題を導き出し、看護実践へとつなげていく。

プライバシー保護の観点から、情報収集の場として病室はふさわしくなく、専用の部屋で行うことが望ましい。

【37】正解　1

看護記録を含む診療に関する諸記録の管理や保存などは医療法に規定されている。看護記録は2年間の保存義務がある。

【38】正解　3

嚥下障害のある患者の食事は、誤嚥防止の目的から、口腔内でバラバラになりにくく、咽頭を通過しやすいプリンなどが好ましい。

きざみ食は口腔内で食塊を形成しにくくバラバラになり、嚥下しにくい。酢の物や、味噌汁などの水分はむせを生じやすい。

【39】正解　4

入浴時の湯温は38〜41℃とする。45℃では熱すぎる。洗髪は15〜20分程度で手早く行うことで、患者に疲労感を与えないようにする。総義歯の患者に対しても、口腔ケアは行う必要がある（義歯をはずして行う）。

【40】正解　3

室温は夏季22〜24℃、冬季18〜22℃、湿度は50±10%程度、二酸化炭素濃度は0.03%、室内照度は100〜200ルクスがよい。

【41】正解　2

口頭での指示受けは間違いのもととなる。準備する際は一人で行い、準備した者が与薬をする。

患者が不在であれば後ほど改めて訪室し、必ず患者を確かめてから与薬する。薬剤のラベルは3回（容器を手にするとき、容器から薬剤を取り出すとき、容器を戻すとき・廃棄するとき）確認する。

【42】正解　2

感染予防の3原則とは、①病原体の除去（消毒、滅菌）、②感染経路の遮断（隔離、手洗い、無菌操作）、③抵抗力の増強（体質改善、ストレス回避、予防接種）をいう。

【43】正解　4

まず声かけをして、緊張をほぐす。聴診器の皮膚にあてる箇所は温める。腹部観察法の順序は、視診➡聴診➡打診➡触診である。聴診の時は、膝を伸ばし、触診の時は膝を曲げる。

【44】正解　4

aのように、鉗子立ては下1/3を持つ。鑷子を取り出す際には、bのように他の鑷子に当たらないよう先端を閉じて垂直に取り出す。綿球は、cのように水平線より上にこないように持つ。万能つぼは、つまみの部分をつかんで開閉する。dのようにふたの縁に触れてはいけない。

【45】正解　3

100mLを10mLずつ滴下すると、10時間かかる。午前9時から始めているので、終わりは午後7時となる。

【46】正解　2

1g＝1000mgであり、これを4回に分けて投与するのであるから、1回当たりの薬量は1000mg÷4＝250mgとなる。

【47】正解　1

個人防護具の着衣は、エプロン➡マスク➡ゴーグル➡手袋の順である。

【48】正解　1

慢性閉塞性肺疾患（COPD）では、高 CO_2 血症を生じやすく、高濃度の酸素吸入を行うと CO_2 ナルコーシスを招く危険性がある。このため、酸素療法で用いる吸入器具は、酸素が高濃度になりにくい鼻腔カニューレがよい。

【49】正解　3

一次救命処置（BLS；basic life support）に当たるのは、心肺蘇生（CPR）とAEDの使用である。AEDは市民でも広く活用できるように普及されている。

【50】正解　2

　　間接圧迫止血法では、傷口より心臓に近い止
血点を圧迫する。上肢の出血のうち、前腕の出
血では上腕動脈を、上腕の出血では腋窩動脈
を、手の出血では橈骨動脈をそれぞれ止血点と
して圧迫する。

必修模擬試験 第2回 解答・解説

※別冊特別付録『パーフェクト！必修模擬試験』（巻末とじ込み付録）の解答・解説です。

【1】正解　3

健康日本21（第三次）の生活習慣および社会環境の改善の目標は、以下のとおりである。週労働時間60時間以上の雇用者の割合の減少：5.0%、食塩摂取量：7g、野菜平均摂取量：350g、日常生活における歩数の増加：男性（20〜64歳）8000歩、女性（20〜64歳）8000歩。

【2】正解　4

令和3（2021）年の世帯総数は5191万4000世帯で、世帯構造別にみると、核家族世帯が約3067万9000世帯（59.1%）で最も多くなっている。

【3】正解　4

日本肥満学会の基準では、BMI18.5未満を低体重（やせ）、18.5以上25未満を普通体重、25以上を肥満としている。BMI26は1度の肥満である。

【4】正解　3

労働安全衛生法は、労働者の安全と健康を確保し、快適な職場環境の形成を促進する法律で、作業環境管理、作業管理、健康管理の3本柱がかかげられている。労働者の健康診断は、同法に規定されている。

【5】正解　1

令和元年国民健康・栄養調査では、喫煙習慣者の割合は、男性27.1%、女性7.6%となっている。

【6】正解　2

ホルムアルデヒドは、建築資材や壁紙を貼る粘着剤、塗料などに含まれる化学物質の一つで、室内に貯留して空気を汚染することで人体に有害な影響を及ぼし、シックハウス症候群を引き起こす。

【7】正解　3

令和2（2020）年の国民医療費は42兆9665億円である。年齢階級別にみると、65歳以上の高齢者が26兆4315億円と、全体の61.5%を占めている。

【8】正解　4

医療給付の財源負担は、後期高齢者の保険料が約10%、現役世代からの保険料支援金が約40%、公費が約50%である。

1：運営主体は、市町村が加入する後期高齢者医療広域連合である。2：受診の際の自己負担割合は、1割（一定以上の所得者は2割、現役並み所得者は3割）である。3：被保険者は、75歳以上の者および65〜74歳で一定の障害の状態にあり、広域連合の認定を受けた者である。

【9】正解　2、5

1：介護老人保健施設への入所は施設サービス、3、4：小規模多機能型居宅介護と認知症対応型共同生活介護は、地域密着型サービスである。

【10】正解　3

インフォームドコンセントは「説明と同意」と訳されるが、医師が伝える情報について、患者自身が最もよいと思う方法を選択決定することが本来的な意味である。

【11】正解　4

　看護師の基本的責任は「ICN 看護師の倫理綱領」の前文に記載がある。この倫理綱領は1953年 ICN によって採択され、その後何度かの改訂を経て、2012年に見直し・改訂された。

　看護師の責任は次のように述べられている。「看護師には4つの基本的責任がある。すなわち、健康を増進し、疾病を予防し、健康を回復し、苦痛を緩和することである」。

【12】正解　3

　マズローの基本的欲求階層論は、人間の共通した欲求を下層から上層へと階層的に示したものである。生命維持に欠かせない欲求は最下層の生理的欲求であり、安全の欲求、愛と所属の欲求、自尊の欲求、自己実現の欲求の順に上層へ移行していく。

【13】正解　3、4

　マルファン症候群は、常染色体優性（顕性）遺伝である。ターナー症候群は性染色体異常である。ダウン症候群（21トリソミーで起こる）は常染色体異常である。

【14】正解　4

　身長は1歳頃に出生時の1.5倍（75cm 程度）になり、4歳半頃には2倍（100cm 程度）になる。なお、体重が出生時の2倍（6kg 程度）になるのは生後3〜4か月頃である。

【15】正解　2

　IgG は胎盤透過性があり、胎児期に母体からもらい受けるため、出生時に最も多く存在する。

【16】正解　2

　2歳半で1人で手洗いできるようになり、3歳半で1人で排尿および食事ができるようになり、6歳頃に1人で衣服の着脱ができるようになる。

【17】正解　3

　性同一性の自覚は幼児期にみられる。

　第二次性徴は、思春期の男女において性ホルモン（アンドロゲン、エストロゲン）の分泌がさかんになるために生じる、性的な成熟過程である。

【18】正解　4

　ペックは、老年期を3つの危機に分け論じた。①「自我の分化」対「仕事上の役割への没入」（引退の危機）、②「身体の超越」対「身体への没入」（身体的健康の危機）、③「自我の超越」対「自我への没入」（死の危機）である。

【19】正解　4

　社会構成員を増やす、つまり子どもを産むことは「生殖機能」に当たる。「経済機能」は共同生活の単位として生産と消費を行う機能、「社会化機能」はしつけなど教育を行う機能、「情緒機能」は家族が安らぎ・憩いの場として機能することである。

【20】正解　4

　介護老人保健施設は介護保険法に規定されている。要介護者に対し、可能な限り居宅における生活への復帰を念頭に、看護・医学的管理の下、施設サービス計画に基づき入浴、排泄、食事などの介護、相談・援助、リハビリテーションや医療などを通じた機能訓練、健康管理を行い、入所者がその有する能力に応じて自立した日常生活を営むことができるようにすることを目指す。終生施設ではない。

【21】正解　3

　助産所は医療施設であり、医療法第2条に規定されている。「助産師が公衆又は特定多数人のためその業務（病院又は診療所において行うものを除く）を行う場所をいう」「妊婦、産婦又は褥婦10人以上の入所施設を有してはならない」と定義されている。

【22】正解　1、3

　地域包括支援センターには、包括的支援事業

を適切に実施するため、原則として①保健師、②社会福祉士、③主任介護支援専門員を置くこととする。

【23】 正解　2

卵円孔は、胎児の右心房と左心房の間にある孔で、出生後、児が肺呼吸を開始すると数分で閉鎖する。

【24】 正解　2

図中のアは下垂体、イは甲状腺、ウは副腎、エは腎臓を示している。エネルギー代謝を促進するホルモンは甲状腺ホルモン（サイロキシン、トリヨードサイロニン）で、下垂体前葉からの甲状腺刺激ホルモン（TSH）の刺激によって甲状腺から分泌される。

【25】 正解　4

交感神経は身体が興奮時に優位となる。心拍数は増加し、胃液分泌は抑制され、膀胱壁は弛緩する。汗腺に分布するのは交感神経の節後線維で、通常、交感神経の節後線維からはノルアドレナリンが分泌されるが、汗腺に分布する節後線維からはアセチルコリンが分泌される。

【26】 正解　3

卵子は生殖細胞であり、体細胞の半分（23本）の染色体をもつ。

【27】 正解　1

分娩第3期は、胎児娩出後の胎盤娩出までの時期をいう（胎児娩出は分娩第2期）。

子宮口全開大は分娩第1期である。適時破水は子宮口全開大後に胎胞が破れて羊水が流出することをいう。

【28】 正解　1、2

血液分布異常性ショックに分類される敗血症性ショックは、細菌感染に基づくものである。細菌の細胞膜からのエンドトキシンによりサイトカインが産生され、組織障害、血管透過性が起きる。血圧は下がり、体温は上昇する。白血球、CRP は顕著に上昇する。

【29】 正解　3

高血圧状態が長期間続くと、動脈硬化が進行することで種々の合併症が発生する。脳出血、網膜症、腎不全が含まれる。

膠原病は単一の疾患名を表わすものではなく、原因不明で、遺伝的素因や環境要因、自己免疫反応などが複雑に関連して発症する疾患群を指す。

【30】 正解　2

緩和ケアは、単に身体症状のコントロールを行うだけでなく、心のケアも同時に行い、患者の QOL を総合的に高めることを目的としている。

【31】 正解　1、5

間接ビリルビンが高値になる黄疸は、溶血性貧血や生理的黄疸である。直接ビリルビンが高値になる黄疸は、胆汁の流れに問題が生じる胆道がんや膵頭部がんである。

【32】 正解　1

AFP（α-フェトプロテイン）は、肝細胞がんの検出に有用な腫瘍マーカーである。2：CA19-9 は消化器系がんの腫瘍マーカーで、なかでも膵臓、胆管、胆嚢がんでは数値が顕著に高くなる。3：CEA は、胃がんや大腸がんなどの腫瘍マーカーとして使用される。4：PSA は、前立腺特異抗原で、前立腺がんに用いられる特異性の高い腫瘍マーカーである。

【33】 正解　2

副腎皮質ステロイド薬には種々の副作用がある。血糖値を上昇させるため、長期使用では糖尿病を生じる場合がある。

非ステロイド性抗炎症薬（NSAIDs）は長期使用によって消化性潰瘍や出血傾向がみられる。β_2受容体遮断薬は血圧低下や徐脈を起こす。カルシウム拮抗薬は血圧を低下させる。

【34】 正解　1
　モルヒネは強オピオイド鎮痛薬（麻薬）であり、中枢神経に作用する。副作用として便秘、呼吸抑制、瞳孔縮小、口渇、悪心・嘔吐などがある。

【35】 正解　1、5
　DPP-4阻害薬は、消化管ホルモンのインクレチンに作用してインスリン分泌を促すインクレチン関連薬である。インクレチン関連薬にはほかにGLP-1受容体作動薬がある。

【36】 正解　3
　マンシェットの巻き方が緩いと、ゴム嚢がめくれ上がり、血流遮断にあたるマンシェットの幅が狭くなり、余分な加圧が必要となって測定値は高くなる。
　1、2、4の場合は、いずれも測定値は低くなる。

【37】 正解　3
　Ⅰ-3は刺激せずに覚醒している状態（Ⅰ）のうち、自分の名前や生年月日が言えない状態。刺激すると覚醒するが刺激を止めると眠り込む状態（Ⅱ）のうち、Ⅱ-10は普通の呼びかけで容易に開眼する状態、Ⅱ-30は痛み刺激を加えつつ呼びかけを繰り返すとかろうじて開眼する状態。Ⅲ-200は、刺激しても覚醒しない状態（Ⅲ）のうち、痛み刺激で少し手足を動かしたり顔をしかめる状態。

【38】 正解　3
　手や足を体幹から遠ざける運動を外転、近づける運動を内転という。
　骨の長軸を中心として外側に回転（回旋）する運動を外旋、内側に回転する運動を内旋という。

【39】 正解　4
　P（plan）はプラン（計画）である。患者の反応はフォーカスチャーティングにおける「R（response）」である。なお、S（subjective data）は主観的情報、O（objective data）は客観的情報、A（assessment）はアセスメントを意味する。

【40】 正解　3
　ネラトンカテーテルはイギリス式で、1号が1.5mm、2号が2.0mmである。導尿で使用するのは6～8号で4.0～5.0mmである。
　なお、フランス式のフレンチ（Fr）では1Frが1/3mm、2Frが2/3mm、3Frが1mmである。導尿に使用するカテーテルは12～15Frである。

【41】 正解　2
　点滴を実施している際の寝衣交換の手順は、①着ている寝衣から腕を抜く➡②着ている寝衣から点滴ボトルを抜く➡③新しい寝衣に点滴ボトルを通す➡④新しい寝衣に腕を通す、となる。

【42】 正解　4
　段差を下るときは後ろ向きになって後輪を浮かせて下りる。前向きだと患者が前方に転落するおそれがあり危険である。

【43】 正解　2
　写真の注射部位は、肩峰と肘頭を結んだ線上の肘頭から3分の1の地点を示している。皮下注射の刺入部位としてよく選択される。皮下注射を実施する場合の刺入角度は10～30°である。

【44】 正解　4
　挿入の体位は臥位または半座位で行う。挿入の長さは45～60cmである。胃管の咽頭を通過後は、気管への挿入を防ぐため、頸部前屈位とする。胃管の挿入が初回の場合は、気泡音では不確実のためX線による確認を行う。再挿入の場合は、吸引液のpH5.5以下の確認またはX線による位置確認を行う。

【45】 正解　3、5
　採血後の抜針は、駆血帯をはずしてから行う。駆血帯をはずして血液環流を戻さないと、

抜針後の出血量が増えたり皮下血腫が生じるお
それがある。

　駆血帯は穿刺予定部位から中枢側7～10cmの
ところに巻き、1分程度を駆血時間の目安とす
る。注射針の刃面を上にして、血管の走行に沿
って10～30°の角度で刺入する。抜針後は圧迫
止血する。

【46】 正解　3

　1分間の滴下数は

$$\frac{指示総量(mL) \times 使用点滴セットの1mLの滴下数}{指定された時間数(分)}$$

で求める。

$$\frac{500mL \times 20滴}{5時間 \times 60分} = 33.33333\cdots\cdots$$

よって30滴を選択する。

【47】 正解　4

　基本的な手順は日常的手洗いと同じである。
手の甲→指先、爪の間→指の間→親指と手のひ
ら→手首の順で洗う。

【48】 正解　4

　止血法を行うときは、末梢循環状態の観察を
行い、開始時間を記録する。止血帯は幅3～5
cm程度のものを使用し、出血部位より中枢側
を圧迫する。30分以上続ける場合には、30分ご
とに1回、1～2分ほど止血帯を緩める。

【49】 正解　4

　褥瘡発生のリスクを予測するブレーデンスケ
ールの項目には、「知覚の認知」「湿潤」「活動
性」「可動性」「栄養状態」「摩擦とずれ」の6
つがある。出血の有無は、ブレーデンスケール
の項目には含まれていない。

【50】 正解　3

　トリアージ担当者はトリアージに専念する。
最優先治療群を示すトリアージカラーは赤色
で、黒色は死亡群を示す。トリアージは緊急度
および重症度を基準に行うが、優先すべきは緊
急度である。

必修模擬試験 第1回 練習用解答用紙

※切り取るかまたはコピーしてマークシート練習用にお使いください。

氏　名	正解数
	／50問

問題					
1	①	②	③	④	
2	①	②	③	④	
3	①	②	③	④	
4	①	②	③	④	
5	①	②	③	④	
6	①	②	③	④	
7	①	②	③	④	
8	①	②	③	④	
9	①	②	③	④	
10	①	②	③	④	
11	①	②	③	④	
12	①	②	③	④	⑤
13	①	②	③	④	
14	①	②	③	④	
15	①	②	③	④	
16	①	②	③	④	
17	①	②	③	④	
18	①	②	③	④	⑤
19	①	②	③	④	⑤
20	①	②	③	④	⑤
21	①	②	③	④	⑤
22	①	②	③	④	⑤
23	①	②	③	④	⑤
24	①	②	③	④	⑤
25	①	②	③	④	

問題					
26	①	②	③	④	⑤
27	①	②	③	④	
28	①	②	③	④	⑤
29	①	②	③	④	
30	①	②	③	④	
31	①	②	③	④	
32	①	②	③	④	
33	①	②	③	④	
34	①	②	③	④	
35	①	②	③	④	
36	①	②	③	④	
37	①	②	③	④	
38	①	②	③	④	
39	①	②	③	④	
40	①	②	③	④	
41	①	②	③	④	
42	①	②	③	④	
43	①	②	③	④	
44	①	②	③	④	
45	①	②	③	④	
46	①	②	③	④	
47	①	②	③	④	
48	①	②	③	④	
49	①	②	③	④	
50	①	②	③	④	

キリトリ

必修模擬試験 第2回 練習用解答用紙

※切り取るかまたはコピーしてマークシート練習用にお使いください。

氏　名	正解数
	／50問

問題					
1	①	②	③	④	
2	①	②	③	④	
3	①	②	③	④	
4	①	②	③	④	⑤
5	①	②	③	④	
6	①	②	③	④	
7	①	②	③	④	
8	①	②	③	④	
9	①	②	③	④	⑤
10	①	②	③	④	
11	①	②	③	④	
12	①	②	③	④	
13	①	②	③	④	⑤
14	①	②	③	④	
15	①	②	③	④	⑤
16	①	②	③	④	
17	①	②	③	④	
18	①	②	③	④	⑤
19	①	②	③	④	
20	①	②	③	④	⑤
21	①	②	③	④	⑤
22	①	②	③	④	⑤
23	①	②	③	④	
24	①	②	③	④	
25	①	②	③	④	

問題					
26	①	②	③	④	
27	①	②	③	④	
28	①	②	③	④	⑤
29	①	②	③	④	
30	①	②	③	④	
31	①	②	③	④	⑤
32	①	②	③	④	
33	①	②	③	④	
34	①	②	③	④	
35	①	②	③	④	⑤
36	①	②	③	④	
37	①	②	③	④	
38	①	②	③	④	
39	①	②	③	④	
40	①	②	③	④	
41	①	②	③	④	
42	①	②	③	④	
43	①	②	③	④	
44	①	②	③	④	
45	①	②	③	④	⑤
46	①	②	③	④	
47	①	②	③	④	
48	①	②	③	④	
49	①	②	③	④	⑤
50	①	②	③	④	

✂ キリトリ

必修模擬試験 第1回 練習用解答用紙

※切り取るかまたはコピーしてマークシート練習用にお使いください。

氏　名	正解数
	／50問

問題 1	2	3	4	5	6	7	8	9	10	11	12	13
①	①	①	①	①	①	①	①	①	①	①	①	①
②	②	②	②	②	②	②	②	②	②	②	②	②
③	③	③	③	③	③	③	③	③	③	③	③	③
④	④	④	④	④	④	④	④	④	④	④	④	④
											⑤	

問題14	15	16	17	18	19	20	21	22	23	24	25	26
①	①	①	①	①	①	①	①	①	①	①	①	①
②	②	②	②	②	②	②	②	②	②	②	②	②
③	③	③	③	③	③	③	③	③	③	③	③	③
④	④	④	④	④	④	④	④	④	④	④	④	④
				⑤	⑤	⑤	⑤	⑤	⑤	⑤		⑤

問題27	28	29	30	31	32	33	34	35	36	37	38	39
①	①	①	①	①	①	①	①	①	①	①	①	①
②	②	②	②	②	②	②	②	②	②	②	②	②
③	③	③	③	③	③	③	③	③	③	③	③	③
④	④	④	④	④	④	④	④	④	④	④	④	④
⑤												

問題40	41	42	43	44	45	46	47	48	49	50
①	①	①	①	①	①	①	①	①	①	①
②	②	②	②	②	②	②	②	②	②	②
③	③	③	③	③	③	③	③	③	③	③	③
④	④	④	④	④	④	④	④	④	④	④

キリトリ

必修模擬試験 第2回 練習用解答用紙

※切り取るかまたはコピーしてマークシート練習用にお使いください。

氏　名	正解数
	／50問

問題 1	2	3	4	5	6	7	8	9	10	11	12	13
①	①	①	①	①	①	①	①	①	①	①	①	①
②	②	②	②	②	②	②	②	②	②	②	②	②
③	③	③	③	③	③	③	③	③	③	③	③	③
④	④	④	④	④	④	④	④	④	④	④	④	④
			⑤					⑤				⑤

問題14	15	16	17	18	19	20	21	22	23	24	25	26
①	①	①	①	①	①	①	①	①	①	①	①	①
②	②	②	②	②	②	②	②	②	②	②	②	②
③	③	③	③	③	③	③	③	③	③	③	③	③
④	④	④	④	④	④	④	④	④	④	④	④	④
	⑤				⑤		⑤	⑤				

問題27	28	29	30	31	32	33	34	35	36	37	38	39
①	①	①	①	①	①	①	①	①	①	①	①	①
②	②	②	②	②	②	②	②	②	②	②	②	②
③	③	③	③	③	③	③	③	③	③	③	③	③
④	④	④	④	④	④	④	④	④	④	④	④	④
	⑤				⑤			⑤				

問題40	41	42	43	44	45	46	47	48	49	50
①	①	①	①	①	①	①	①	①	①	①
②	②	②	②	②	②	②	②	②	②	②
③	③	③	③	③	③	③	③	③	③	③
④	④	④	④	④	④	④	④	④	④	④
					⑤				⑤	

キリトリ ✂

challenge!

特別付録

パーフェクト！
必修模擬試験

◉必修問題2回分（計100題）の
模擬試験にチャレンジ！
◉自己採点で実力をチェック！

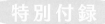

challenge!

パーフェクト！必修模擬試験

—第1回・第2回—

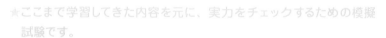

★ ここまで学習してきた内容を元に、実力をチェックするための模擬試験です。

★ 第1回（50問）、第2回（50問）の2回分を掲載しています。

★ 1問につき1分で解答するペースで、1回の模擬試験は50分程度の制限時間を設けて取り組んでみてください。

★ マークシート形式の解答用紙を本体の巻末に掲載しています。切り取るかコピーをとるなどしてご活用ください。

★ 解答・解説は本体のp.307に掲載しています。

★ 必修問題の合格基準は、正答率80%以上の絶対基準です。自己採点を行い、正解が40問未満だった場合には特に、解説をじっくり読んで、どこが誤っていたのかを明確にし、基礎知識を復習するようにしましょう。

［第1回…p.2／第2回…p.11］

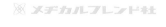

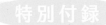

特別付録

challenge!

パーフェクト！
必修模擬試験

―第1回・第2回―

★ここまで学習してきた内容を元に、実力をチェックするための模擬
　試験です。

★第1回（50問）、第2回（50問）の2回分を掲載しています。

★1問につき1分で解答するペースで、1回の模擬試験は50分程度の
　制限時間を設けて取り組んでみてください。

★マークシート形式の解答用紙を本体の巻末に掲載しています。切り
　取るかコピーをとるなどしてご活用ください。

★解答・解説は本体のp.307に掲載しています。

★必修問題の合格基準は、正答率80％以上の絶対基準です。自己採
　点を行い、正解が40問未満だった場合には特に、解説をじっくり読
　んで、どこが誤っていたのかを明確にし、基礎知識を復習するよう
　にしましょう。

［第1回…p.2／第2回…p.11］

※ メヂカルフレンド社

・50分を目安に取り組みましょう。
・本体巻末にマークシート式の解答用紙が付いています。
・視覚素材問題（問題44）の写真は、本体口絵に掲載しています。

【1】　日本における令和4年(2022年)の老年人口の概数はどれか。
　1．2624万人
　2．3624万人
　3．4624万人
　4．5624万人

【2】　日本における令和3年(2021年)の悪性新生物死亡者数の概数はどれか。
　1．19万人
　2．29万人
　3．39万人
　4．49万人

【3】　合計特殊出生率を算出する際の対象となる年齢区分はどれか。
　1．15 ～ 49歳
　2．15 ～ 50歳
　3．18 ～ 49歳
　4．18 ～ 50歳

【4】　日本の令和元年(2019年)の男性の有訴者率で最も多いのはどれか。
　1．肩こり
　2．腰　痛
　3．目のかすみ
　4．手足の痛み

【5】　日本の令和4年(2022年)の労働力人口における女性の就業者数はどれか。
　1．1024万人
　2．3024万人
　3．5024万人
　4．7024万人

【6】 令和3年(2021年)の国民生活基礎調査での世帯数はどれか。
1. 約3191万
2. 約4191万
3. 約5191万
4. 約6191万

【7】 保健師、助産師、看護師に共通するものはどれか。
1. 名称独占
2. 業務独占
3. 業務の内容
4. 記録の保存期間

【8】 医療保険制度について正しいのはどれか。
1. 医療給付は現物給付が原則である。
2. 健康診断は医療給付の対象である。
3. 被保険者の自己負担割合は1割である。
4. 加入は任意である。

【9】 介護保険の保険者はどれか。
1. 国
2. 都道府県
3. 市町村
4. 協会けんぽ

【10】 健康保険の一般被保険者の医療給付割合はどれか。
1. 1割
2. 3割
3. 5割
4. 7割

【11】 患者の自己決定を阻害するのはどれか。
1. アドヒアランス
2. リビングウィル
3. パターナリズム
4. アドボカシー

【12】 都道府県ナースセンターの説明で正しいのはどれか

1．有料職業紹介
2．派遣看護師の登録
3．訪問看護の実施
4．離職看護師の届出
5．保健師助産師看護師法で規定されている。

【13】 WHO憲章前文における健康の定義で正しいものはどれか。

1．単に病弱が存在しないことである。
2．自助して成立するものである。
3．病気でないとか、弱っていないということだけではない。
4．肉体的に満たされた状態のことである。

【14】 出生後に閉鎖するのはどれか。

1．肺動脈
2．門　脈
3．下大静脈
4．動脈管

【15】 生後10か月児で発達の遅れを疑うのはどれか。

1．一人でお座りできない。
2．1人立ちできない。
3．離乳が完了しない。
4．意味のある言葉を話すことができない。

【16】 学童期の特徴はどれか。

1．モラトリアム
2．第二次性徴の発現
3．ギャングエイジ
4．心理的離乳

【17】 高齢者の生理的変化で正しいのはどれか。

1．残気量の低下
2．唾液分泌量の増加
3．細胞内液の減少
4．収縮期血圧の低下

4

【18】 市町村保健センターについて正しいのはどれか。
　1．医師による診療や処置を行う。
　2．センター長は医師が務める。
　3．介護認定を行う。
　4．市町村レベルでの健康づくりを行う。
　5．医療法で規定されている。

【19】 赤血球の産生を促す因子はどれか。
　1．レニン
　2．エリスロポエチン
　3．トロンボポエチン
　4．顆粒球コロニー刺激因子
　5．インターフェロン

【20】 左右で対になっている血管はどれか。 2つ選べ。
　1．腕頭静脈
　2．脳底動脈
　3．椎骨動脈
　4．門脈
　5．腕頭動脈

【21】 消化酵素はどれか。 2つ選べ。
　1．ガストリン
　2．リパーゼ
　3．インスリン
　4．コレシストキニン
　5．アミノペプチダーゼ

【22】 呼吸器の構造で正しいのはどれか。
　1．気管は食道の後ろに位置する。
　2．右肺は3葉、左肺は2葉に分かれる。
　3．右主気管支は左主気管支より細く長い。
　4．肺尖部は横隔膜と接している。
　5．気管の長さは約30cm である。

【45】 輸液ポンプを10mL/時に設定し、100mLの輸液を午前9時から開始した。終了予定時刻はどれか。

1. 正　午
2. 午後4時
3. 午後7時
4. 午後9時

【46】 抗菌薬1gを1日4回に分けて投与する指示が出た。1回の薬量はどれか。

1. 200mg
2. 250mg
3. 400mg
4. 450mg

【47】 個人防護具をつけるとき最初につけるのはどれか。

1. エプロン
2. マスク
3. ゴーグル
4. 手　袋

【48】 慢性閉塞性肺疾患（COPD）の患者に1L/分の酸素吸入を行う。最も適切な吸入器具はどれか。

1. 鼻腔カニューレ
2. フェイスマスク
3. リザーバー付きマスク
4. ベンチュリーマスク

【49】 一次救命処置はどれか。

1. 気管内挿管
2. 血管確保
3. AEDの使用
4. 酸素吸入

【50】 前腕の動脈性出血時の間接圧迫止血法の止血点はどれか。

1. 頸動脈
2. 上腕動脈
3. 腋窩動脈
4. 橈骨動脈

【1】 健康日本21（第三次）の生活習慣の目標はどれか。
　1．食塩摂取量：10g
　2．野菜平均摂取量：150g
　3．週労働時間60時間以上の雇用者の割合の減少：5%
　4．男女とも日常生活における歩数の増加：2000歩

【2】 令和3年（2021年）の全世帯数のうち、核家族世帯の占める割合はどれか。
　1．約30%
　2．約40%
　3．約50%
　4．約60%

【3】 日本人の体格指数（BMI）で「肥満」はどれか。
　1．17
　2．20
　3．23
　4．26

【4】 労働者の健康診断を規定しているのはどれか。
　1．労働基準法
　2．健康増進法
　3．労働安全衛生法
　4．がん対策基本法
　5．介護保険法

【5】 令和元年国民健康・栄養調査における女性の喫煙習慣者の割合はどれか。
　1．7.6%
　2．10.6%
　3．13.6%
　4．16.6%

11

【6】　ホルムアルデヒドが原因で生じるのはどれか。
　　1．悪性中皮腫
　　2．シックハウス症候群
　　3．大腸がん
　　4．クッシング症候群

【7】　令和2年（2020年）の国民医療費で最も近いのはどれか。
　　1．22兆円
　　2．32兆円
　　3．42兆円
　　4．52兆円

【8】　後期高齢者医療制度について正しいのはどれか。
　　1．保険者は市町村である。
　　2．受診の際の自己負担は一律1割である。
　　3．被保険者は75歳以上の者のみである。
　　4．財源は公費が約50％である。

【9】　介護保険において、居宅サービスに該当するのはどれか。2つ選べ。
　　1．介護老人保健施設への入所
　　2．短期入所生活介護
　　3．小規模多機能型居宅介護
　　4．認知症対応型共同生活介護
　　5．福祉用具貸与

【10】　インフォームドコンセントの要素で適切でないのはどれか。
　　1．患者の選択権
　　2．患者の自由意思
　　3．医師の権威
　　4．医師の十分な説明

【11】　ICN（国際看護師協会）が提唱する看護師の基本的責任に含まれないのはどれか。
　　1．疾病の予防
　　2．健康の回復
　　3．健康の増進
　　4．治癒の促進

【12】 マズローの基本的欲求階層論において、生命維持に不可欠な欲求はどれか。

　　1．安全の欲求

　　2．愛と所属の欲求

　　3．生理的欲求

　　4．自尊の欲求

【13】 常染色体劣性（潜性）遺伝はどれか。2つ選べ。

　　1．マルファン症候群

　　2．ターナー症候群

　　3．フェニルケトン尿症

　　4．ガラクトース血症

　　5．ダウン症候群

【14】 身長が出生時の2倍になる時期はどれか。

　　1．1歳半頃

　　2．2歳半頃

　　3．3歳半頃

　　4．4歳半頃

【15】 出生時、新生児に最も多く存在する抗体はどれか。

　　1．IgM

　　2．IgG

　　3．IgE

　　4．IgA

　　5．IgD

【16】 次の基本的生活習慣のうち、最も早く確立するのはどれか。

　　1．1人で排尿できる。

　　2．1人で手洗いできる。

　　3．1人で食事できる。

　　4．1人で衣服の着脱ができる。

【17】 思春期の第二次性徴として適切でないのはどれか。

　　1．乳房の発達

　　2．初経の初来

　　3．性同一性の自覚

　　4．声変わり

【18】 老年期の葛藤を「引退の危機」—「自我の分化」と表現した人物はどれか。
1．バトラー
2．エリクソン
3．レビンソン
4．ペック
5．ハヴィガースト

【19】 家族の機能で、社会構成員を増やす機能はどれか。
1．経済機能
2．社会化機能
3．情緒機能
4．生殖機能

【20】 介護老人保健施設の役割でないのはどれか。
1．医療および看護
2．リハビリテーション
3．在宅復帰の促進
4．終生施設
5．慢性期医療

【21】 助産所を規定する法律はどれか。
1．保健師助産師看護師法
2．医師法
3．医療法
4．母子保健法
5．地域保健法

【22】 地域包括支援センターの構成員に含まれないのはどれか。2つ選べ。
1．理学療法士
2．社会福祉士
3．言語聴覚士
4．保健師
5．主任介護支援専門員

【23】 卵円孔が存在するのはどこか。
  1．下大静脈と右心房の間
  2．右心房と左心房の間
  3．右心室と左心室の間
  4．左心室と大動脈の間

【24】 エネルギー代謝を促進する働きのあるホルモンを分泌する内分泌器官はどれか。
  1．ア
  2．イ
  3．ウ
  4．エ

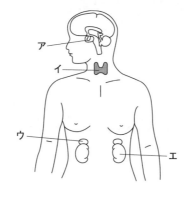

【25】 交感神経の働きはどれか。
  1．心拍数が低下する。
  2．胃液分泌が亢進する。
  3．膀胱壁が収縮する。
  4．発汗を促す。

【26】 卵子の染色体はどれか。
  1．44 + X
  2．44 + XX
  3．22 + X
  4．22 + XX

【27】 分娩第3期にみられるのはどれか。
  1．胎盤娩出
  2．子宮口全開大
  3．胎児娩出
  4．適時破水

【28】 敗血症性ショック(血液分布異常性ショック)の患者にみられるのはどれか。2つ選べ。

1．CRP 15
2．BP 84/42mmHg
3．Hb 11.5g/dL
4．KT 36.8℃
5．心拍 80 回/分

【29】 高血圧症の合併症として適切でないのはどれか。

1．脳出血
2．網膜症
3．膠原病
4．腎不全

【30】 終末期のがん患者の緩和ケアの目的で適切なのはどれか。

1．がん腫の縮小
2．患者の QOL の向上
3．可能な限りの延命
4．輸液の停止

【31】 間接ビリルビンが高値になる黄疸が出現するのはどれか。2つ選べ。

1．溶血性貧血
2．鉄欠乏性貧血
3．胆道がん
4．膵頭部がん
5．生理的黄疸

【32】 肝細胞がんで上昇する腫瘍マーカーはどれか。

1．AFP
2．CA19-9
3．CEA
4．PSA

【33】 長期投与で糖尿病を合併しやすいのはどれか。

1．非ステロイド性抗炎症薬
2．副腎皮質ステロイド薬
3．β_2 受容体遮断薬
4．カルシウム拮抗薬

【34】 モルヒネの副作用はどれか。

1. 便　秘
2. 下　痢
3. 骨髄抑制
4. 骨粗鬆症

【35】 経口血糖降下薬はどれか。2つ選べ。

1. DPP-4 阻害薬
2. スタチン
3. 副腎皮質ステロイド薬
4. アンジオテンシンⅡ受容体拮抗薬
5. ビグアナイド薬

【36】 成人の血圧測定で、収縮期血圧が通常より高く測定されるのはどれか。

1. 測定前から上着で腕が締めつけられている。
2. マンシェットの幅が標準より広い。
3. マンシェットの巻き方が緩い。
4. マンシェットの位置が心臓より高い。

【37】 ジャパン・コーマ・スケールで、痛み刺激で覚醒するレベルはどれか。

1. Ⅰ－3
2. Ⅱ－10
3. Ⅱ－30
4. Ⅲ－200

【38】 関節の運動で、手や足を体幹から遠ざける運動はどれか。

1. 外　旋
2. 内　旋
3. 外　転
4. 内　転

【39】 POS（problem oriented system）方式の記録で誤っているのはどれか。

1. S —— 主観的情報
2. O —— 客観的情報
3. A —— アセスメント
4. P —— 患者の反応

【40】 成人の導尿に使用するネラトンカテーテルの号数はどれか。
1．13号
2．10号
3．7号
4．4号

【41】 点滴実施中の患者の寝衣交換で最初に行うのはどれか。
1．着ている寝衣から点滴ボトルを抜く。
2．着ている寝衣から腕を抜く。
3．新しい寝衣に点滴ボトルを通す。
4．新しい寝衣に腕を通す。

【42】 車椅子の移動・移乗の介助で誤っているのはどれか。
1．ベッドからの移乗時は、ベッドに対し約30°の位置に車椅子をつける。
2．移動前に、患者の足がフットレストに乗っていることを確認する。
3．段差を上るときは、前向きになって前輪を浮かせる。
4．段差を下るときは、前向きになって前輪を下ろす。

【43】 注射部位を別（口絵 p. Ⅵ）に示す。矢印が示す部位に皮下注射を行う場合、注射針の刺入角度で適切なのはどれか。
1．0°
2．10°
3．45°
4．90°

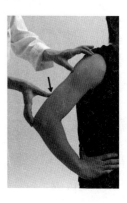

【44】 初回の経鼻栄養胃管の挿入で正しいのはどれか。
1．挿入時の体位は仰臥位とする。
2．挿入の長さは約40cmである。
3．咽頭を通過した後は、頸部後屈位とする。
4．胃管が挿入されたかをX線により確認する。

【45】 注射器での採血の手技で正しいのはどれか。2つ選べ。
1．5分以上駆血する。
2．駆血帯は穿刺部から3cm離す。
3．駆血帯をはずしてから抜針する。
4．抜針後は採血部位をよくもむ。
5．刺入角度は10〜30°である。

【46】 ブドウ糖液 500mL を、成人用輸液セット（20 滴/mL）を使用して 5 時間かけて点滴する。1 分間の滴下数で最も近い値はどれか。

1. 50 滴
2. 40 滴
3. 30 滴
4. 20 滴

【47】 衛生学的手洗いで最後に洗うのはどれか。

1. 手の甲
2. 指先（爪）
3. 親指
4. 手首

【48】 止血帯を用いた止血法で正しいのはどれか。

1. 止血帯は幅 1 cm のものを使用する。
2. 出血部位より末梢側の動脈を圧迫する。
3. 完全止血するまで止血帯は緩めない。
4. 開始時間を記録する。

【49】 褥瘡発生のリスクを予測するブレーデンスケールの観察項目で該当しないものはどれか。

1. 活動性
2. 皮膚の湿潤
3. 栄養状態
4. 出血の有無
5. 知覚の認知

【50】 トリアージで正しいのはどれか。

1. トリアージ担当者は治療を同時に行う。
2. 最優先治療群を示すトリアージカラーは黒である。
3. トリアージタッグは原則として患者の右手首に装着する。
4. 重症度を優先してトリアージを行う。

パーフェクト！
必修模擬試験

- ●必修問題2回分（計100題）の
  模擬試験にチャレンジ！
- ●自己採点で実力をチェック！

料金受取人払郵便

麹町局承認

2184

差出有効期間
2026年3月
31日まで
（切手不要）

郵 便 は が き

102-8790

318

（受取人）

東京都麹町郵便局私書箱48号

株式会社メヂカルフレンド社

編集部　行

✂ 切り取ってください

フリガナ		
氏　名		男 ・ 女　（　）歳

ご職業　　1：学生（大学、　短大、　専門学校3年課程、
　　　　　　専門学校2年課程、　高等学校）　2：看護教員
　　　　　　3：その他（　　　　　　　　　　　　　　　　）

学校名　　　　　　　　　　　　　　　　　　　　　年生

ご住所　〒

E-mail　　　　　　　　　　　＠

当社から新刊案内、追加アンケートのお願いなどのメールを送らせていただくことについて　諾・否

アンケートにお書きいただいた内容を、個人が特定されない形で広告等に使用させていただくことについて　諾・否

ご記入いただく個人情報は、上記ご意向に従って、当社出版物の企画の参考、新刊案内等のために使用し、その他の目的での使用はいたしません。

アンケートはメールでも受け付けています

●メールアドレス　goiken@medical-friend.co.jp
●件名『パーフェクト2025アンケート』としてください

　裏面記載のアンケートについて、上記メールアドレスまでお送りください。ご協力のほどよろしくお願い申し上げます。

　なお、本メールアドレスはアンケート受付専用となっております。本書の内容に関するご質問等をお送りいただいてもお答えできませんのでご了承ください。

★以下の内容は必ずご記入ください

①氏　名（フリガナ）
②男・女、年齢
③ご職業　　1：学生　　2：看護教員　　3：その他（具体的に）
④学校名、学年
⑤ご住所
⑥当社から新刊案内、追加アンケートのお願いなどのメールを送らせていただくことについて：Yes/No
⑦アンケートにお書きいただいた内容を、個人が特定されない形で広告等に使用させていただくことについて：Yes/No
※ご記入いただく個人情報は、上記ご意向に従って、当社出版物の企画の参考、新刊案内等のために使用し、その他の目的での使用はいたしません。

アンケート内容は裏面へ➡

『パーフェクト！ 必修問題対策2025』読者カード

1★本書を何でお知りになりましたか？（複数回答可）
　1．書店で実物を見て（書店名：　　　　　　　　　　　　　　　　）
　2．学校に来る書店さんの勧め　　3．学校の先生の勧め　　4．友人の勧め
　5．先輩の勧め　　6．学校での一斉購入　　7．当社ホームページを見て
　8．本書パンフレットを見て　　9．その他（　　　　　　　　　　　）

2★本書をご購入されたのはいつ頃でしたか？
　　　　　　年生の　　　　　　月頃

3★当社問題集をご購入いただく決め手となったものを教えてください。
　（複数回答可）
　1．先生、友人の勧め　　2．学校での一斉購入　　3．問題数
　4．問題の解説　　5．左ページがドリル、右ページが問題
　6．ドリルの内容　　7．その他（　　　　　　　　　　　）

4★本書をお使いになってよかった点・悪かった点を教えてください。（複数回答可）
　1．出題基準に準拠していること　　2．左ページがドリル、右ページが問題
　3．ドリルの解答が左端に載っていること　　4．穴埋め式のドリル
　5．過去問題の量　　6．予想問題の量　　7．問題の解説　　8．ドリルの内容
　9．古い問題を第114回向けに改変してあったこと
　10．特別付録『パーフェクト！ 必修模擬試験』　　11．表紙デザイン
　12．ページデザイン　　13．価格　　14．その他（　　　　　　　　　　　）
　※番号をお書きください
　　よかった：
　　悪かった：

5★上記4で選んでいただいたなかで、最もよかった点・最も悪かった点に
　　ついて、具体的に教えてください。
　　よかった：
　　悪かった：

6★本書以外に、国家試験対策の参考書としてお使いになっていた本があれ
　　ば教えてください。

ご協力ありがとうございました。

メールでお送りいただく方用

1★本書を何でお知りになりましたか？（複数回答可）
　1．書店で実物を見て（書店名）　　2．学校に来る書店さんの勧め　　3．学校の先生の勧め
　4．友人の勧め　　5．先輩の勧め　　6．学校での一斉購入　　7．当社ホームページを見て
　8．本書パンフレットを見て　　9．その他（具体的に）
2★本書をご購入されたのはいつ頃でしたか？
　　　　　　年生の　　　　　　月頃
3★当社問題集をご購入いただく決め手となったものを教えてください。（複数回答可）
　1．先生、友人の勧め　　2．学校での一斉購入　　3．問題数　　4．問題の解説
　5．左ページがドリル、右ページが問題　　6．ドリルの内容　　7．その他（具体的に）
4★本書をお使いになってよかった点・悪かった点を教えてください。（複数回答可）
　1．出題基準に準拠していること　　2．左ページがドリル、右ページが問題
　3．ドリルの解答が左端に載っていること　　4．穴埋め式のドリル　　5．過去問題の量
　6．予想問題の量　　7．問題の解説　　8．ドリルの内容
　9．古い問題を第114回向けに改変してあったこと　　10．特別付録『パーフェクト！ 必修模擬試験』
　11．表紙デザイン　　12．ページデザイン　　13．価格　　14．その他（具体的に）
　→よかった点・悪かった点について、それぞれ番号をお書きください。
5★上記4で選んでいただいたなかで、最もよかった点・最も悪かった点について、具体的に教えてくだ
　　さい。
6★本書以外に、国家試験対策の参考書としてお使いになっていた本があれば教えてください。

ご協力ありがとうございました。